마음한글 느낌한글

마음한글을 통한 자기성찰과 느낌한글을 통한 삶의 명상

박완식 지음

가림출판사

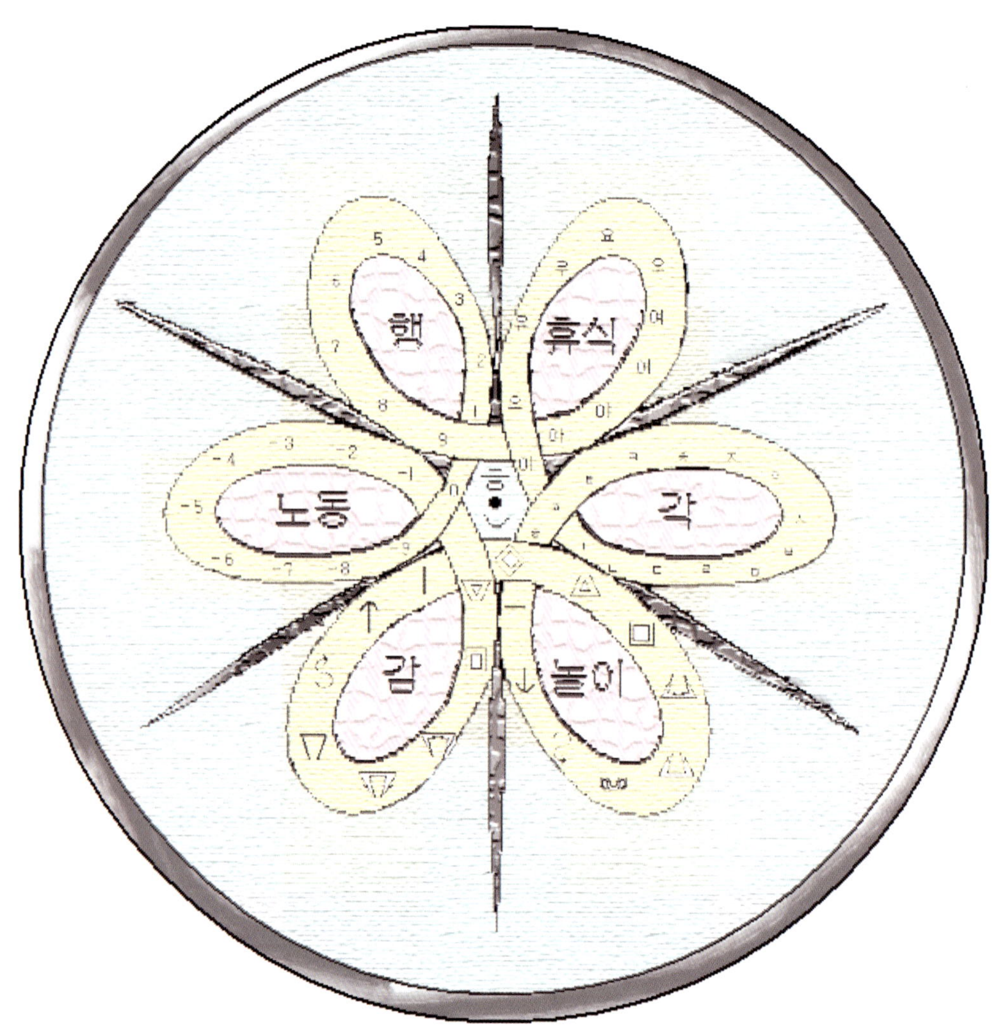

마음 한글

인간의 생사와 본질의 인식방식인 행각감과
그 중계 도구에 의한 통합순환도

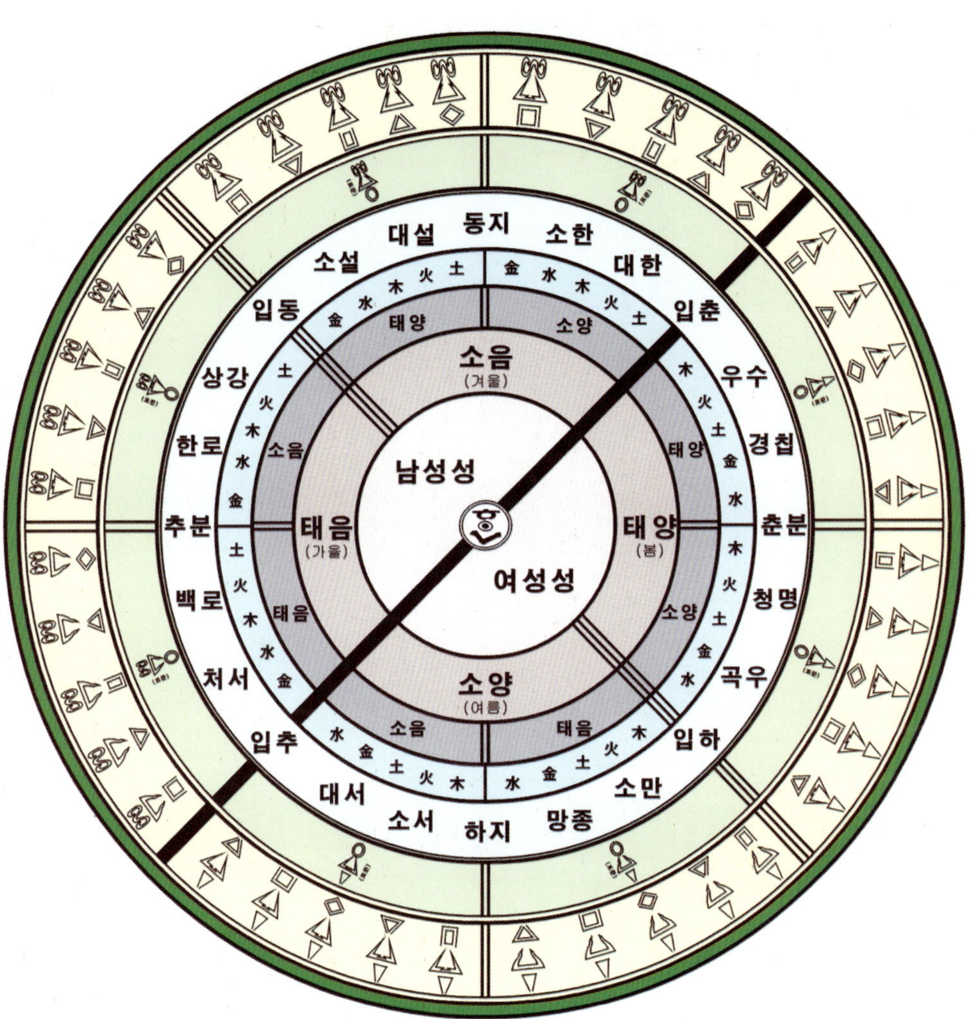
대설 동지 소한
소설 대한
金 水 木 火 土
입동 金 水 木 火 土 입춘
태양 소양
상강 소음 우수
土 木
火 火
木 土 경칩
水 金 金
金 水
추분 소음 소양 춘분
태음 (가을) (봄) 태양
土 木
火 火
木 土 청명
水 金 金
金 水
백로 소양 곡우
처서 태음
태음 소음
水 金 土 火 木 水 金 土 火 木
입추 입하
대서 소만
소서 하지 망종
소음 (겨울)
남성성
혼
여성성
소양 (여름)

감 성 순 환 도
인간의 내면과 외면 본질의 느낌한글에 의한 감성순환도

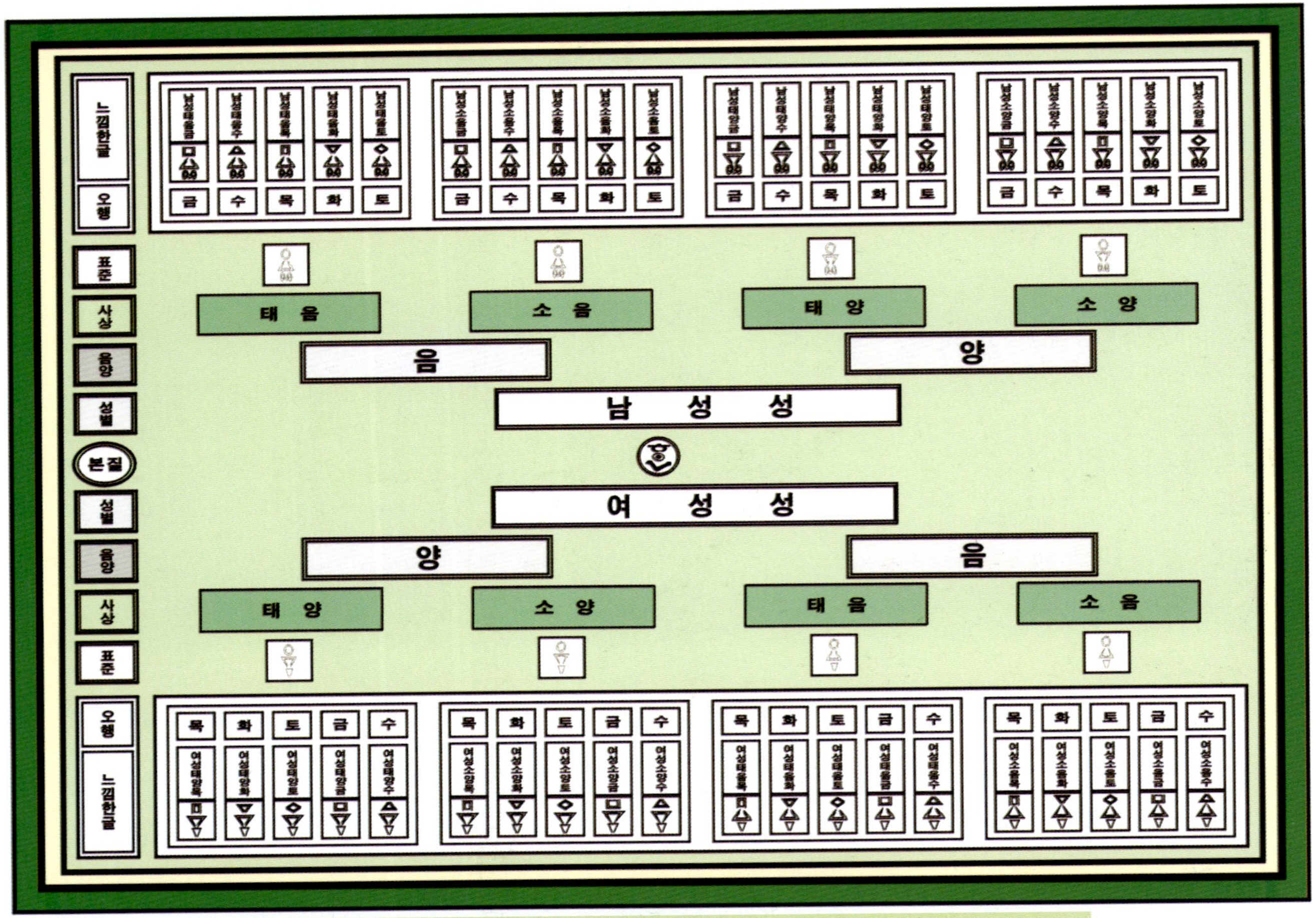

인간의 내면과 외면 본질이 느낌한글에 의한 감성순서도

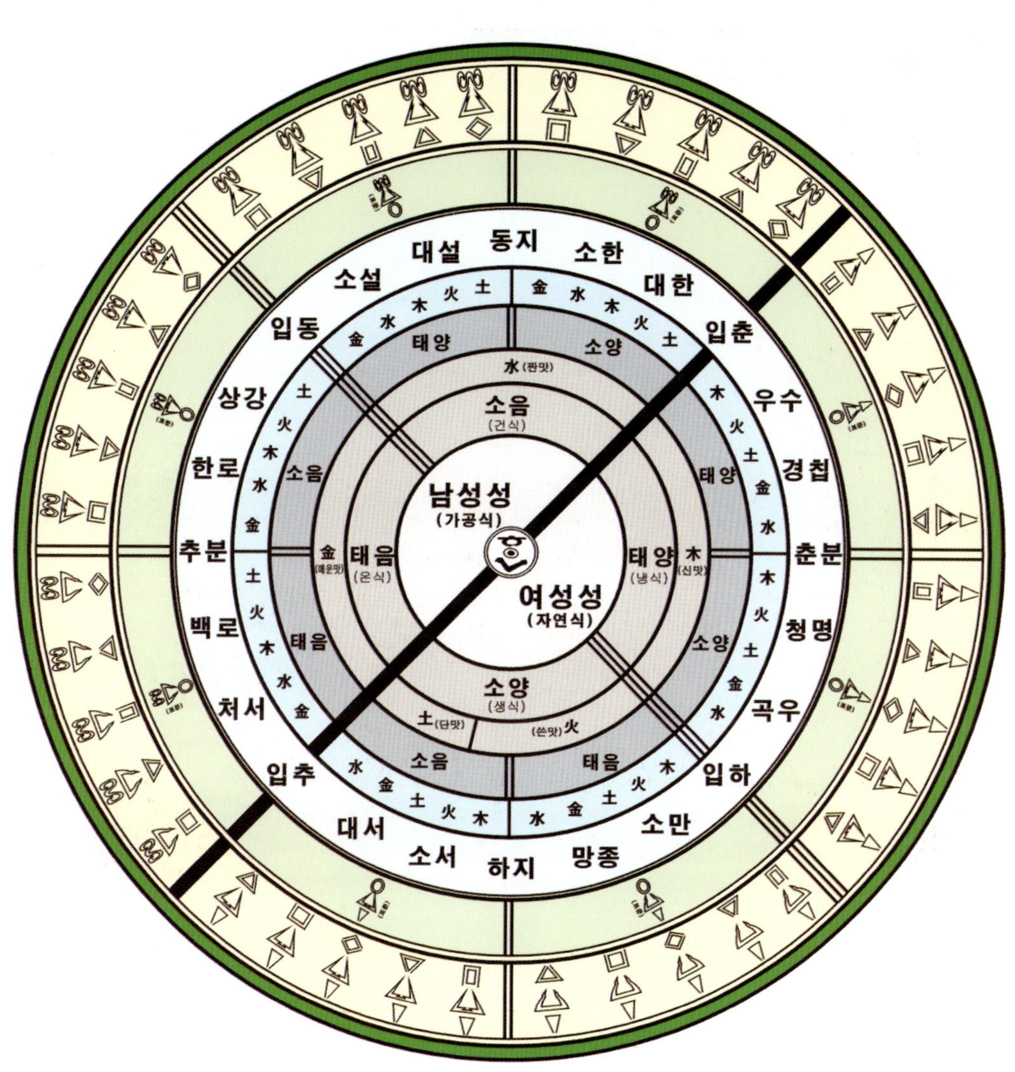

섭 생 순 환 도

인간의 내면과 외면 본질의 느낌한글에 의한 섭생순환도

| 한글자음체조 |

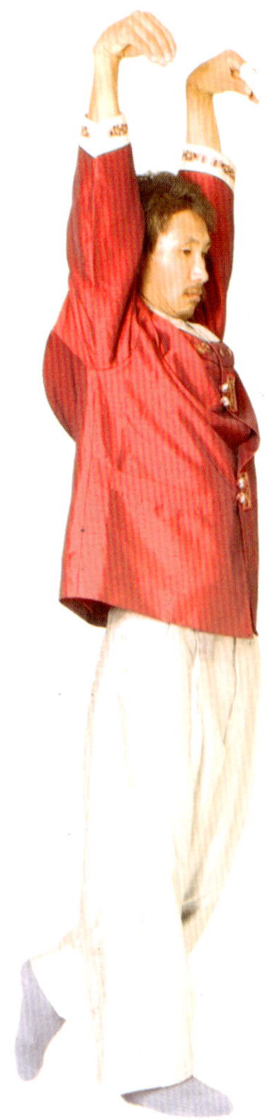

ㄱ
체 조

- 방법 : 선 상태에서 한 다리를 뒤로 찍고, 두 손은 위에서 꺾어 준다.
- 효과 : 훈민정음에 의하면 담당하는 장부는 목, 즉 간담에 좋다.

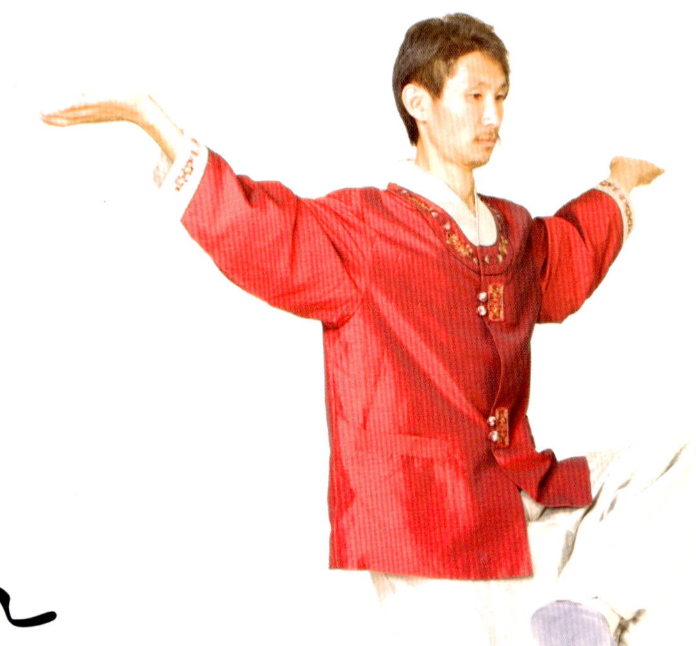

ㄴ
체 조

- 방법 : 선 상태에서 한 다리를 들고, 두 팔은 옆에서 위로 구부려 ㄴ자를 만들어 준다.
- 효과 : 훈민정음에 의하면 담당하는 장부는 화, 즉 심장과 소장에 좋다.

ㄷ 체조

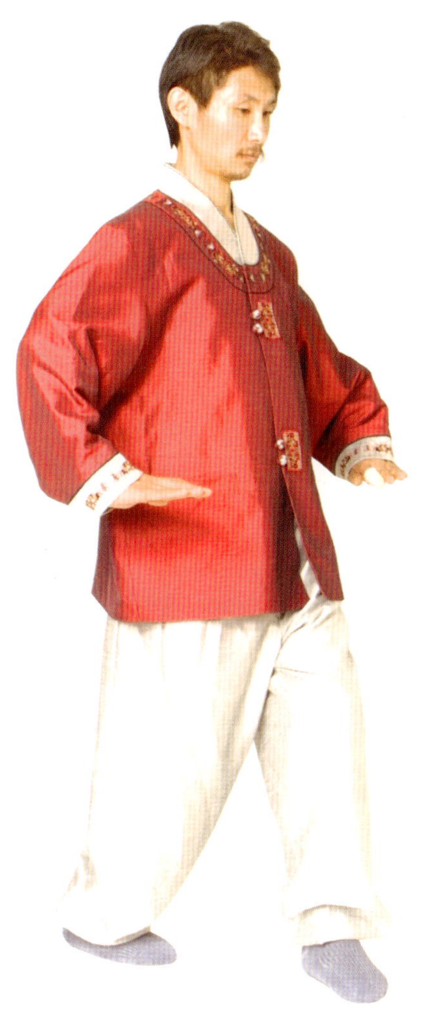

- 방법 : 선 상태에서 한 다리를 앞으로
  하고, 팔은 손바닥을 바닥 쪽으
  로 ㄷ자를 만들어 준다.
- 효과 : 훈민정음에 의하면 담당하는 장
  부는 화, 즉 심장과 소장에 좋다.

ㄹ 체조

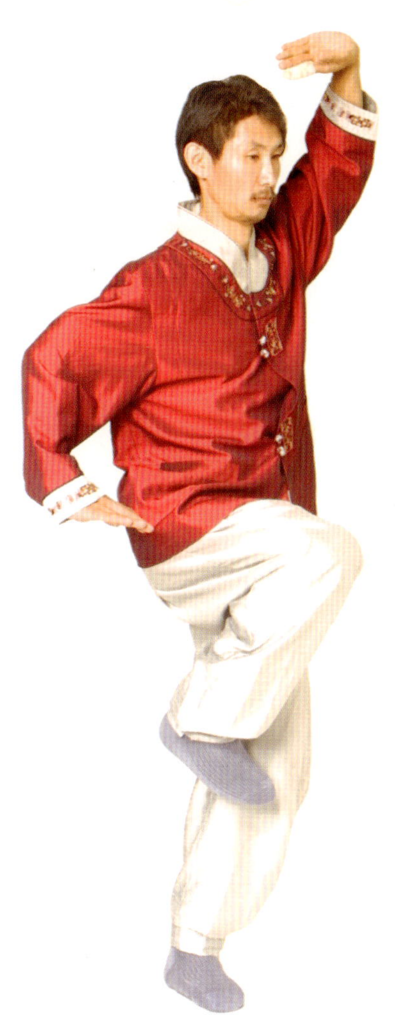

- 방법 : 선 상태에서 한 다리를 들고 한 팔
  은 위로, 다른 팔은 아래로 하여
  ㄹ자를 만들어 준다.
- 효과 : 훈민정음에 의하면 담당하는 장부
  는 화, 즉 심장과 소장에 좋다.

ㅁ
체조

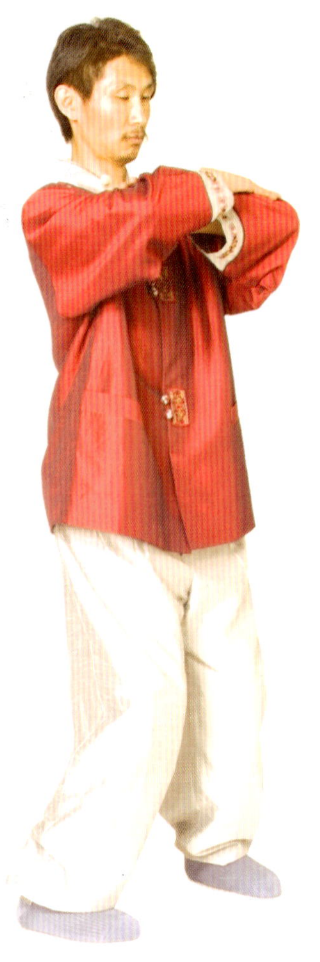

ㅂ
체조

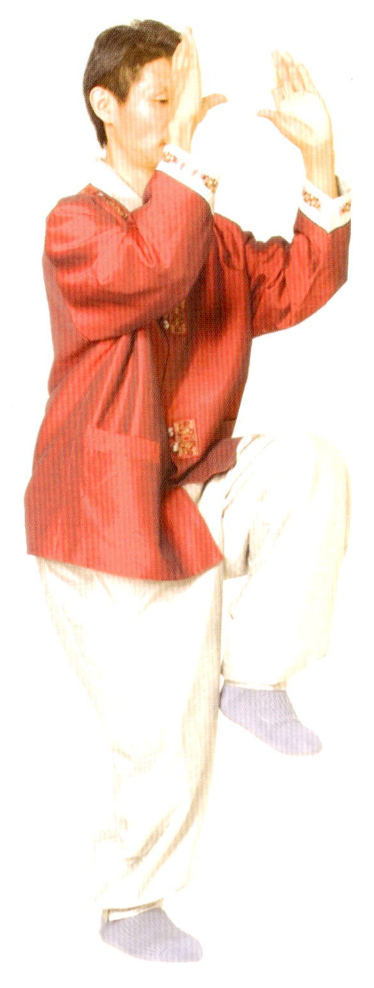

- 방법 : 선 상태에서 두 발을 옆으로
  하고, 두 팔은 앞에서 팔을 잡
  고 ㅁ자를 만들어 준다.
- 효과 : 훈민정음에 의하면 담당하는
  장부는 토, 즉 비장과 위장에
  좋다.

- 방법 : 선 상태에서 한 발을 들고, 두 손
  은 앞에서 ㅂ자를 취해 준다.
- 효과 : 훈민정음에 의하면 담당하는 장
  부는 토, 즉 비장과 위장에 좋다.

ㅅ 체조

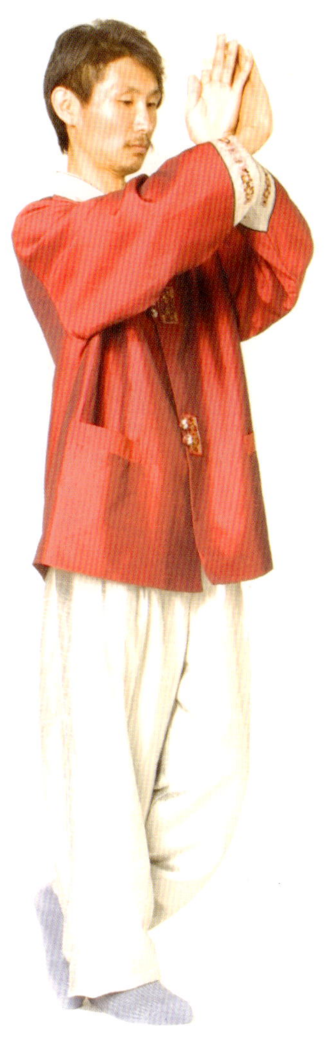

- 방법 : 선 상태에서 한 발을 반대 발 너머
  로 하고, 두 손은 앞에서 손등을
  댄다.
- 효과 : 훈민정음에 의하면 담당하는 장부
  는 금, 즉 폐와 대장에 좋다.

ㅇ 체조

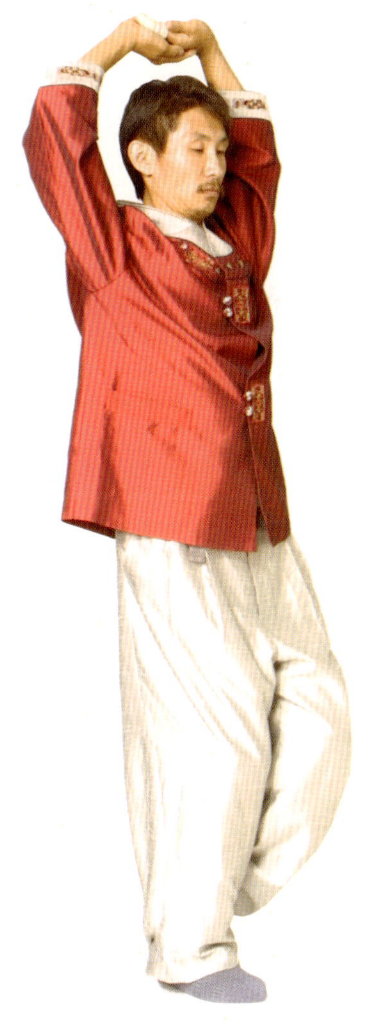

- 방법 : 선 상태에서 한 발을 뒤로 발끝
  을 세우고, 두 손은 위에서 ㅇ자
  를 만들어 준다.
- 효과 : 훈민정음에 의하면 담당하는 장
  부는 수, 즉 신장과 방광에 좋다.

ㅈ
체조

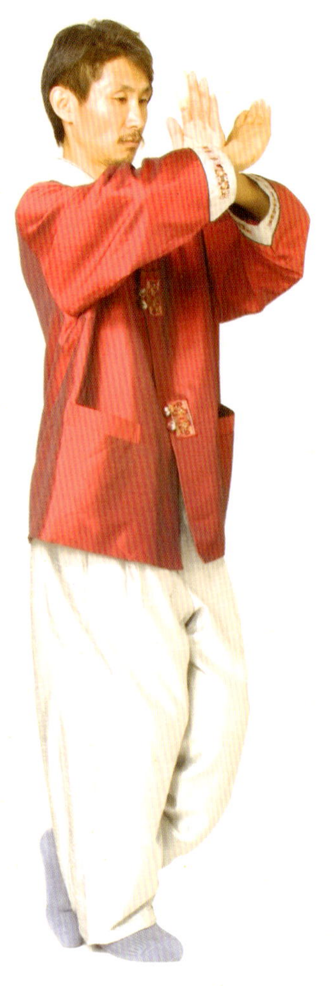

ㅊ
체조

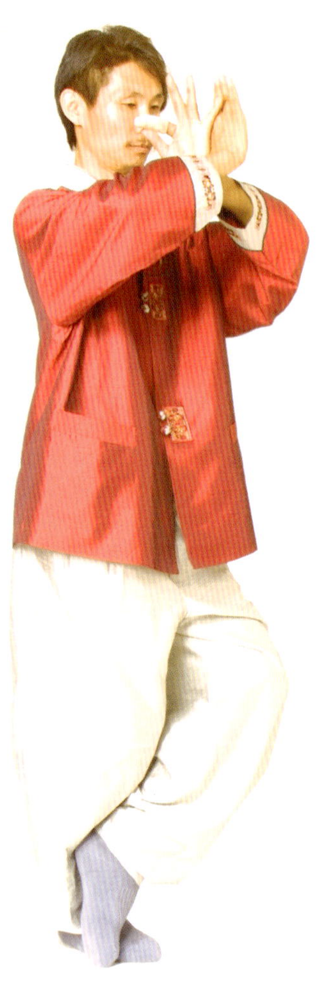

- 방법 : 선 상태에서 한 발을 뒤로 하고, 두 손은 앞에서 ㅈ자를 만들어 준다.
- 효과 : 훈민정음에 의하면 담당하는 장부는 금, 즉 폐와 대장에 좋다.

- 방법 : 선 상태에서 한 발을 옆으로 하고, 두 손은 앞에서 ㅊ자를 만들어 준다.
- 효과 : 훈민정음에 의하면 담당하는 장부는 금, 즉 폐와 대장에 좋다.

ㅋ 체조

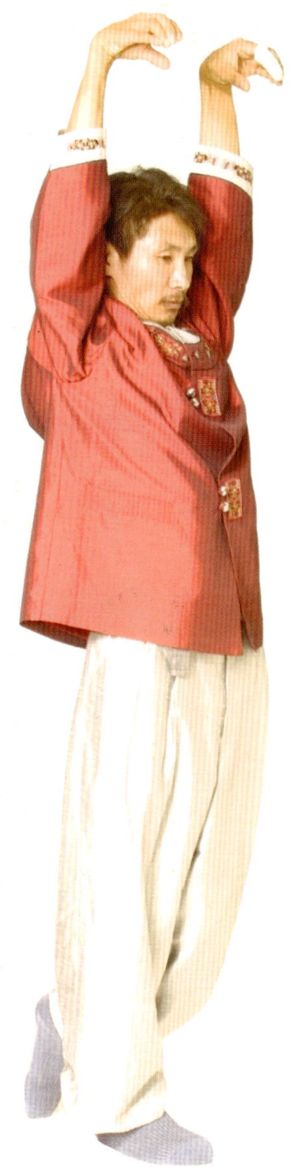

- 방법 : 선 상태에서 한 발을 뒤로 발끝을 세우고, 두 손은 위에서 ㅋ자를 만들어 준다.
- 효과 : 훈민정음에 의하면 담당하는 장부는 목, 즉 간장과 담낭에 좋다.

ㅌ 체조

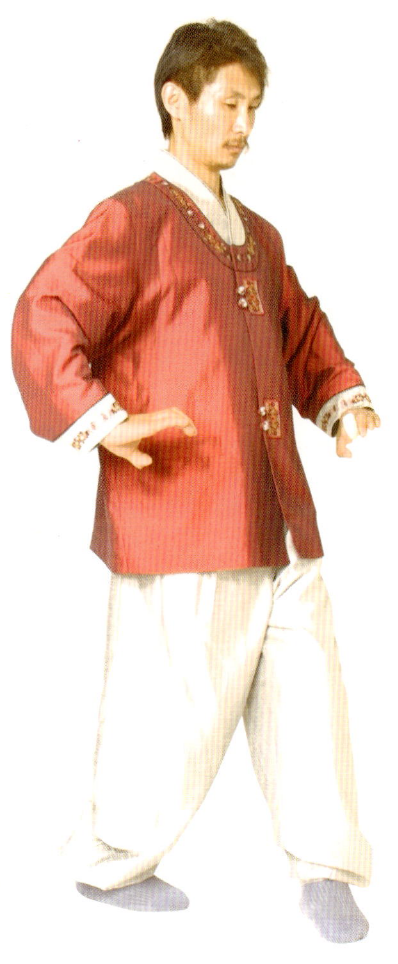

- 방법 : 선 상태에서 한 발을 앞으로, 발끝을 안으로, 두 손은 ㅌ자를 만들어 준다.
- 효과 : 훈민정음에 의하면 담당하는 장부는 화, 즉 심장과 소장에 좋다.

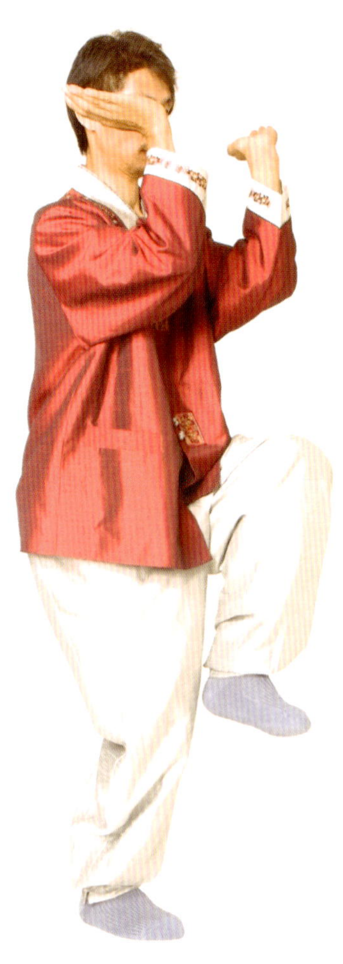

ㅍ
체 조

- **방법** : 선 상태에서 한 발을 들고, 두 손은 앞
  에서 ㅍ자를 만들어 준다.
- **효과** : 훈민정음에 의하면 담당하는 장부는
  토, 즉 비장과 위장에 좋다.

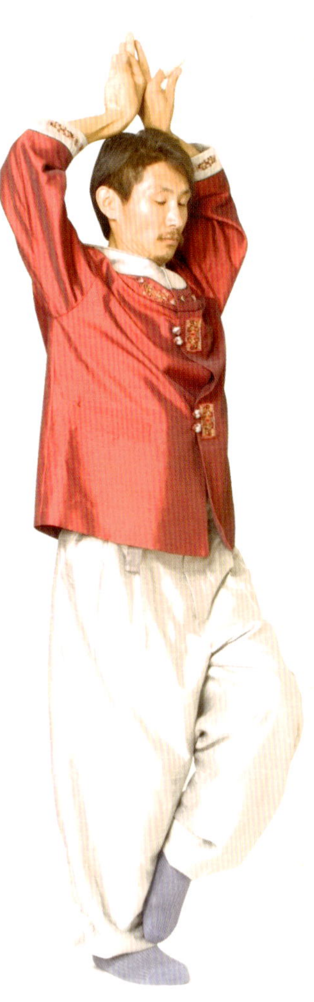

ㅎ
체 조

- **방법** : 선 상태에서 한 발을 앞으로, 발끝을
  세우고, 두 손은 위에서 ㅎ자를 만들어
  준다.
- **효과** : 훈민정음에 의하면 담당하는 장부는
  수, 즉 신장과 방광에 좋다.

사람들은 서로 뜻을 소통하고 산다. 한글은 그것의 매개도구다. 사람들은 서로 기운을 주고받고 산다. '숫자' 가 그것의 매개도구다. 사람들은 서로 정을 주고받고 산다. '느낌한글' 이 그 정의 매개도구이다. 사람들은 서로 마음을 주고받고 산다. '마음한글' 이 그 마음의 매개 도구이다. 그리고 그것이 공유의 삶으로 이어진다. 한글명상, 한글요가, 한글체조도 이 책에서 얘기하고자 하는 부분이다.

인생의 한 시기에 1000년을 생각해 본 적이 있다. 100살 먹은 사람 열 명이 서 있는 거리다. 떡을 주면 10초도 안 되어 천년 전 사람에게 전달될 것이다. 나는 요가를 25년 동안 직업으로 해온 사람이다. 스승님을 만나는 복도 누렸다. 이제 2004년의 가을이 시작되었다. 3004년 가을 PC방 가운데서 누군가가 이와 같은 작업을 할까?

지나온 세월에서 궁금했던 점은 '사람들이 고루 행복할 수 있는 방법' 이었다. 그리고 그것이 한글이었다. 세종대왕은 수천 개의 떡을 드셨으리라. 인생 그 이상의 무엇을 걸어볼 수 있는 것을 주신 분이다.

요즈음 요가로부터 시작된 웰빙 열풍이 사회의 한 흐름을 형성하고 있다. 영혼의 나라 인도, 요가가 나오고 앞으로도 그 요가가 삶을 이끌어 갈 나라, 영혼의 행복을 위해서 일상은 고달퍼 보여도, 그러나 그렇게 사는 나라 인도는 언제나 신비롭다.

20대 초 52일 단식 후 인간의 근원은 '태아' 라고 생각해서 그 자세로 명상을 시작했다. 그 후 안양에서 우연하게 한 할아버지를 만났다. 임 할아버지로 기억하는 그분에게서 한글을 새로 배웠다. 독특한 해석이었다. 깨치면 즐거운 것이 사람이다. 그 전부터 하고 있었던 태아 자세가 아래아〔ㆍ〕와 누워 하는 송과선 집중명상이 〔ㅡ〕와, 걸음은 그 자체가 명상으로 〔ㅣ〕음이 그와 같았다. 이는 '탄생' 과 '유지' 와 '소멸' 의 상징으로 인도의 주요 화신인 '브라마' , '비쉬누' , '바' 가 가진 똑같은 속성을 단 세 개의 기호로 나타내었다. 참 대단한 한글이었다.

오백년 후, PC방 가운데서 누군가는 떡을 누군가에게 줄 것이다.

느낌한글은 감성 문자다.
한글이 있어 대한민국의 많은 문제가 해결되고 있음을 보았다. 그리고 다음 차례가 감성이었다. 주관을 떠난 스스로 독립적인 한글과 같은 매개도구, 한글에 바탕을 둔 감성문자, 한글을 닮은 '느낌한글'과 '마음한글'은 그렇게 탄생하였다.

세상을 보는 시각은 두 개다. 유아와 무아의 존재적 시각과 함과 맘의 역할적 시각이 그것이다. 이제 존재적 시각과 함께 그것을 보완할 역할적 시각의 더 많은 역할이 필요하다. 그리고 그 방법이 사실상 매개방식이고 이미 세상은 그렇게 돌아가고 있다. 다만 기준과 함께 역할 자와 역할이 일체성을 확보해야 지난 것의 보완과 모르는 새로움을 극복할 수 있다.

가끔 위험이 오면 그 끝을 향해 머리를 들이미는 마음을 달래고, 바람이 불기 전에 그 마음마저 일어나기 전에 풀잎처럼 누우리란 생각으로 세상을 사는 사람들을 본다. 느낌한글 그리고 마음한글을 내 놓는다. 천 사람, 만 사람이 도움을 받을 지라도 한 사람에게 피해가 없기를 기원하는 마음으로 이 책을 썼다.

원효스님의 화쟁은 늘 마음속에 있다. 세종대왕, 임 할아버지, 이제마, 김춘식 선생님, 가림출판사 사장님과 직원 여러분, 한글요가 식구들과 동료와 선배들, 스승님과 부모님과 가족 그리고 박경식 씨, 조성옥 씨와 느낌한글과 그림을 도맡아 해준 시은양에게 감사 드린다. 마지막으로 이 책에 성과가 있다면 인고의 세월을 함께 해준 아내와 딸에게 있음을 밝혀둔다.

2004년 가을

박 완 식

3. 느낌한글과 감성통합

〈남 성〉

〈여 성〉

제2장 마음한글

1 수련과 생활의 통합과 중계

2. 느낌한글과 자연

제3장 수련한글

1. 한글명상

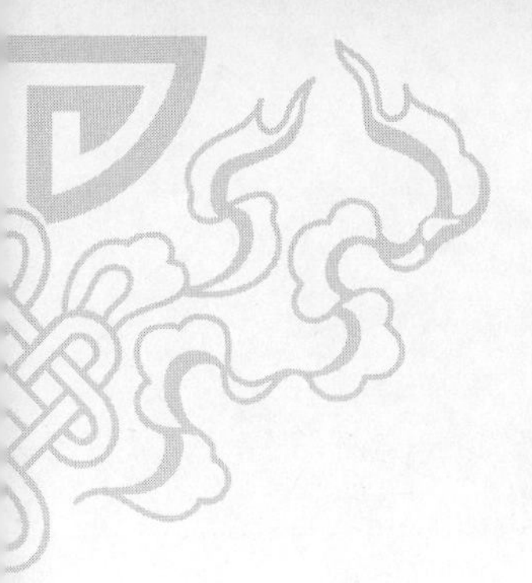

제1장

느낌한글

1. 느낌한글의 의의와 목적

1) 의 의

(1) 감성 문자를 대하는 자세 및 의의

생각이, 사람들이 주체하기 힘들 정도로 넘치면 그 생각을 정리할 도구가 필요하다. 힘이, 사람들이 주체하기 힘들 정도로 넘치면 그 힘을 정리할 도구가 필요하다. 감성이, 사람들이 주체하기 힘들 정도로 넘치면 그 감성을 정리할 도구가 필요하다.

생각을 정리하여 그것을 주체하고 운영하도록 한 것이 사상이고 그 사상을 구성하고 운영하는 것이 문자이다. 힘을 정리하여 그것을 주체하고 운영하도록 한 것이 수학이고 과학이며 그것을 구성하고 운영하는 것이 숫자이다. 감성을 정리하여 그것을 주체하고 운영하도록 한 것이 놀이, 즉 예술이고 그 예술을 보다 예술에 걸맞게 ― 사상이 보편성을 띠며 일반화하고 과학이 보편성을 띠며 일반화하는 것처럼 ― 예술과 놀이도 보편성을 띠며 일반화할 수 있도록 구성하고 운영하도록 한 것이 감성문자일 것이다.

인류는 시간과 공간이라는 매개기능에 의해 생사를 반복한다. 즐거움과 괴로움 같은 감성 또한 반복된다. 여기서도 무엇인가는 매개를 할 것인데 느낌한글은 느낌의 매개에 대한 도구로써의 제안이다. 삶의 방식 중 많은 사람들이 함께 살기 위해서 필요한 것이 공유와 공무이다. 있음을 함께 하고 없음을 함께 할 수 있다면 더할 나위 없으리라. 위에서 살펴본 것처럼 그 중 한 가지가 매개기능에 의한 것으로써 느낌한글은 감성의 매개를 이야기하고자 하는 감성문자이다.

느낌한글의 출발은 인간 감성의 적절한 표현과 구체화이며 소통과 통합이다. 기준은 성감수성·몸통감수성·얼굴감수성 등이다. 아무래도 이제 막 시작이므로 이 책에서는 그와 같은 부분에 대한 것을 중요하게 서술했다. 예를 들면 우주를 보는 관점 중 하나인 '공' 사상을 또는 본질을 〔 · 〕(아래아)를 통해 표현하거나, 생사를 한글의 〔ㅣ〕와 〔ㅡ〕를 통해 표현하거나, 각 감수성의 특성을 상징을 통해 공유하여 그와 같은 것을 나누어 가짐으로써 우주의 원리에 부응할 수 있는 길을 열어 놓았다. 이것은 활용에서의 우주원리에 접근으로 생각할 수 있는 부분이다.

느낌한글의 의의 중 또 하나는 인간 친화적인 점이다. 자기 자신의 선천적 감성을 현실감 있게 표현할 수 있고 표현을 표기할 수 있으므로 동시에 상대방과 공유할 수 있다 — 이는 문자로 자기를 나타내는 이름과 숫자로 자기 자신의 나이를 나타내는 것과 같다고 하겠다 — 따라서 처음에는 낯설고 어렵지만 인간의 모습이나 인식방식을 형상화했기 때문에 보다 많은 사람들이 수련과 생활에서 실제적인 활용이 가능하다. 시간이 필요하겠지만 이는 많은 사람들이 함께 할 가능성이 있음을 나타낸다고 생각된다.

인간의 삶이라는 것은 인간의 인식을 통해 인생이 해석하고 탐구한다. 인간을 위한 정치경제·사회·문화라는 형식은 인간의 영역일 뿐 그 이상을 벗어나지 않는다. 그래서 느낌한글이 인간의 형식을 띤 것은 의미가 깊다. 인간이 없고서야 그와 같은 것들은 생겨나지 못하는 것이다. '늑대소년 모글리' 얘기는 근접한 예다. 모글리는 늑대가 될 수 없었다. 인간에 근접한 상징은 그래서 중요하다. 감성문자의 경우에 있어서는 더욱 그렇다. 대표적 감성문자의 성격을 띤 주역의 괘는 오래 됐음에도 일반의 공감과 공유가 어려운 점은 이와 같은 친화성의 결여에 있다고 하겠다. 새로운 감성문자인 느낌한글을 제안하면서 삼가고 경계하는 마음이 없을 수 없어서 다음 두 가지를 이야기하고자 한다.

첫째, 사람의 감성을 우상화하지 말라는 점이다.

이 세상에는 어떤 것을 규정할 사람도, 집단도, 사상도 존재하지 않는다. 불완전한 인간이 규정하는 것이 완전하기는 어렵다. 감성도 이에 다름이 아니다. 우상화의 시작은 선입견이다. 선입견은 그 주체와 주변의 인생을 괴롭힐 뿐이다. 느낌한글의 출발은 인간의 성감수성, 몸통감수성, 얼굴감수성이 주체가 되어 자연의 감수성과 일체적 연동성을 추구하며 삶과 함께 어울려 돌아가도록 만든 것이다. 어울려 돌아가는데 각 인간의 감수성이 반드시 필요하지만 그 전부를 지배하거나 움직이지는 않는다.

또한 불변하는 특별한 감성은 없다. 온대기후인 한반도에 한여름의 열대야라는 열대기운이 나타나고 한겨울에는 영하 수십 도의 한대기운이 나타나는 것은 이에 적절한 비유로 생각된다. 인간 또한 이에 다름이 아니다. 각기 정해진 감성(성, 체질)을 갖고 태어났더라도 후천적 생활, 즉 시간(생로병사)과 공간(환경)에 따라 변화하며 사는 것이 사람이다. 이는 사람의 감성에 매몰되어 우상화함에 대한 경계를 잊지 않아야 함을 의미한다.

다만 외형적·내면적 감성을 알아야 함과 느낌한글이 필요한 것은 숫자나 문자를 통해 인류의 생활 및 생각과 사상, 힘과 권력이 운영되듯이 인간과 인간의 관계에서 서로 타고난 생태적 약속인 그 특성을 앎으로써 자기정체성을 잃지 않는 가운데 감성소통과 운영이 가능하기 때문이다.

둘째는 상대성을 감안하라는 점이다.

세상은 빛과 어둠이다. 세상의 이기도 빛과 어둠이 내재한다. 문자를 통해 사람들의 생각이 집약되어 공동의 '생각 약속'인 사상이 되지만 그 사상이 사람을 힘들게도 한다. 숫자로 인해 세상의 힘이 집약개발 소통되지만 그 주체인 과학과 권력으로 인해 사람들이 고통받는 것 또한 사실이다. 그것들은 세상에 필요한 것이고 그 자체가 지혜이고 노력이지만 그것을 쓰는 개인이나 집단의 주체들의 끊임없는 새로운 지혜와 노력은 여전히 필요한 것이다.

감성문자인 느낌한글을 대하는 자세는 이것을 통해 감성을 공부하고 익히되 매몰됨을 경계함이다. 또한 반대로 몰라서 생기는 감성 불통의 불편함은 이 공부를 통해 해소해 나가야 함이다. 더불어 느낌한글을 대하는 시각의 원천적 상대성도 중요하다. 남성은 남성의 시각을 우선하고 여성은 여성의 시각을 우선한다. 양인은 양인의 시각을 우선하고 음인은 음인의 시각을 우선한다. 절반의 시각으로 전체를 본다는 것은 쉽지 않다. 또한 그 절반은 상대에 의해 지탱되기 때문에 그 자체로도 실상으로 보기 어렵다.

나는 이 감성문자를 '느낌한글'로 명명했다.

지금은 인간의 성과 체질 등의 감성을 정리할 때가 되었고 그것의 도구가 필요한 때이기 때문이다. 느낌한글이 그 일을 하고자 한다. 그것은 사람의 감성이 100% 맞고 맞지 않고와는 별개의 문제다. 필요한 때 필요한 것은 태어나는 것이다. 또한 새로운 제안인 이 느낌한글이 완벽하다고는 생각하지 않는다. 그래서 더욱 노력해야 되리라 생각한다. 지금은 비록 문자나 숫자만큼의 역할은 하지 못할지라도 이제 시작이다. 자체의 발전, 숫자, 문자와 더불어 쓰는 방식, 새로운 감성문자와의 교류 등을 통한 발전으로 사람의 감성 표시에만 머무르지 않고 작더라도 더 자유로운 감성 소통과 또 다른 영역에서도 많은 역할을 하도록 진화하기를 기대한다.

(2) 감성의 정형화 및 표준화의 필요성

어째든 지금은 감성 인식방식의 공유를 통해 인간의 삶을 꾸려 나가야 하는 상황이 전개되고 있다. 그것이 사회학자들이 애기하는 탈이데올로기라는 사상중심의 지난 세기를 보내고 맞이한 새로운 세기의 인류에게 필요한 지혜이다. 사상을 이용한 방법만으로 사람들의 문명을 이끌기에는 현대는 너무 방대하고 복잡해 어려움이 있다. 새로운 방식에 의해 모든 문제를 풀 수 있는 것은 아니겠지만 현대인에게는 새로운 지혜가 필요하다.

그 동안 인간의 삶을 이끌기 위해 연구되어온 물질 공유 방식인 정치 · 경제 및 그에 따른 여러 제도들 그리고 생각 공유의 방식인 각종 학문과 사상 · 종교 등의 성과물에 덧붙여 새로운 대안으로 감성을 공유하는 방식이 필요하다. 다시 이야기 하지만 지금까지는 물질, 즉 힘의 성장과 조정을 해온 정치 · 경제와 생각, 즉 사상의 성장과 조정을 해온 학문 및 종교가 세상을 주동하여 끌어왔다. 지금도 그렇다. 그리고 덧붙여 이제는 정서, 즉 감성을 공동으로 성장시키고 조정해야 된다.

느낌, 즉 감성이 공유된다면 그리고 그것이 주관적이지 않고 객관적으로 받아들여진다면 우리를 힘들게 했던 인생의 많은 괴로움이 훨씬 더 적어질 것이라고 본다. 감성을 알아차려 소통하는데 서툴지 않아 서로의 감성이 잘 소통된다면 문제가 보다 많이 해결되리라 생각된다.

감성문자인 느낌한글의 출발이 여기에 있다. 지금은 인식 대상과 더불어 인식하는 사람 자신의 인식방식의 알아차림과 그것의 인식 대상들 간의 공유를 통한 인식 방식과 인식자의 객관화가 절실히 필요하다.

간단히 얘기해서 개인의 감성과 집단의 감성을 파악하고 서로가 서로를 알아차려 감성이 소통되고 감성의 발산과 수렴의 기회가 균등해지면 그것을 바탕으로 감성의 흐름이 막히거나 왜곡되지 않는 상태, 즉 감성의 유동성이 확보될 것이다. 그리하여 이른바 감성의 갈등을 줄일 수 있는 것이다. 오늘이 어제를 바탕으로 이어지고 있음을 안다. 따라서 과거의 역사나 전통 그리고 그 성과물인 과거의 인식 방식의 중요성은 가벼이 볼 수는 없다. 그러기에 옛날의 지혜를 오늘에 되살리는 것은 당연하다. 더불어 새로운 삶의 형식에는 새로운 삶의 방식이 필요하리라. 이런 이유로 느낌한글의 씨를 심고 때로는 발견하고자 하는 것이다. 지금의 세기는 감성이 사회적 동인으로 새롭게 작용하는 시기다. 세상이 달라지니 우선적 삶의 지혜와 방법도 달라지고 그 중에서 사람의 중요기능이 사고중심에서 감성중심으로 바뀌기 시작한 시점이기도 하다. 누군가의 말처럼 캠페인의 시대에서 이벤트의 시대로 바뀌고 있는 것이다.

그렇다면 감성을 인류의 길잡이로 사용할 수 있는 방법은 무엇인가?

아주 예전에는 내 힘을 대신해 주는 사람을 동일시하며 세상을 살았다. 그래서 힘의 표현상징과 방식이 필요했다.

집단이 커지면서 내 생각을 대신해 주는 사람을 동일시하며 세상을 살았다. 그래서 생각의 표현 상징과 방식이 필요했다. 오늘날에는 내 감성을 대신해 주는 사람을 동일시하며 세상을 산다. 유명 배우들이 그들이다. 세상이 바뀌었다. 그래서 감성의 표현 상징과 소통방식이 필요한 것이다. 그렇게 하기 위해서는 많은 사람들이 인정하고 공감할 수 있는 정형화되고 표준화된 상징이 필요하다. 느낌한글은 그것에 대한 제안이다.

우수한 문자의 조건 중 하나는 사람들이 똑같은 권리와 의무를 갖는 것에서부터 출발한다.

이는 앞에서 살펴본 것처럼 공유와 공무이다 — 한글의 우수한 점은 여기에 있다. 그러나 공유와 공무는 개인의 문제가 아니고 여러 사람, 즉 공동체의 문제이고 감성은 수시로 변한다. 그래서 감성의 문제는 어렵다. 그럼에도 사람에게는 표기가 가능한 타고난 일정한 감성이 있다. 현재 인간은 발전된 삶일수록 실명제라는 문자 표기의 방법을 통해 공동체의 삶을 꾸려 간다.

이제 감성도 이와 같아야 많은 사람들이 함께 살 수 있는 것이다. 타고난 감성의 표기에서 출발한 감성문자를 통해 자신의 감성을 누림과 동시에 실명제와 같이 책임을 질 수 있어야 현재의 문명을 이끌고 모두가 함께 살아갈 수 있는 시대가 시작된 것이다. 그래서 공동체적 삶을 살아가는데 표준화된 감성문자는 반드시 필요한 것이다.

이제 힘과 생각의 공유방식에 새로이 감성의 공유방식을 발견 사용함으로써 사람들과 사람들의 감성 공유정도를 최고로 높여 걸음마이지만 남녀든 노소든 지난날과는 다른 환경에 걸맞는 서로가 서로를 위하고 어울려 살 수 있는 삶을 공유하도록 하고자 하는 것이다. 느낌한글은 그 일을 하는데 이바지하고자 하는 것이다.

(3) 감성문자의 역사적 의의

인간의 역사를 살펴보면 사람들은 잘살고자 하는 삶을 산다. 그것이 명예든 진리든 또 다른 무엇이든 말이다. 당연히 인간도 이 범위를 벗어나지 않는 것 같다. 역사라는 것이 개인사의 엮임이고 흐름이니 그럴 수밖에 없으리라. 인류는 선사에서 역사로, 단순도구에서 추상도구인 문명의 시대로 발전되어 왔다. 이것을 가만히 살펴보면 흥미로운 사실이 발견된다. 잘살기 위한 많은 노력을 기울이는데 앞에서 잠깐 언급한 것처럼 그 형식이 힘 중심 시대에서 생각 중심 시대로 바뀌어 왔다.

선사시대 조상들의 삶을 살펴보면 아무래도 힘이 강한 자가 씨족이나 집단을 지배했던 확률이 높았다. 그리스 신화의 헤라클레스나 한국 고대사의 치우 천황도 모두 힘센 사람들이다.

비교가 조심스럽지만 원시 조상의 모습을 유추할 수 있는 TV에 나오는 동물들의 생태를 살펴보거나 전통으로 내려오는 축제 속에 남아 있는 자취를 보더라도 그렇다.

꾀 많은 동물도 가끔은 있지만 집단을 지배하는 자는 싸움 잘하는 녀석들이다. 무당이나 제사장이 사회의 주류였던 시절이 있었고 도구를 만드는 기술자가 우대를 받았다지만 앞의 동물 집단의 예에서 보는 바와 같이 그것이 힘보다 앞섰다고 보기는 어려운 부분이다. 말하자면 이들은 지식이라는 앞선 능력에 대한 주변적 대접 및 기초지식의 개발과 축적의 과정에 있었고 고대에서 잘사는 것이란 힘이 기준이 되고 지식이 뒷받침을 하는 시대였다.

그러다 사람들의 사고기능이 폭발적으로 발달하면서 사고 중심의 시대를 맞게 되는 것이 관찰된다. 이는 힘에 의해 주동되어진 그때까지의 국가나 집단 운영방식이 더 이상 먹히지 않는 한계에 부딪쳤다고 봐야겠다. 힘만으로는 잘살 수 없고 힘으로 힘을 조정하기에는 지나치게 비대해졌던 것이다. 그 이전부터 이런 조짐이 계속 있어 왔으나 본격적으로는 동서양을 막론하고 기원전 5세기경 전후의 역사가 그렇다.

어떤 학자는 이를 축의 시대로 이름지어 구분을 짓기도 했는데 이전부터 집적된 지식이 자가발전이 가능한 상태로 떠오르면서 힘에 의해 조정되고 운영되기 어려운 당대 사회의 새로운 대안으로 선택됐다고 보여진다. 생각, 즉 사상을 통해 인간들의 삶을 영위할 능력을 갖췄던 시기로 서양철학과 학문의 바탕이 된 그리스의 소피스트들과 소크라테스 · 플라톤 · 아리스토텔레스도 이때 사람일 뿐더러, 동양사상의 양대 산맥인 중국의 제자 백가와 그 흐름의 중심에서는 도가와 유가 그리고 인도의 우파니샤드 시대의 숲 속의 수행자들과 그 바탕 위에 탄생한 불교, 자이나교, 육파철학의 학문과 사상도 이때를 기점으로 나타나면서 인류 문명사에 새로운 장을 열게 된다.

즉 사상이 통치 및 일상생활의 중심으로 부상한 것이다. 그 이후 사상과 철학은 중세와 근대를 거치면서 과학과 더불어 눈부시게 발전한다. 일이란 것이 섞여 가는 것이지만 그렇기에 분명 지난 세기까지는 종교든 정치든 사상이 세상의 주동이었음은 부인할 수 없는 것이다.

우리의 역사에서도 무신정권은 잠깐이었고 서양의 중세는 사상이 바탕이 된 종교가 통치의 중심이었다. 물론 지금도 그렇다. "알아야 면장을 하지." 라는 속담은 이것을 적절히 대변해주는 말이 아닌가 싶다.

말하자면 그때부터 세상은 힘과 지식이 역전이 되어 이제는 힘이 지식을 뒷받침해야 잘사는 시대가 시작된 것이다. 사상 중심 시대, 즉 머리 좋은 사람이 주류를 형성하는 시대가 된 것이다. 그리고 그 구도가 2500여 년 동안 동서양 중심의 지구의 문명을 주름잡아 왔던 것이다. 그러다가 이전의 축의 시대와 똑같은 상황에 봉착한 시점에 도달했고 그때가 이른바 정보화 시대라고 부르는 지금이며, 이 사상 중심 문명의 기능상실 부분을 보완하고 견인을 위한 새로운 방편이 필요한 시대라는 것이다.

현재의 문명은 사상으로 조정되고 소통 통합이 가능한 것과 그렇지 않은 것으로 나뉘고 있다. 문제는 오히려 그 동안 사람들의 삶을 이끌었던 사상이 인류의 다른 삶의 방식과 동반의 위치로 바뀌고 있다는 것이다. 또 하나 사상이 자기 관성을 고집함으로써 생겨나는 문명간의 충돌을 사람들이 쉽게 알아버리고 있다. 지식의 교환과 거래가 이를 가능하게 했다. 따라서 이제는 새로운 시각이 필요하다. 그래야 인간은 잘살 수 있는 것이다.

아직 실현되지 않았으니 알 수는 없으나 그래서 현대인들이 만들고 알아차려야 할 몫이겠으나 사람들의 감정을 묻는 여론조사의 위력이 점점 커지는 것을 보더라도 요즘 일반적으로 회자되는 감성, 즉 느낌 중심 시대가 시작되었다는 전망을 갖게 한다. 사람을 이루고 있는 요소 중 행동과 사고 다음에는 느낌이기 때문이다. 만약 그렇다면 이제는 감성이 시대의 중요한 길잡이가 된 셈이다. 적절한 감성문자는 그래서 필요한 때이다.

(4) 지구생태에 적응을 위한 필수적인 삶의 지혜

추워지면 이성적으로 되고 더워지면 감성적으로 되는 것이 인간이다. 정신 차린다는 말은 이성적이 된다는 말인데 이는 외부의 온도가 내려가거나 인간 자신이 내부의 온도를 차갑게 함을 의미한다. 또한 내부에서 화가 나거나 술을 마시거나 하여 열이 생기면 기분, 즉 감성에 지배되는 것이 인간이다. 지금 지구는 후자의 환경을 만들고 있다.

지구의 생태계가 온난화되어가고 있다. 그것이 프레온 가스 등에 의한 오존의 파괴든 화석원료의 과다 사용 등에 의한 이유로 생긴 온실 가스이든 히말라야와 알프스 남북극의 빙하가 녹으면서 해수면이 높아지고 온대기후는 아열대기후로 변하는 등 기온이 나날이 높아지고 있다. 뿐만 아니라 인간문명의 생활 온도도 난방의 영향으로 급속히 높아져 한겨울에도 반팔을 입는 현상은 일상이 되고 있다.

이는 중대한 환경의 변화로 기후에 영향을 받을 수밖에 없는 사람의 생태도 그렇게 변하고 있다는 것이다. 말하자면 사람도 지구인지라 아열대형 및 열대형의 인간이 되어 가는 것이다. 그렇게 되면 인류의 문명이 변하게 되어 점점 많은 지역이 열대나 아열대 문화의 생활 방식을 따라야 할 것이다.

정치, 경제, 사회, 문화, 종교, 철학이 그렇고 사상과 섭생 일상이 그럴 것이다. 왜냐하면 그래야 기후 적응력이 생길 것이기 때문이다. 따라서 인간은 열대나 아열대 지역의 생활을 알아야 할 필요가 있다. 후천적인 문명의 생활을 제외한다면 이런 지역 사람들의 성품은 비교적 감성적이고 낙천적이다. 생태 환경적으로 더운 지역이 추운 지역보다는 상대적으로 게으를 수 있는 여건과 먹을 것이 많아서 그러한 성품이 나타난다고 보여진다. 그래서 그들은 개인적이고 개방적이다. 축구를 보면 유럽의 축구는 이성적 특징인 조직적 축구인데 남미의 축구는 감성적 특징인 개인기중심의 축구인 것도 이와 무관치 않겠다.

또한 냉대와 한대에 걸쳐 있는 지역인 러시아적 사유는 논리적이고 이성적이다. 그들의 문학·과학 등을 봐도 이를 알 수 있다. 가을은 독서의 계절이라는 말이나 추울 때 공부가 잘되지만 한여름에는 학습 집중이 어렵고 어쩔 수 없이 기분에 좌우되는 것은 기온이 떨어지면 이성적이 되고 기온이 오르면 감성적이 되는, 즉 기후나 기온이 인간에게 미치는 인식 방식을 의미한다고 보여진다. 이는 지구의 기후 생태 조건이 인류의 인식방식에 절대적 영향을 미쳤음을 의미한다.

이제 수행적 측면에서 기후를 살펴보자. 열대와 아열대는 생명력이 높다. 그래서 생태적으로 물산이 풍부할 확률이 높다보니 굳이 저장할 필요가 없다. 또한 쌓아놓으면 온도가 높아 부패할 확률 또한 높으므로 그때그때 쓰고 버리는 성향을 갖고 있으며 다른 지역과는 그러한 부분에서 차별화된 모습이 보여진다.

그래서 그들의 삶의 형태는 지켜봄과 전체를 조망하는 방식을 즐겨하고 서로에 대한 간섭을 줄이고 상대적 세계관을 갖는 일원적 특성이 보여진다. 한여름에는 사람을 건드리지 않는 것이 좋은 것은 덥기 때문임을 누구나 경험했을 것이다. 수행에서 추운 지역에서 발달한 단전호흡 등이 내부에 축기를 통해 본질접근이나 건강을 찾고자 하는데 비해 어디로 튈지 모르는 감성을 조절하기 위해 내버려두고 지켜보거나 관찰하고 마음을 비운다는 인도적 수행법은 그래서 어쩌면 태생적으로 당연한 것인지도 모른다. 그 수행법 중 하나인 요가나 위빠사나 명상법 열풍이 확산되고 있음은 이를 증명한다. 그 자체의 수승한 부분과 함께 문명과 지구생태의 온난화가 맞물려 생긴 현상일 가능성이 높다.

더워지면 사람은 기분에 좌우된다. 어디 사람만 그렇겠는가? 이와 같은 상황이 감성 시대를 예고하고 있다. 이것은 문명이 가치 중심에서 감성을 조정하고 소통해야 운영됨을 말하는 감성 중심으로 바뀌어짐을 의미하는 것이다. 그렇다고 가치가 의미가 없어진다고 봐서는 안 된다. 그리고 그 출발점이 지금인 것이다. 아직 감성을 조정하거나 소통시키는 우수한 방법을 창조하지 못하고 있다. 그 감성을 믿고 맡겨서 소통할 수 있는 중계도구를 느낌한글이 하고자 하는 것이다.

(5) 성 및 체질감수성의 올바른 자리 매김을 위하여

성과 체질 등의 감성 지식 전문가보다 정확한 성과 체질의 감성기호가 더 큰 역할을 한다. 이는 경제에 있어서 여러 사람의 경제 전문가보다는 아라비아 숫자 10개가 기본이 되는 것과 같다. 성감수성과 체질감수성의 우수한 형상 상징이 인간의 감성을 교류하는데 기본이 되는 것이다. 성은 인간 감성의 시작이고 끝이다. 그럼에도 불구하고 감성을 표현하는데 많은 제약을 받아왔다. 이유는 지난 역사에서 성이 쾌락과 생산의 대상으로써만 역할이 집중되다보니 다른 방식의 역할을 못 한 것이다.

거기에는 그 동안의 인간 사회가 사상과 이성 중심의 사회였던 이유와 감성기호가 아닌 뜻기호인 문자를 대신하여 쓴 것, 감성기호임에도 기능이 떨어진 형상상징을 쓴 것도 이유가 된다고 본다. 그렇다보니 성은 그 역할이 억압되고 왜곡되어 인간 사회 전체를 불평등하고 불균형하게 만든 측면이 있다. 특히 여성은 불평등을 감내해야 하는 어려움을 겪어왔다. 또한 체질감수성은 드러내고 활용하는 방법이 부족하여 극소수만이 접했던 부분이었다. 그러나 이제 그 둘의 감수성이 표면화되고 있다. 성과 체질은 생명의 본질이고 감성 인식 방식의 출발이다.

성과 체질 등의 감수성을 이성의 도구인 문자만으로 표현해서는 성과 체질의 인식 기능을 공유할 수 없다. 성과 체질은 감성의 시작이고 끝이기 때문이다. 성과 체질의 인식 기능을 발전시키기 위해서는 성과 체질의 형상과 역할 의미에 가장 가까운 형상 상징이 필요하다.

그렇게 함으로써 성과 체질의 역할 중 하나인 인간의 감수성을 드러내고 그래서 자연스럽게 드러내지 못했던 성과 체질의 감수성을 드러내어 성적 또는 정서적 불평등을 지혜롭게 해소하고 감성이 소통되고 순환되도록 하는 것이다.

그렇게 하기 위해 성과 체질의 형상 상징은 필요하다. 그것이 느낌한글이다. 문자로써의 성과 체질의 표현은 감수성을 나타내는 것이 아니고 생각을 나타내는 것이기에 부족하다. 또한 감성기호로써 현재성을 상징하는 '헤라클레스의 창의 형상'과 '클레오파트라의 거울의 형상'은 모양과 기능 의미 등에서 본래 성이 가진 감수성을 드러내기에는 역할에서도 형상의 정확성에서도 부족할 뿐더러 다른 감성기호와의 연계성이나 그 자체의 무궁한 표현의 변화 등에서 접근성이 떨어지는 것이다. 즉 감성의 통합이 어렵고 분배와 소통을 통한 균일성을 확보하기 어려운 것이다. 느낌한글은 그 부족한 것을 하고자 하는 것이다.

성과 체질감수성은 인종과 지역, 노소를 초월해 전 인류에 속해 있다. 또한 인간과 자연과의 연계성이 최고로 접근된 인식기능이다. 성과 체질감수성의 우수하고 새로운 형상상징이 필요한 이유가 여기에 있다. 감성에 의한 인간 사회의 변화는 이미 시작되었고 그 감성이 인류를 견인할 새로운 기능으로 떠오르고 있음을 다시 한번 말하고 싶다.

성을 포함한 체질 등의 감성에 대한 연구가 쏟아져 나오는 것도 이와 같은 현상을 반증한다고 하겠다. 또한 남성보다 감성을 우선한 생태적 특징을 가진 여성성이 이 흐름 한가운데 있다. 그래서 그 동안 남성의 이성적 방식에 억눌렸던 여성성이 수면 위로 떠오르고 있다. 이러한 새로운 기운에 의한 사회적 변화가 현대사회를 주동하기 시작한 것이다.

따라서 이와 같은 사회적 현상을 일반화하는 것은 절실히 필요하다. 그것은 남성의 문제도 여성의 문제도 아닌 국가와 사회·가족은 물론 세계인 모두가 포함되는 문제이기 때문이다.

감성문자인 느낌한글을 제안하는 이유도 여기에 있다. 만약 그렇지 않으면 그저 이것도 유행처럼 흘러 왔다 흘러 가버릴 것이다. 문자는 분명 생각을 통합 소통시켰고 숫자는 힘을 통합 소통시켰다. 그것은 현재는 물론 역사를 기록하고 관통시켰고 우리는 그 과정에 있다. 거기에 감성문자인 느낌한글이 일정한 역할을 한다면 그때 그때의 감성이 생활과 역사를 오늘날로, 미래로 이어 줄 것이다.

(6) 종교의 바다 대한민국

우리 나라는 인류가 발전시킨 거의 모든 종교가 들어와 있다. 이를테면 각 문명권이 발전시킨 '최고의 사상' 들이 총집합해 있는 셈이다. 불교, 유교, 기독교, 선도, 최근에 들어서는 회교, 거기에 우리 민족 고유의 전통종교까지 한마디로 종교의 전시장과 같은 곳이다. 그래서 우리는 이 모든 종교와 사상들을 몸에 배이거나 공기와 같이 접하면서 충분히 감당하고 활용하며 살고 있다는 것이다. 세계 어느 민족이나 국가도 이와 같이는 못 하는 일이다. 인도도, 그리스도, 서유럽도, 중국도 그렇지 못하다.

전통 종교와 사상은 민족과 함께 있어 왔을 것이고 삼국시대에 유입된 유교 · 불교 · 도교 등과 조선말 유입된 기독교까지 많은 종교가 들어와 있다. 이는 특별하다.

현대는 정보통신의 발달에 힘입어 다른 나라들 역시 종교와 사상이 제약 없이 교류되고 있다. 그러나 우리 나라하고는 차이가 있다. 이를테면 우리 나라에 들어온 종교는 이 땅에 뿌리를 박고 자생력이 생긴 반면에 다른 나라는 그에 미치지 못한다는 것이다. 종교와 사상이 가장 자유롭게 교류되고 있다는 프랑스도 아직 동양 종교의 자생력이 우리 나라의 종교나 사상의 자생력 정도가 되지 않다. 그들에게 낯선 불교나 유교가 아직은 우리 나라의 기독교만큼 뿌리내리지 못하고 있다. 종교적 이유가 아닌 정치적인 이유 등의 다른 이유가 있기도 하겠지만 말이다.

우리보다 기독교를 먼저 수용한 일본은 기독교 세력이 미약하다시피하고 중국도 마찬가지다. 그래서 다양한 종교가 살아 숨쉬는 현재의 우리의 상황은 참으로 자랑스런 자산이다. 인류가 가진 종교나 사상에 의한 모든 삶의 방법을 수용하고 그 본질을 크게 훼손하지 않고 키워내고 순화 성숙시켜 소통시킨 지구상의 유일한 나라인 것이다. 따라서 그 안에서 살고 있는 국민 또한 그럴 수밖에 없는 잠재력을 가진 셈이다.

생각해 보자. 인류의 역사에서 종교나 사상이 다름으로 인해 생긴 충돌과 전쟁은 적지 않았다. 그리고 외형상은 아니지만 아직도 그것이 이유가 되어 전쟁이 발생하고 있다. 우리 또한 그것으로 전쟁을 겪기도 했지만 그러나 우리는 그것에 대한 준비(한글)를 하고 있는 것이다.

우리의 삶과 함께 해온 각 종교나 사상들은 생존을 위해 날카롭기는 칼끝을 쪼개고 깊이로는 태평양 심해를 담을 것이며 높기로는 히말라야를 조망할 수 있는 고도의 삶의 형식이다. 그런데 그 위대한 모든 종교와 사상들이 넓지도 않는 대한민국에서 자리를 잡고 생동하며 성장하고 있다. 이것이 무엇 때문일까? 그것은 한글 때문이라고 생각한다. 한글이 있기에 가능한 것이다. 물론 다른 이유도 있겠다. 그러나 그 또한 한글을 만들어 낼 수 있는 환경이나 요소 등의 잠재력일 것이다. 한글이 가진 의사소통 능력이 사상을 자유롭게 소통시키도록 만든 것이다. 어차피 종교나 사상은 생각의 발전이 바탕이 되는데 한글만큼 그것을 원활하게 하는 문자는 없기 때문이다. 더불어 한글이 가진 빠른 의사소통능력에 의한 집단지식의 상승을 통한 효과가 그렇게 만들었을 것이기도 하다. 한글의 인터넷 소통성은 말할 필요도 없겠다.

여하튼 수많은 사상들이 한글을 만나 그 날카로움과 심오함 · 장대함을 잃지 않으면서 한반도 위에 히말라야보다 높은 사상의 고산 준령을 세운 것이다. 그들은 결코 서로를 베지 않고 빠뜨리지 않으며 서로 잘 지내고 있는 것이다. 축복이다. 21세기의 초입, 지난 세기의 세계대전만큼은 아니지만 문명과 사상 간의 충돌이 일어나고 있고 남북간의 정치 · 경제 · 사상의 대립은 이유야 어떻든지 우리를 괴롭히고 있지만 그러나 그것도 이 상황에서 크게 벗어나지 않았다고 생각한다. 한글이 있기 때문이다. 느낌한글도 뜻 한글과 같은 역할을 하고자 하는 것이다.

지금 아프리카는 기아와 전쟁으로 참혹한 삶을 살고 있다. 위대한 진리를 발견해 낸 인도 하층민의 삶도 이와 같다. 다른 이유와 함께 문자라는 중계 도구의 부재에 정보의 불통이 가져온 삶의 악순환인 것이다. 물론 북한도 그렇다. 그나마 북한이 그들보다 낫다면 그것은 한글을 통한 지식의 보급일 것이다. 이와 같은 대한민국의 모습은 사상의 시대 끝에서 열매를 맺지 못하는 세계의 많은 나라들이 가야 할 인류의 미래 본보기가 되고도 남을 모습인 것이다. 삶에서 소통을 위한 우수한 중계도구의 역할은 이처럼 대단한 것이다. 느낌한글은 감성에 있어서 그것을 하고자 하는 것이다.

2) 목 적

(1) 제 감성을 펴지 못하는 사람들을 위하여

지난 역사에서 지금도 사회적 약자들이 제 감성을 펴지 못하고 살고 있다. 성별, 인종, 빈부, 장애, 국가, 지역 등에서 그리고 그것을 바탕으로 한 인간 관계에서 그렇다. 지금까지 차별의 하층에 있었던 여성과 흑인 또는 황인 등 가난한 사람이나 국가나 지역 등이 대표적인 경우다. 이를테면 ― 이제는 많이 달라지고 있지만 ― 아직도 부족한 특정한 문화권의 여성이나 인종 차별적 감수성, 아프리카 등의 가난한 사람들, 사회적으로 제 감성을 드러낼 기회를 갖지 못한 장애인들, 그리고 국가 등과 그들을 둘러싼 환경 등이다.

지금 그것이 개선되고 있음은 다행한 일이지만 대물림되거나 '빈곤의 악순환'과 같이 감성이 '악순환' 되는 것은 우려해야 할 부분이다. 고생한 사람이 더 고생을 시키고 여자의 적은 여자라는 식의 지난 이야기는 이를 말한다고 볼 수 있다. 느낌한글의 진단은 이런 악순환 구조는 감성의 체계적이고 일반적이며 보편적인 중계 작용을 통해 개선할 수 있다는 입장이다. 이는 감성을 중계할 보편적 형상상징이 부족해서 생긴 구조이기 때문이다. 내 감성을 맡겨버려도 될 만큼 기능과 상징 의미에서 접근된 상징, 느낌한글은 그것을 통해 감성의 선순환과 악순환의 고리를 알아차려 개인적 · 사회적으로 이에 대처하고 그 고리를 끊어서 삶에 있어서 보다 보편적이고 지혜로운 삶을 운영하고자 하는 것이 목적이다.

(2) 감성에 휘둘리는 사람들을 위하여

또한 이 느낌한글의 작업은 감성에 대한 가치부여의 오류를 줄이기 위해서 하는 작업이다. 예를 들면, '여성은 개별적이고 남성은 조직적이다' 라고 요즈음의 감성연구는 얘기한다. 그러나 이것은 사람의 감성을 단편적으로 규정하는 오류를 범할 가능성이 있다. 감성은 일면 직선적으로 존재하기도 하지만 돌고 돌아 제자리로 오는 순환으로도 존재하기 때문이다. 어디 순환의 원리뿐이겠는가마는 세상의 일에서 순환의 원리를 취하지 않는 경우는 없다.

우주가 그리고 지구의 물리적 현상이 순환이며 경제도 순환해야 한다고 함은 매체를 통해 자주 듣는 얘기다. 인간 또한 이에 다름이 아니다. 이를테면 사람이 흥분했다가도 상황이 바뀌면 냉정해지고, 우울하다가도 즐거워지는 것은 이와 같은 우주의 물리적 현상의 인간에 나타남 때문이다. 처음으로 돌아가면 여성은 '먼저 개별적이고 나중에 조직적인 것이 자연스럽고, 남성은 먼저 조직적이고 나중에 개별적인 것이 자연스럽다' 로 정리가 가능하다.

이와 같이 감성은 전체성을 제외하고 한 면만 봐서는 곤란하다. 또한 감성 자체가 인간의 절대기준이 될 수 없다. 감성은 위에서 본 순환의 원리와 같이 내면에 흐르고 있는 반대성향의 이성, 즉 법의 도움에 의해 존재가 가능하다. 그러나 문제는 그 감성 스스로는 법을 전혀 알 수가 없다는 점이다. 왜냐하면 감성은 법과 동시에 존재하지만 법의 인식이나 상황이 사라졌을 때만 드러나기 때문이다.

그 뿐만이 아니다. 인간은 네가 있으므로 내가 있는 상대적인 반쪽, 즉 서로 모르는 대상으로 존재하면서 동시에 스스로 독립된 우주이기 때문이다.

지금 이 순간도 순식간에 감성과 이성을 번갈아가며 드러내는 무궁무진한 변화를 순간적으로 행할 능력이 있기에 정해진 감성의 규명 정리와 함께 그 주체인 인간의 불가측성과 상황의 불가해성을 언제나 함께 생각해야 한다는 점이다. 인간감성순환의 구체적 비유를 살펴보자. 이는 물질 현상을 살핌으로써 쉽게 이해가 가능하다. 여기서는 물의 순환을 예로 들겠다. 물은 더워지면 공기와 함께 상승하고 차가워지면 하강한다. 차가워져서 하강하는 것이 보통 눈이나 비이고 그것은 녹아 지표 속으로 스며들어 지구 내부에 있다가 나무 등에 의해 다시 올라와 강이나 호수를 만들고 다시 더워지면 상승하고 추워지면 하강하는 역할을 시작도 끝도 없이 반복한다.

그 상황이 인간에게도 그대로 일어난다. 인간도 물질이고 또한 70%가 물이기 때문이다 — 이런 얘기를 할 때 중요한 점은 인간은 물질만의 존재가 아님을 고려해야 한다는 점과 다른 하나는 기운의 분석에 있어서 기준이 상황과 대상으로 나눠질 수 있다는 점이다. 여기서는 사람이란 대상을 두고 공부하므로 대상중심의 얘기다 — 사람의 감성은 성과 몸통과 얼굴 등이고 그것은 성감수성, 사상(체질)감수성, 오행감수성으로 분류된다. 이를 자연 현상과 비유하여 얘기를 한다면 상승의 기운을 타고난 사람들은 뒤에서 살펴 보겠지만 여성과 태양 소양인, 목형과 화형 화에 가까운 토형 등이고 하강의 기운을 타고난 사람들은 남성과 태음 소음인, 금형과 수형 금에 가까운 토형 등이다   -감성분별 참조-

여기서 주목해야 할 점은 상승하는 물은 하강도 해야 하고 하강하는 물은 다시 상승해야 한다는 점이다. 대지라는 나들목을 거치며 그와 같은 일을 끝없이 반복한다. 인간의 감성도 이와 같다.

남성성 속에는 여성성이 포함되고 여성성 속에는 남성성이 포함되며 그것은 무언가의 중간역할에 의해 작동이 되고 태양과 태음인, 소양과 소음인, 목화토금수인도 이와 같음을 의미한다. 말하자면 물이 대기권의 상층부까지 올라갔다면 또 그만큼 내려와야 하고 땅 속 깊이 내려갔다면 다시 올라와야 하는데 이는 둘을 따로 떼어놓고 말할 수 없는 하나라는 점이다. 물은 순환하지 않고 존재하지는 못한다. 즉 인간의 감성도 이와 다르지 않아서 제 위치까지 도달하려면 그리고 존재하여 순환하려면 남성성은 여성성이 필요하고 여성성은 남성성이 필요하다. 태양과 태음인, 소양과 소음인, 목화토금수인 등도 이와 다르지 않다.

새로운 가르침은 많은 실수와 시행착오 속에 자리를 잡는다. 인간의 가르침은 인간에게 도움이 되었을 때 의미가 있다. 그래서 가능하면 시행착오와 실수는 빨리 줄이는 것이 나은 것이다. 이 느낌한글 공부의 목적 중에 하나가 그것이기도 하다. 어찌 됐든 인간의 감성도 우주의 원리에 따라 순환함으로써 존재가 가능하다. 남성성과 여성성도 이에 다름이 아니다. 다만 감수성의 순환 또한 스스로 행하는 경우와 외부의 도움을 받아 행하는 경우가 있다.

스스로 행하는 경우는, 인간은 내부에 무한한 능력이 있기 때문에 내부에 가지고 있는 반대의 감성을 통해 순환하는 것이며 외부의 도움을 받아 하는 것은 결혼이다. 태양과 태음인, 소양과 소음인, 목화토금수인도 이와 같다. 그러나 이 모두도 중계역할에 의해 가능함을 알아야 한다. 또한 감수성은 정해진 것(대상)과 정해지지 않는 것(상황)으로 언제나 무궁무진함을 명심할 일이다.

(3) 느낌한글의 제안

느낌한글을 제안하는 것은 다른 내용과 함께 첫째, 삶의 통합이다. 즉 수련과 생활의 통합이다. 이는 뒤편에 마음한글로 그 내용이 나와 있다. 그리고 둘째, 우리 나라가 한글을 통해 종교사상의 소통을 이루었듯이 가능하다면 느낌한글을 통해 감성의 소통과 유동성의 확보를 통한 문화의 자연스런 통합과 흐름으로 모두가 바람직한 미래의 모습이 되어 새로 태어나는데 기여하기를 바라는 마음에서다. 그래서 다른 나라에 도움을 줄 수 있는 나라가 되기를 아니 우리 나라가 있어서 다른 나라가 안심할 수 있는 나라가 되기를 바라는 마음에서인 것이다. 더불어 희망한다면 이 새로운 감성문자를 갖고서 다른 나라 역시 도움 받기를 바라는 마음이다.

2. 느낌한글과 감성분별

1) 감성분별

(1) 남성성과 여성성

① 남성성

형태는 말이 필요치 않을 것이다. 내용은 다음과 같다. 성의 감수성으로 남성성은 음성적이고 정적이다. 자연에 비유하면 어둠의 특성과 구심적이며, 기후로는 추운 한대와 냉대의 특성을, 하루로는 저녁과 밤의 특성을 갖는다.

인류의 문명과 역사 생활에 비유하면 후진 문명과 고난의 역사, 어려운 생활 등의 특성을 갖는다. 따라서 성의 감수성을 기준으로 하강·수축·저장·수렴·연결하고 회귀성 및 구심적인 중심지향적 특성을 갖는다. 수직적이고 내장에 강하며 무거움, 중후함, 엄격함, 간섭성, 폐쇄성, 계급성, 진지함, 배려 등도 남성성의 특징이다. 또한 일을 할 때는 조직의 위계질서를 바탕으로 조심스럽고 지구력이 있으며 간접적이고 신중하여 반복하고 과거와 미래 목표 등의 대상을 우선한다. 사고를 통한 논리와 분석에 강하고 부분적이고 구체적이며 내편 중심의 이원적인 절대적 사고를 한다.

② 여성성

형태는 말이 필요치 않을 것이다. 내용은 다음과 같다. 성의 감수성으로 여성성은 양성적이고 동적이다. 자연에 비유하면 빛의 특성과 원심적이며, 기후로는 열대와 아열대의 특성을, 계절로는 봄과 여름의 특성을, 하루로는 새벽과 낮의 특성을 갖는다. 인류의 문명과 역사 생활에 비유하면 선진문명과 번영의 역사, 윤택한 생활 등의 특성을 갖는다. 따라서 성의 감수성을 기준으로 상승·확산·배출·폭발·발산·단절하고 분리 및 원심적인 주변 지향적 특성을 갖는다. 수평적이고 표현에 강하며 가벼움·경쾌함·화려함·방임성·개방성·평등성·행복의 추구도 여성성의 특징이다. 또한 개인의 자유를 바탕으로 씩씩하고 순발력이 있으며, 직접적이며 결단성이 있고 반복을 싫어하고 현실과 상황 역할 등을 우선하며 감성을 통한 유머와 관찰에 강하고 전체적이고 포괄적이며 나 중심의 일원적인 상대적 사고를 한다.

남성성을 양적으로 여성성을 음적으로 보는 것이 통념이다. 그러나 이즈음의 남성학과 여성학의 내용은 이를 뒤집고 있다. 특히 인도 철학은 오래 전 본래부터 남성성이 음적이고 여성성이 양적으로 규정한다. 우주의 본체인 푸루샤는 정적이고 아봐타, 즉 화신의 형태로 나타나면 '시바'라는 남성신으로 나타난다. 그 본체의 나타남인 프라그리티는 동적이고 아봐타, 즉 화신의 형태로 나타나면 '샥티'라는 여성신으로 나타난다. 즉 남성은 음적이고 여성은 양적인 것이다. 인체의 구조도 여성 호르몬을 생산하는 난소는 위에 붙어 있는데 남성 호르몬을 생산하는 고환은 아래로 쳐져 있다. 그리고 가장 양적인 행위인 말에서 남자는 여자를 이기지 못한다. 이것도 여성이 양적이라는 증거이다. 다만 역사가 남성중심으로 흘러오다 보니 성감수성이 왜곡된 부분이 있다고 보여진다.

(2) 체질 분별법

오행체질과 사상체질의 통합 : 오행체질과 사상체질은 동양 의학의 전통에 의해 오장육부의 음양 허실론을 기준으로 이론을 전개하고 있다. 문제는 두 이론이 음양 허실론에 의해 정립되었지만 연결되지 않고 장부의 음양 등에서 서로 상충되는 부분이 있다는 점이다. 가벼운 부분은 아니다.

사람은 때로는 지성으로 때로는 감성으로 세상을 인식한다. 조심스럽지만 두 체질 분별법은 그것에 대한 구분을 하지 않은 것 같다. 이는 사람이 세상을 인식하는 방식을 고려하지 않은 것으로 생각된다. 따라서 사상체질을 힘(지성)으로, 오행체질을 느낌(감성)으로 분류하여 두 감성을 상호 보완했다. 즉 사상체질의 장부 음양은 크기의 기준인 '대소'인 지금 그대로를, 오행체질의 장부 음양은 양의 기준인 '다소'를 적용시켰음을 밝혀둔다 ― 이 분류의 근거는 다음과 같다. 하나는 대칭적 기준이고 하나는 순환적 기준이다. 이것은 무엇을 뜻하는가 하면 대칭적 기준은 서양적 기준으로 다른 말로 직선적 기준이고 수직적 인식 방식이며 이를 보는 방식은 이성, 즉 구조적이다. 그래서 대소이다. 순환적 기준은 동양적 기준으로 이는 수평적 인식 방식을 뜻하고 이를 보는 방식은 감성, 즉 질적이다. 그래서 다소이다.

① 사상체질 분별법

특징 : 몸통의 형상을 기준으로 한 힘(지성) 중심의 분별법이다.

⟪⟪ 사상의 원리

우주와 세상을 보는 것을 넷으로 나눠 활용하는 방법이다. 다만 사상체질은 역학의 사상과는 다르게 사람의 구분을 장부의 대소에 따라 큰 양(태양), 작은 양(소양), 큰 음(태음), 작은 음(소음)으로 나눠 그것을 인체에 적용했다. 이에 따라 성격, 즉 감성과 육체의 건강에 대한 특징이 각기 다르게 나타난다. 따라서 인간의 모든 행동을 하나의 가치기준을 적용시키는 것에 대한 의문과 또는 같은 증상일지라도 대처에는 다른 방법을 적용시켜야 한다는 것으로 다원화 시대인 현대에 꼭 필요한 사상이며 원리라고 하겠다. 말하자면 몸과 나아가서 세상을 음양을 기준으로 넷으로 나눠 적용한 대칭적 분별법이다.

⟪⟪ 사상체질의 파동에 의한 기하학적 구분

- 태양 : 두부
- 소양 : 흉부
- 태음 : 허리 · 복부
- 소음 : 둔부

⟪⟪ 사상체질에 의한 구분

오장육부의 대소 · 계절 · 음식
- 태양 : 폐 대 간 소, 봄 , 냉식
- 소양 : 비 대 신 소, 여름, 생식
- 태음 : 간 대 폐 소, 가을, 온식
- 소음 : 신 대 비 소, 겨울, 건식

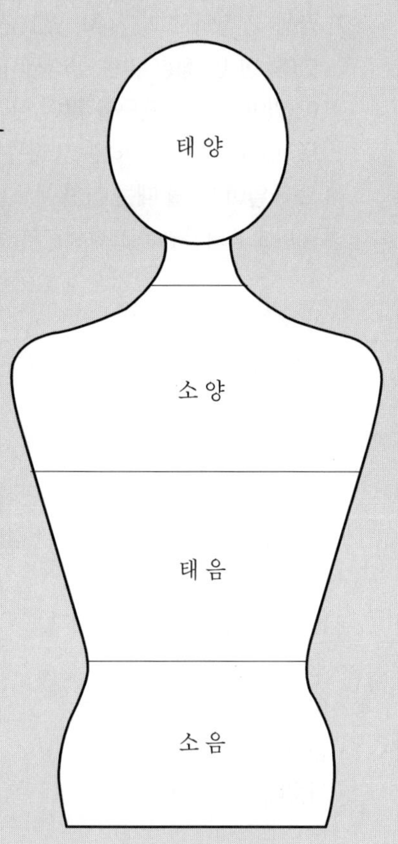

태 양 인

1. **선** 상승 방향, 몸의 기운이 표면에 있어 직선적이다.
2. **면** 역사다리를 세워 놓음. 예각 역삼각형(직사각형의 느낌을 주는)의 모습

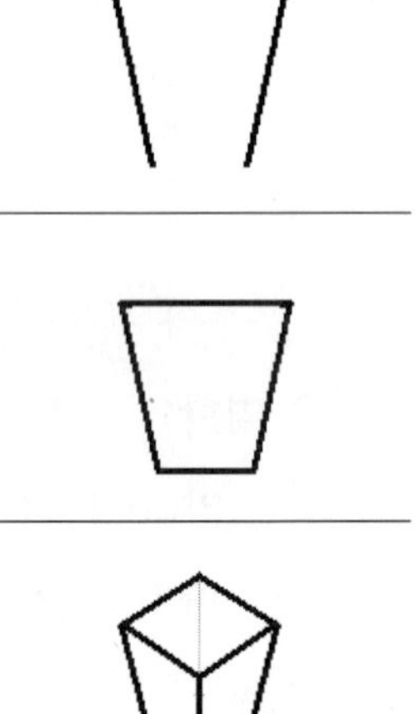

3. **형태**
   - 역사다리를 세워 놓은 형태. 소양인보다는 전후로 두꺼운 예각 역삼각체(사각체).
   - 몸통보다 머리가 큰 형상이다.
   - 튀는 기운이 강한 형상이다.
   - 몸통의 상부가 소양인보다는 앞뒤로 발달한 형상이다.
4. **오장육부의 비율** 폐장이 크고 간장이 작은 체질이다.
5. **음식** 차갑고 서늘한 음식을 좋아하거나 우선 필요로 한다.
6. **자연과의 대비**
   - 인간의 성장 단계에서 어린이에 해당되어 상승, 즉 크는
   기운이 강한 형상이다.
   - 땅속에서 겨울을 보낸 씨앗이 봄을 맞아 순으로 나오는 형상이다.
7. **감성** 건장하고 과단성이 있고 진취적이며 추진력이 강하고 당당한 태도와 비범함이 있다. 한 번 정한 일은 물러서지 않으며 추진력과 영웅심과 자존심이 강하며 창의력이 있어 기발한 연구를 많이 한다. 사물을 관찰하는 관찰력과 식견이 뛰어나되 남을 무시하고 제멋대로 하는 안하무인격의 경향과 상황을 방치하는 성향과 급진성이 있으며 일이 안 될 때는 심한 분노를 나타낸다.
   ★ 비교 : 태양인은 오행체질의 목형상과 성질이 몸통에 나타난 모습이다. 단, 오행체질은 판단기준이 얼굴과 감성인 반면 사상체질은 몸통과 지성이다.

〈〈〈 구체적인 분별법

- 목덜미가 발달했다.
- 피부 : 표면의 밀도가 높고 단단하다.
- 목소리 : 낭랑하고 카랑카랑한 강한 목소리이다.
- 눈빛 : 강렬하다.
- 말투 : 명령과 무시하는 투다.
- 손발 : 단단하다.
- 이마 : 튀어나오고 넓다.
- 인중 : 짧다.
- 가운데 대머리가 많다.

소 양 인

1. **선** 사선 좌우 상승 방향, 몸의 기운이 표면에 있어 직선
적이다.

2. **면** 역삼각형, 태양인보다 좌우로 넓은 역삼각형이다.

3. **형태**
   - 역사면체(역삼각꼴)
   - 몸통 중 어깨가 발달한 형상이다.
   - 상체가 젖혀지는 형상이다.
   - 몸통의 상부가 태양인보다는 좌우로 발달한 형상이다.

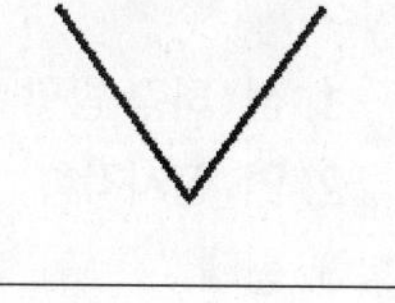
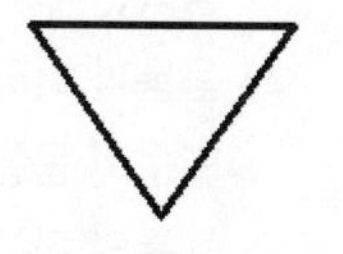
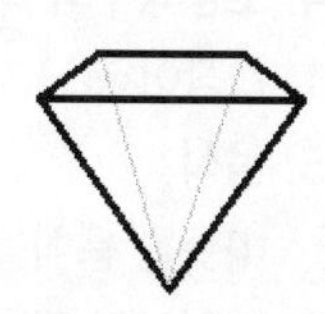

4. **오장육부의 비율**
   비장이 크고 신장이 작은 체질이다.

5. **음식**
   시원한 것과 생식을 좋아하거나 우선 필요로 한다.

6. **자연과의 대비**
   - 인간의 성장 단계에서 청소년에 해당되어 질풍노도로 사방으로 퍼진다.
   - 봄의 순 기운이 여름을 맞아 잎으로 퍼짐을 나타내는 형상이다.

7. **감성** 씩씩하고 용감하고 화려하며 솔직 담백하고 강직하여 마음에 들지 않는 일은
참지 못한다. 감정표현을 솔직하게 하고 그 자리에서 풀어버린다. 이해타산을 따지지
않고 남의 일이나 밖의 일에 희생을 아끼지 않는 봉사정신이 있는 대신 가정이나 자
신의 일은 가벼이 여긴다. 여러 가지 일을 벌여 놓고 마무리를 못 하여 두려워하고 충
동적이고 직선적으로 표현하는 등 감정의 변화가 있다.

   ★ 비교 : 소양인은 사상체질의 화형상과 성질이 몸통에 나타난 모습이다. 단, 오행체
   질은 판단기준이 얼굴과 감성인 반면 사상체질은 몸통과 지성이다.

⟨⟨⟨ 구체적인 분별법

- 가슴과 어깨가 발달했다.
- 피부 : 단단하되 하얗다.
- 목소리 : 낭랑하되 가늘다.
- 눈빛 : 맑고 날카로워 보인다.
- 말투 : 반말과 농담투다.
- 손발 : 손발이 작고 단단하다.
- 이마 : 넓다.
- 입술 : 얇다.
- 눈썹 : 일자형 눈썹이 많다.

태 음 인

1. **선** 하강 방향, 몸의 기운이 내부에 있어 곡선적이다.

2. **면** 정사각형

3. **형태**
   - 정육면체의 느낌
   - 몸통과 머리 모두가 크다
   - 기운이 몸통(허리, 배)에 무겁게 집중된 형상이다.
   - 몸통의 하부가 소음인보다는 전후로 발달한 형상이다.

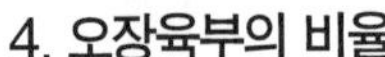
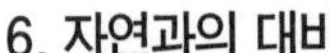
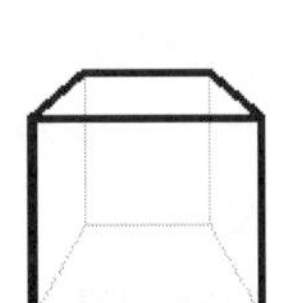

4. **오장육부의 비율**

   간장이 크고 폐장이 작은 체질이다.

5. **음식**

   따뜻한 음식을 좋아하거나 우선 필요로 한다.

6. **자연과의 대비**
   - 인간의 성장 단계에서 중 · 장년에 해당되어 무겁게 하강 수축, 저장성이 강하다.
   - 한여름의 꽃기운이 가을을 맞아 열매로 수축함을 나타내는 형상이다.

7. **감성** 과묵하고 중후하며 위엄이 있고 법도가 있으며 한 번 하는 일은 끝까지 하는 지구력이 있다. 상황을 넓고 깊게 생각하고 이해하는 포용력이 있으며 인내심이 강하고 속마음을 쉽게 표현하지 않고 신중하고 믿음직스럽다. 식성이 좋고 대식가가 많다. 겁이 많아 일하기 전에 포기하고 게으른 측면이 있고 보수적이어서 변화를 싫어하고 욕심과 고집이 세며 자신의 것에 애착이 강하다.

   ★ 비교 : 태음인은 오행체질의 금형상과 성질이 몸통에 나타난 모습이다. 단, 오행체질은 판단기준이 얼굴과 감성인 반면 사상체질은 몸통과 지성이다.

⟪⟪ 구체적인 분별법

- 허리와 복부가 발달했다.
- 피부 : 두텁다.
- 목소리 : 남성은 들어가는 목소리, 여성은 굵은 목소리의 성향이다. .
- 눈빛 : 흐린 눈빛이다.
- 말투 : 문어체의 대답형 말투를 쓴다.
- 손발 : 두툼하고 크다.
- 이마 : 좁은 경향이 있다.

소 음 인

1. **선** 사선 좌우 하강 방향, 몸이 곡선적이다.
2. **면** 정삼각형
3. **형태**
   - 정사면체(사각뿔)
   - 어깨보다 둔부와 골반이 발달한 형상이다.
   - 허리가 굽어진 형상이다.
   - 몸통의 하부가 태음인보다는 좌우로 발달된 형상이다.

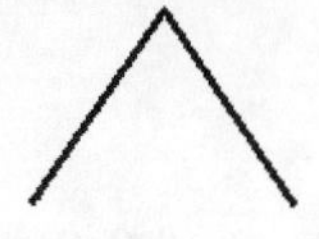
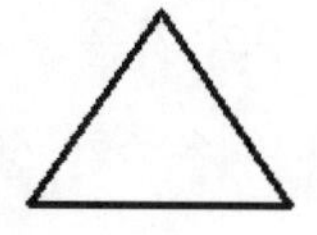
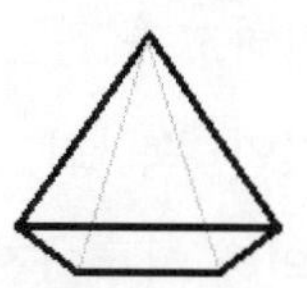

4. **오장육부의 비율**
   신장이 크고 비장이 작은 체질이다.
5. **음식**
   마른 음식을 좋아하거나 우선 필요로 한다.
6. **자연과의 대비**
   - 인간의 성장 단계에서 노년기에 해당되어 앞으로 굽어지는 특성이 있다.
   - 가을의 열매기운 및 지상의 기운이 겨울을 맞아 땅속으로 스며듦을 나타내는 형상이다.
7. **감성** 정확하고 일을 세밀하게 분별하고 개인적 부분에서 사교성이 있고 겉은 유연하되 속은 강하다. 다정다감하고 작은 일에도 정성을 다하며 가정적이다. 현실보다는 이상을 우선으로 하고 기억력과 분석력이 뛰어나다. 편안한 것을 좋아하는 대신 적극성과 추진력이 떨어지며 예민하고 매사를 정확히 하려다보니 마음이 불안하다. 상대에게 원하는 것은 많으면서 관용이 부족해 부딪치기도 하며 누군가 자신의 세계로 들어오는 것을 경계한다.

   ★ 비교 : 소음인은 오행체질의 수형상과 성질이 몸통에 나타난 모습이다. 단, 오행체질은 판단기준이 얼굴과 감성인 반면 사상체질은 몸통과 지성이다.

〈〈〈 구체적인 분별법

- 골반과 둔부가 발달했다.
- 피부 : 연하고 부드럽다.
- 목소리 : 남성은 굵은 목소리, 여성은 보통의 목소리 성향이다. .
- 눈빛 : 수렴하는 눈빛이다.
- 말투 : 정중한 존대어를 쓴다.
- 손발 : 손발가락이 벌어졌다.
- 이마 : 보통은 이마가 좁은 경향이 있다.

② 오행체질 분별법

특징 : 얼굴의 형상을 기준으로 한 느낌(감성) 중심의 분별법이다

《《《 오행의 원리

우주의 기운을 다섯으로 나눠 세상과 우주를 해석하고 활용하는 방법이다. 내용은 우주가 상생과 상극의 원리에 의해 움직이고 순환함을 설명한 것이다. 그리고 이것을 인체에 적용시킨 것이 오행체질 분별법이다. 오행에서 이야기하고자 하는 것은 우주와 인간은 끝없이 순환을 하고 그 순환은 5개의 성질인 '목, 화, 토, 금, 수'와 그 원소들의 상호 관계인 상생과 상극의 원리에 의해 이루어진다는 것이다.

오행의 성질은 다음과 같다.
목은 우주의 기운 중 부드러운 기운을 말한다.
화는 우주의 기운 중 확산하는 기운을 말한다.
토는 우주의 기운 중 고정하는 기운을 말한다.
금은 우주의 기운 중 긴장하는 기운을 말한다.
수는 우주의 기운 중 연한 기운을 말한다.

《《《 상생의 원리

상생이란 서로 도와준다는 뜻이다. 대신 순서에 의해 도와줌을 뜻한다.

목은 화를 도와주고, 화는 토를 도와주고, 토는 금을 도와주고, 금은 수를 도와주고, 수는 다시 목을 도와준다는 것이다. 결국 돌고 돌아 그 도움을 자

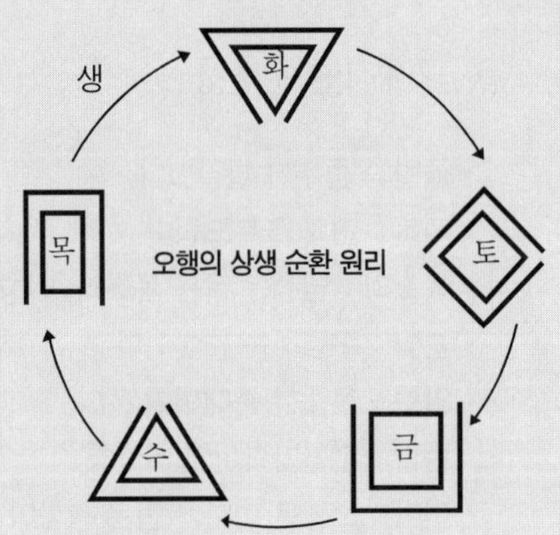

기가 받게 되어 도와주면 도움을 받는다는 '도움의 순환'을 원리적으로 설명했다고 볼 수 있다. 이는 하나의 원소가 기운이 다하면 다음의 원소로 기운이 이동하는 것인데 이것이 자기희생에 의한 도움이며 고려할 점은 이는 우주가 살아 있어 생사가 있는 것이라 언제나 변화하므로 음양이 있기 마련이라서 그와 같음이 언제나 긍적적인 것만이 아닌 우주구성의 일부인 것이다.

〈〈〈 상극의 원리

상극이란 서로 견제한다는 뜻이다. 대신 순서에 의해 견제함을 뜻한다. 목은 토를 견제하고 토는 수를 견제하며, 수는 화를 견제하고 화는 금을 견제하며, 금은 목을 견제하여 이는 결국 돌고 돌아 그 견제를 자기가 받게 되어 견제하면 견제를 받는다는 '견제의 순환'을 원리적으로 설명했다고 볼 수 있다. 상극의 원리는 하나의 원소가 기운이 넘치면 다음의 원소로 기운이 이동하는 것이 아니고 그 다음 원소로 가게 되는데 이것이 견제이며 고려할 점은 이는 우주가 살아 있어 평탄한 것이 아니고 움직이므로 음양이 있기 마련이라서 언제나 부정적인 것이 아닌 우주구성의 일부인 것이다.

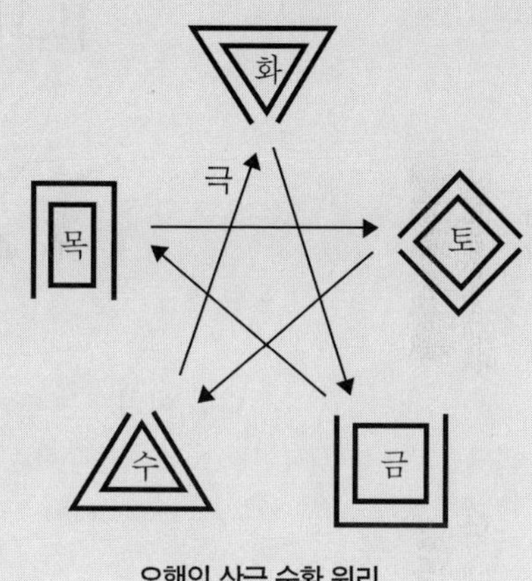

오행의 상극 순환 원리

* 상생 · 상극의 조화와 균형의 원리

오행이 궁극적으로 얘기하고자 하는 것은 우주는 상생만으로도 상극만으로도 존재하지 않고 상생과 상극의 조화에 의해 움직인다는 것이다. 이것이 상생과 상극의 조화인 오행의 순환, 즉 오행(움직이는 다섯)이다. 결국 우주는 도움과 견제에 의해 존재하며 그것을 인간의 오장육부에 적용시키고 인간

집단에 적용시켜 해석한 것이 오행체질 분별법이다. 이는 동양의 생활철학 원리인 오행을 의학에 적용시킨 고대의 의서 『황제내경』에 의해 언급되고 발전되어 온 것을 더욱 발전시킨 원리이다

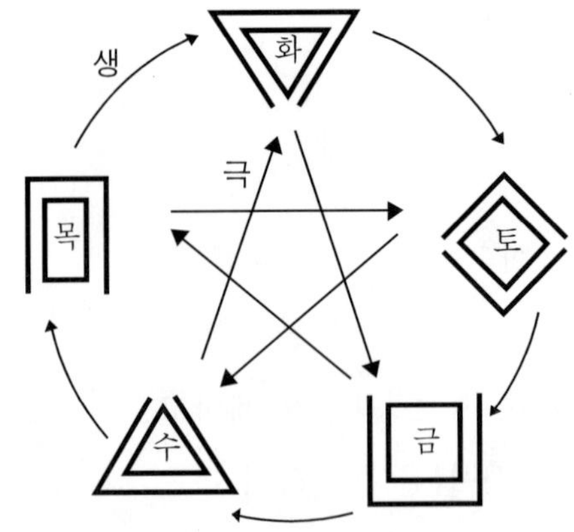

오행의 상생 상극 순환 원리

* 다만 여기서는 오행을 음양으로 분류하여 적용시켰음을 밝혀둔다.

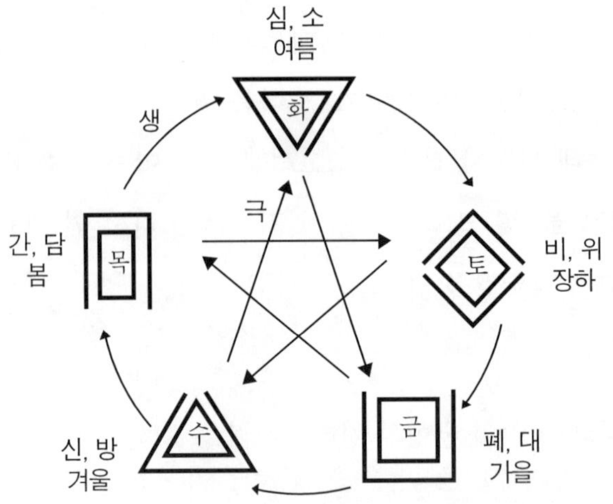

오행의 종합 순환

다음은 오행체질 분별법이다.

목형(부드러움)

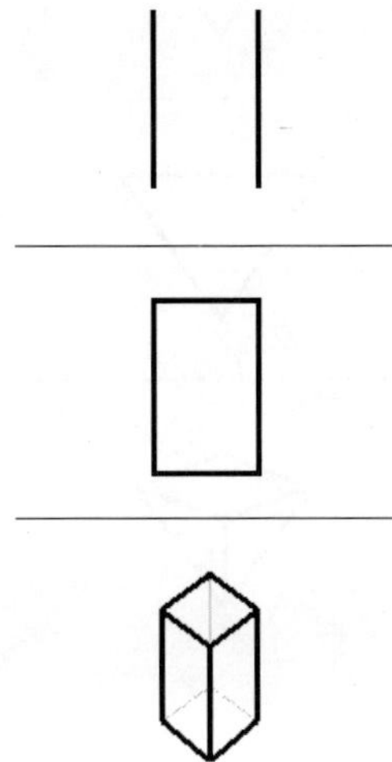

1. **선** : 상승 직선으로 길다.
2. **면** : 직사각형의 세운 모습
3. **형태**
   - 직육면체의 세운 모습
   - 얼굴이 앞으로 나온 형상
4. **오장육부 기운의 비율**

   간담이 다(多)하고 비위가 소(少)하다.
5. **음식** 목의 감성을 담은 음식은 계절로는 봄의 음식을, 맛으로는 신맛의 음식이다.
6. **자연과의 대비**
   - 땅속에서 겨울을 보낸 씨앗이 봄을 맞아 순으로 나오는 형상이다.
   - 인간의 성장 단계에서 어린이에 해당되어 상승, 즉 크는 기운이 강한 형상이다.
7. **감성** 새싹과 유아·어린이의 특성이 강하여 새싹이나 아이처럼 겁이 없다. 어린이처럼 부드럽고 생기발랄하고 천진난만하다. 희망적인 말, 희망적인 분위기, 인자함과 온화함은 목형의 특성이다. 음식은 본인에게 많은 목의 감성이 아닌 부족한 토의 감성이 많이 담긴 단 음식을 좋아하거나 필요로 한다.
   - ★ 비교 : 목형은 사상체질의 태양 형상이 얼굴에 나타난 모습이다. 단, 사상체질은 판단기준이 몸통과 지성인 반면 오행체질은 얼굴과 감성이다.

화형(확산)

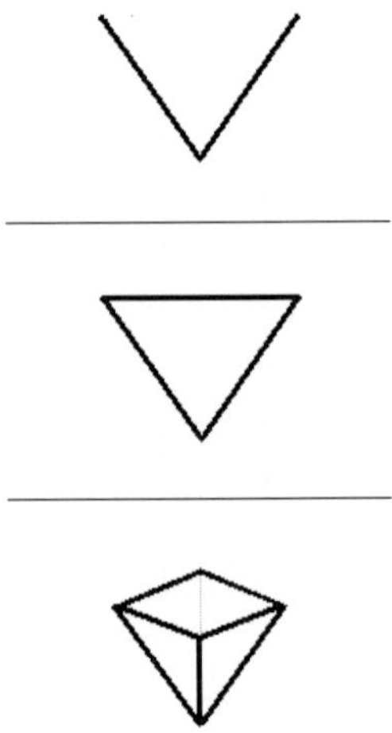

1. **선** 퍼지는 상승. 직선이다.
2. **면** 역삼각형의 세운 모습
3. **형태**
   - 역사면체의 모습
   - 얼굴이 앞으로 튀어나온 형상
4. **오장육부 기운의 비율**
   - 심장 · 소장의 기운이 다(多)하고, 폐 · 대장의 기운이 소(少)하다.
5. **음식**
   - 화의 감성을 담은 음식은 계절로는 여름의 음식을, 맛으로는 쓴맛의 음식이다.
6. **자연과의 대비**
   - 봄의 순 기운이 여름을 맞아 잎으로 퍼짐을 나타내는 형상이다.
   - 인간의 성장 단계에서 청소년에 해당되어 질풍노도로 사방으로 퍼지는 형상이다.
7. **감성** 무성한 잎과 청소년의 특성이 강하여 폭발하고 확산하는 특성이 있다. 청소년의 특성인 진취성과 표현의 우선 및 구속의 거부, 심장 기운이 많은 특성인 육감이 뛰어나고 열정적이며 명랑하다. 여성적 특성인 흥겨움과 화려함도 화형이 가진 특성이다. 스스로를 돌보지 않음은 소양인의 특성과 같다. 음식은 본인에게 많은 화의 감성이 아닌 부족한 금의 감성이 많이 담긴 매운 음식을 좋아하거나 필요로 한다.

   ★ 비교 : 사상체질의 소양 형상이 얼굴에 나타난 모습이다. 단, 사상체질은 판단기준이 몸통과 지성인 반면 오행체질은 얼굴과 감성이다.

토형(고정)

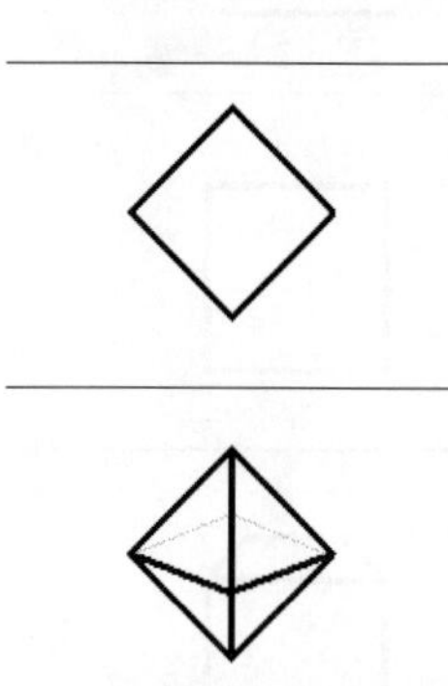

1. **선** : 광대뼈 중간수평이 넓다.
2. **면** : 마름모
3. **형태**
   - 마름모꼴
   - 얼굴이 앞으로 튀어나온 형상
4. **오장육부 기운의 비율**
   비위의 기운이 다(多)하고 신장의 기운이 소(少)하다.
5. **음식**
   화의 감성을 담은 음식은 계절로는 한여름의 음식을, 맛으로는 단맛의 음식이다.
6. **자연과의 대비**
   - 여름의 잎 기운이 한여름을 맞아 꽃으로 모아짐을 나타내는 형상이다.
   - 인간의 성장 단계에서 결혼기에 해당되어 기운이 모아져 균형을 이루는 형상이다.
7. **감성** 꽃과 결혼의 특성이 강하여 머무름과 결합 · 고정하는 특성이 있다. 꽃의 특징인 얌전함, 결혼의 특성인 결합과 화합은 신용과 믿음을 전제한 철저함이다. 그 특성이 토형에게 있다. 음양을 동시에 내포해 일관성과 타산적인 양면 및 굳이 새롭고 복잡한 일을 원하지 않는다. 음식은 본인에게 많은 토의 감성이 아닌 부족한 수의 감성이 많이 담긴 짠 음식을 좋아하거나 필요로 한다.

금형(긴장)

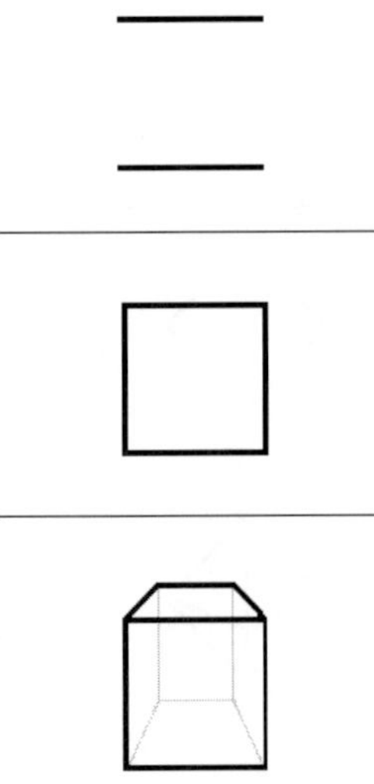

1. **선** 하강 수직으로 이마와 턱선이 평행인 느낌이다.
2. **면** 정사각형
3. **형태**
   - 정육면체
   - 얼굴의 납작한 면이 앞면인 형상
4. **오장육부 기운의 비율**

   폐 · 대장의 비율은 다(多)하고 간담의 비율은 소(少)하다.
5. **음식**

   금의 감성을 담은 음식으로 계절로는 가을의 음식을, 맛으로는 매운 음식이다.
6. **자연과의 대비**
   - 한여름의 꽃기운이 가을을 맞아 열매로 수축함을 나타내는 형상이다.
   - 인간의 성장 단계에서 중 · 장년에 해당되어 무겁게 하강 수축, 저장성이 강하다.
7. **감성** 열매와 중 · 장년의 특성이 강하여 결실하고 정리하는 특성이 있다. 열매의 특징인 마무리와 흡입력과 중 · 장년의 특성인 구조적 상황의 역할인 중심력과 포용력, 지도력, 의리가 있다. 낙엽은 자신을 지키기 위해 자신을 버리는 작업이다. 이는 가을과 태음인 기운의 특성으로 자신과 타인을 괴롭히기도 한다. 음식은 본인에게 많은 금의 감성이 아닌 목의 감성이 많이 담긴 신 음식을 좋아하거나 필요로 한다.

   ★ 비교 : 사상체질의 태음 형상과 성질이 얼굴에 나타난 모습이다. 단, 사상체질은 판단기준이 몸통과 지성인 반면 오행체질은 얼굴과 감성이다.

수형(연함)

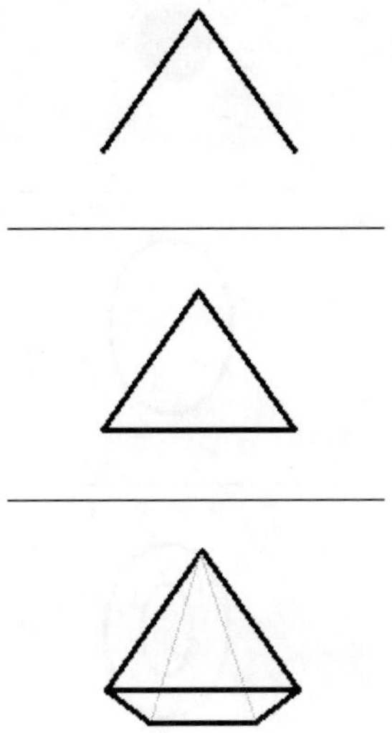

1. **선** 하강 수렴
2. **면** 정삼각형
3. **형태**
   - 정사면체
   - 얼굴의 납작한 면이 앞면인 형상
4. **오장육부 기운의 비율**
   신장과 방광의 기운은 다(多)하고 심장과 소장의 기운은 소(少)하다.
5. **음식** 수의 감성을 담은 음식으로는 계절로는 가을의 음식, 맛으로는 짠 음식이다.
6. **자연과의 대비**
   - 가을의 열매기운 및 지상의 기운이 겨울을 맞아 땅속으로 스며듦을 나타내는 형상이다.
   - 인간의 성장 단계에서 노년기에 해당되어 앞으로 굽어지는 특성이 있다.
7. **감성** 뿌리와 노인의 특성이 강하여 수렴하고 저장하는 특징이 있다. 뿌리와 겨울의 특성인 인내와 낮은 파동 내장과 지구력이 있다. 노인의 특성인 지혜는 봄을 대비한 수학·과학의 논리적 사고와 개발능력으로 나타나고, 소음인의 특성인 생식능력이 좋은 것도 수형의 특징이다. 음식은 본인에게 많은 수의 감성이 아닌 화의 감성이 많이 담긴 쓴맛의 음식을 좋아하거나 필요로 한다.

   ★ 비교 : 사상체질의 소음 형상과 성질이 얼굴에 나타난 모습이다. 단, 사상체질은 판단기준이 몸통과 지성인 반면 오행체질은 얼굴과 감성이다.

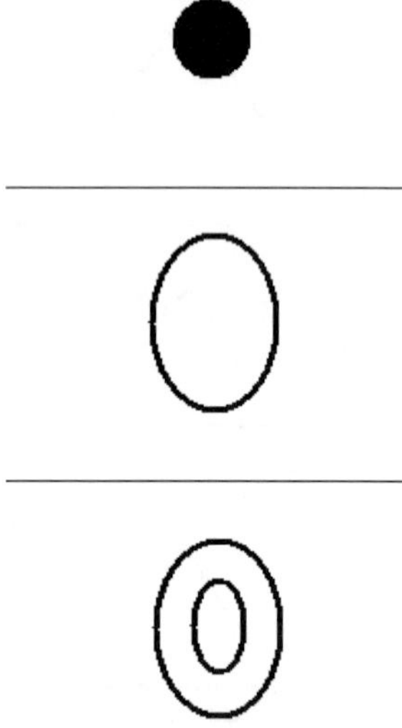

1. **선** : 조화로운 얼굴로 자연스런 선의 느낌이다.

2. **면** : 타원이다.

3. **형태** : 달걀의 형상이다.

4. **오장육부 기운의 비율**

오장육부의 기운이 고루 들어 있다.

5. **음식**

모든 음식을 알맞게 골고루 섭취하면 된다.

6. **자연과의 대비**

균형과 조화를 이뤄 스스로 독립적인 우주의 별과 같은 특성이다.

7. **감성** 오행체질 구분을 기준으로 오장육부의 전 감성이 골고루 들어 있고 균형과 조화를 이룬다. 들고 남, 학습과 생활 등에서 모나지 않게 행하고 사고하는 특성을 갖고 있다.

★ 비교 : 사상체질에는 음양 표준인이 없어 비교가 어렵다.

2) 느낌한글

(1) 원리와 해석

훈민정음 해례본의 목적 및 창제원리를 기준으로 했다. 형상상징은 다음을 기준으로 했다.

우주 대자연의 원리인 탄생과 유지와 소멸의 원리 및 본질의 원리를 훈민정음의 천지인, 즉 〔·〕, 〔_〕, 〔ㅣ〕로 상징화했다. 자연의 물리적 현상, 즉 음양을 상승과 하강·상승순환과 하강순환으로 나누어 상징화했다. 인간의 감성 상징을 성감수성, 몸통감수성, 얼굴감수성으로 나누어 상징화했다.

느낌한글의 해석도 같은 원리로 했다. 인간감성 상징을 우주의 원리인 탄생, 유지, 소멸의 원리와 물질 현상인 상승과 하강, 상승순환과 하강순환과 그들 상호간의 관계를 음양과 본질 전체성을 기준으로 해석했다.

느낌한글의 활용제자는 다음과 같이 했다. 느낌한글 중 인간 감성상징의 통합을 통해 느낌한글을 제자했다.

느낌한글의 활용은 다음과 같다. 제자된 느낌한글을 통해 자신의 주된 외면적·내면적 감성을 알게 했다. 그것으로 일상생활에서 활용하게 했다. 즉 행동, 말투, 섭생 및 운동을 알게 했을 뿐만 아니라 공유하게 했다. 느낌한글을 통해 변화하는 후천적 자신의 감성을 알게 했다. 더불어 공유와 공감의 가능성을 합리적으로 높게 했다. 느낌한글을 통해 인간의 생태적 감성관계와 후천적 감성관계를 알게 했다. 느낌한글을 통해 인간감성의 완전성과 불완전성, 전체성과 부분성을 알게 했다.

느낌한글의 의의는 다음과 같다. 문자와 숫자를 통해 우주의 원리 및 본질을 탐구하듯이 감성문자로써 그와 같은 일을 시작하게 했다. 즉 친근하고 쉬워 모두가 공유할 수 있고 이 감성문자를 통해 대우주의 감성과 소우주인 인간감성의 연계성, 일체성과 무한성 등의 본질 탐구를 다함께 할 수 있는 기본 바탕을 마련했다.

(2) 느낌한글

방법	원리 이름	음	중	양
해 석	자 연 (하강) (상승)			
	자 연 (순환)			
표 현	인 생			
	남성성 여성성			
	태음 태양			
	소음 소양			
	금 수 토 표준 목 화			

(3) 느낌한글의 변화

기후변화 \ 이 름	기 준	변 화
태 양		
소 양		
태 음		
소 음		
목		
화		
토		
금		
수		
표 준		

(4) 느낌한글의 자연과의 연계성

원리 / 형태	양		음	
	태 양	소 양	태 음	소 음
	木	火	土	金	水
산 세 (반중력)	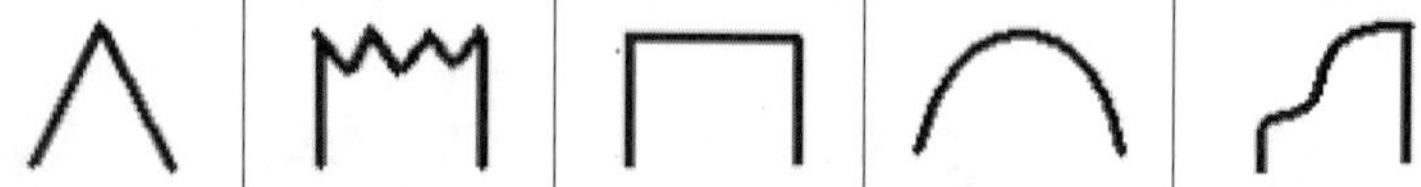				
수 목 (기 후)	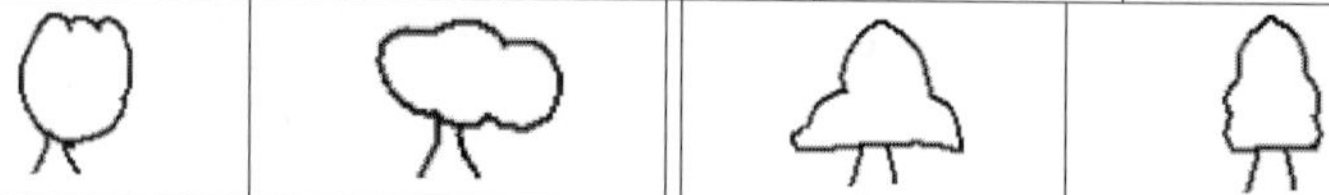				
식 물 (계 절)	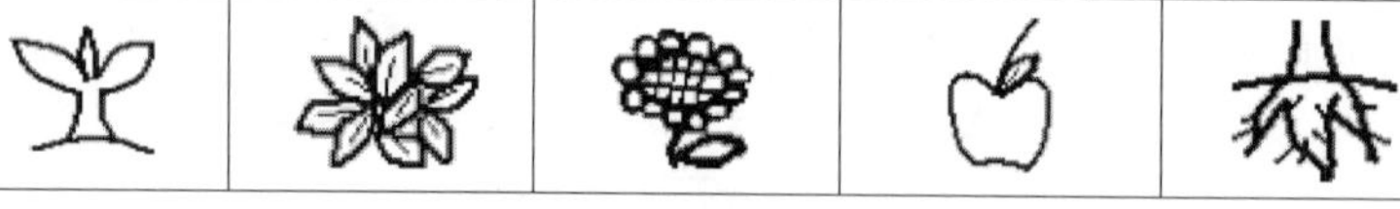				
씨 앗 (본 질)	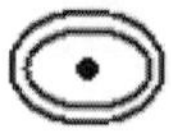				
생 사 (인 간)	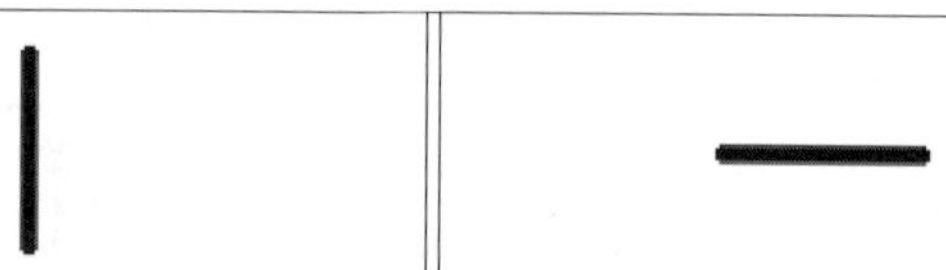				
물 질 (원구심)	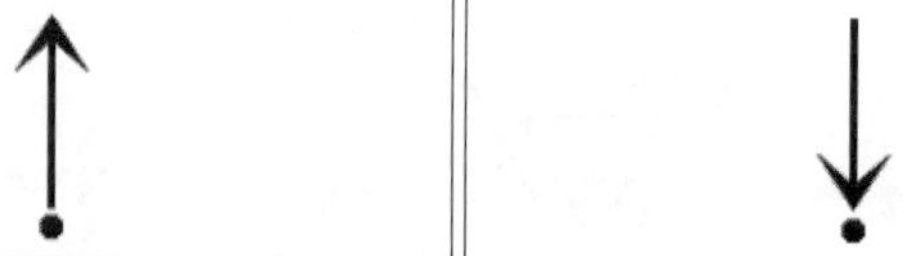				
물 질 (순 환)	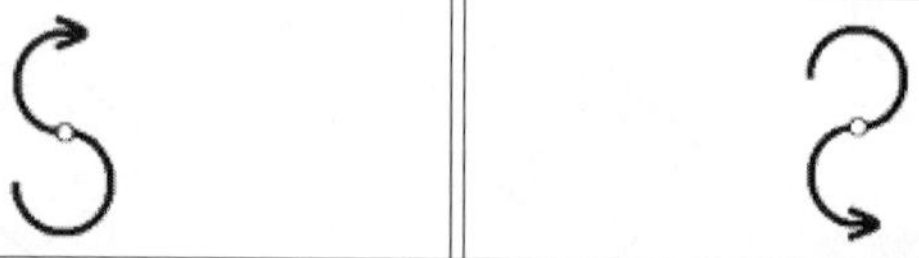				
남 여 (인 간)	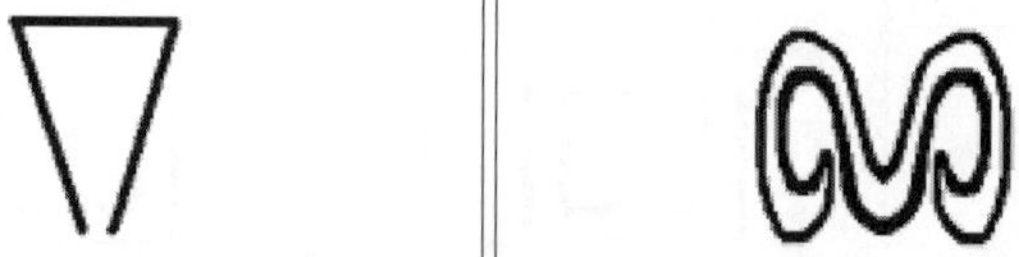				
사 상 (인 간)	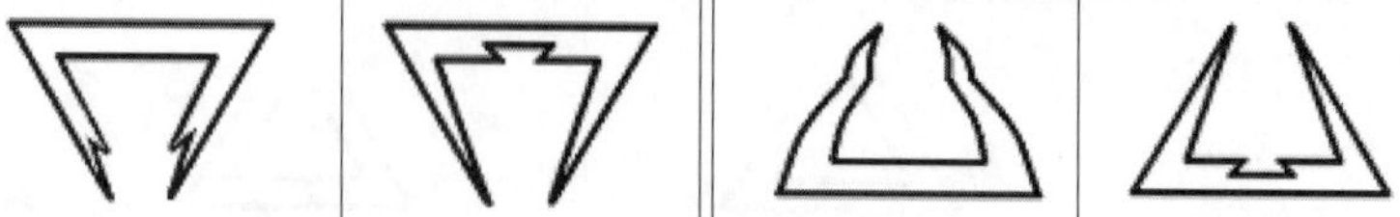				
오 행	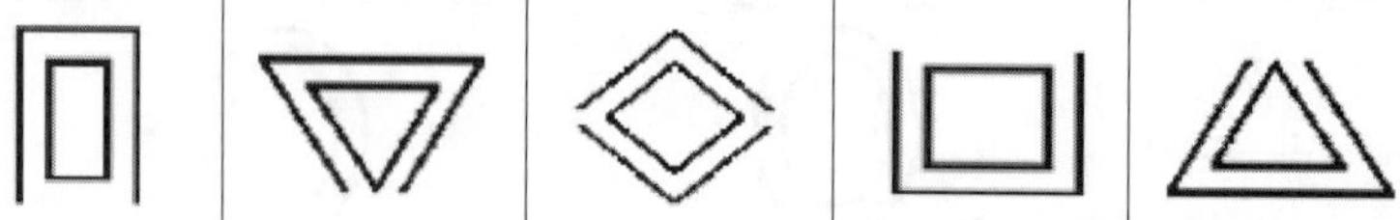				

(5) 자연의 원리에 따른 설명

① 우주의 원리, 즉 인간 인생 원리의 상징

잉 태

●

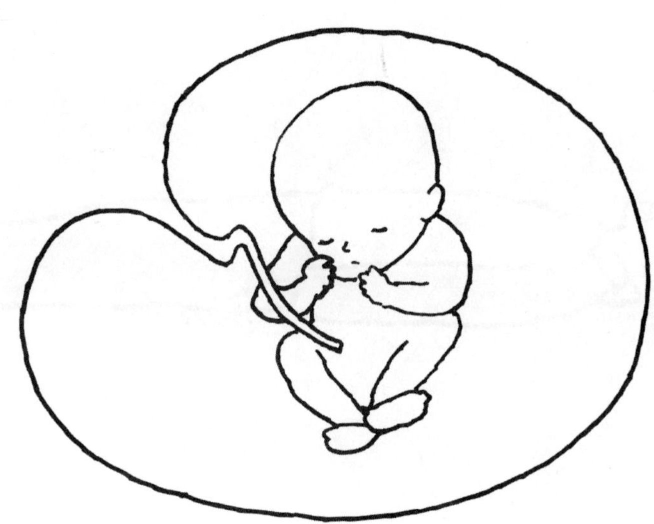

- 훈민정음 해례본에서 하늘, 즉 본질을 상징하는 형상이다.
- 훈민정음 해례본에서 이와 기를 동시에 상징하는 형상이다.
- 인간 상징으로 태아의 모습을 상징하는 형상이다.
- 인간의 일생에 비추어 우주의 창조와 유지와 소멸의 세 가지 속성 중 창조에 속하는 상징이다.
- 시간과 공간의 최소단위를 동시에 상징하는 형상이다.
- 우주와 인간의 모든 속성을 동시에 나타낼 수 있는 형상이다.
- 최초의 소리인 아기의 옹알이소리, 요가에서의 옴소리 침묵 등을 상징하는 형상이다.
- 비슷한 의미로 본다면 숫자에서의 〔0〕, 문자에서의 무보다 기능과 상징 의미의 접근성에서 앞서 있을 뿐 아니라 그것마저도 포용하고 통합하는 상징이다.
- 물리적으로 원심력과 구심력이 조화를 이룬 형상상징이다.
- 표현자이고 동시에 해석자이다.

죽 음

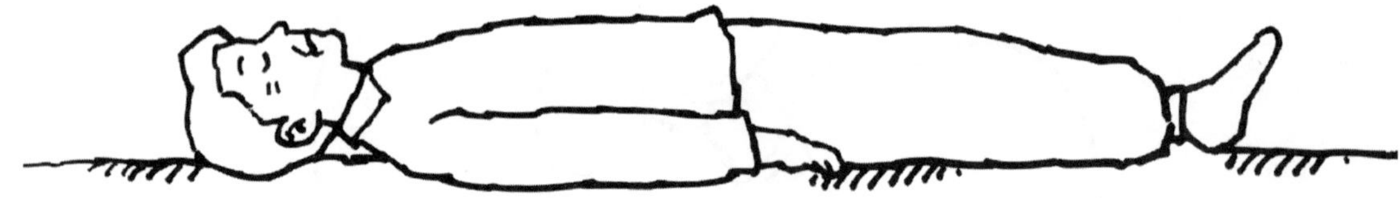

- 훈민정음 해례본에서 땅을 상징하는 형상이다.
- 인간 상징으로 사람의 일생에서 죽음의 모습을 일상에서 누워 잠든 모습을 상징하는 형상이다.
- 인간의 일생에 비추어 우주의 창조와 유지와 소멸의 세 가지 속성 중 소멸, 즉 죽음에 속하는 형상상징이다.
- 소리에서 맺음을 상징하는 형상이다.
- 물리적으로 생명의 특성인 반중력은 사라지고 중력에 순응하는 것만이 존재하는 형상 상징이다.
- 남성을 상징하는 형상이다.

ㅣ

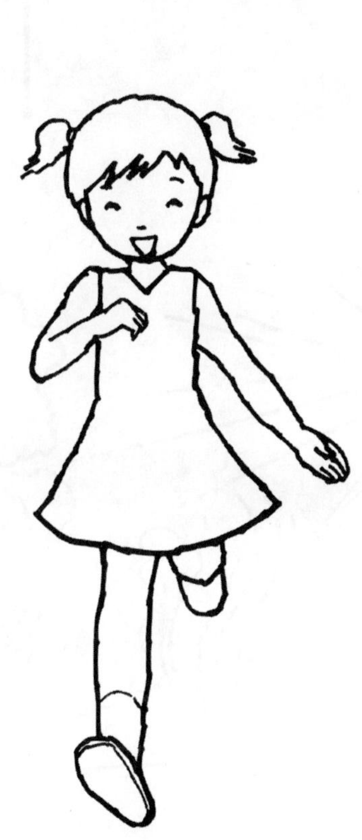

- 훈민정음에서 사람을 상징하는 형상이다.
- 훈민정음의 뜻대로 사람, 즉 생명을 상징하는 형상이다.
- 인간의 일생에 비추어 우주의 창조와 유지, 소멸의 세 가지 속성 중 유지, 즉 삶에 속하는 형상 상징이다.
- 소리에서 분열과 변화를 상징하는 형상이다.
- 물리적으로 생명의 특성인 반중력이 중력보다 앞선 형상의 상징이다.
- 여성을 상징하는 형상 상징이다.

② 물질 현상 상징

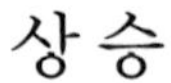

상 승

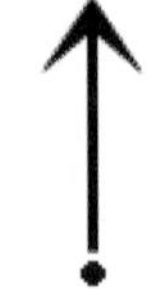

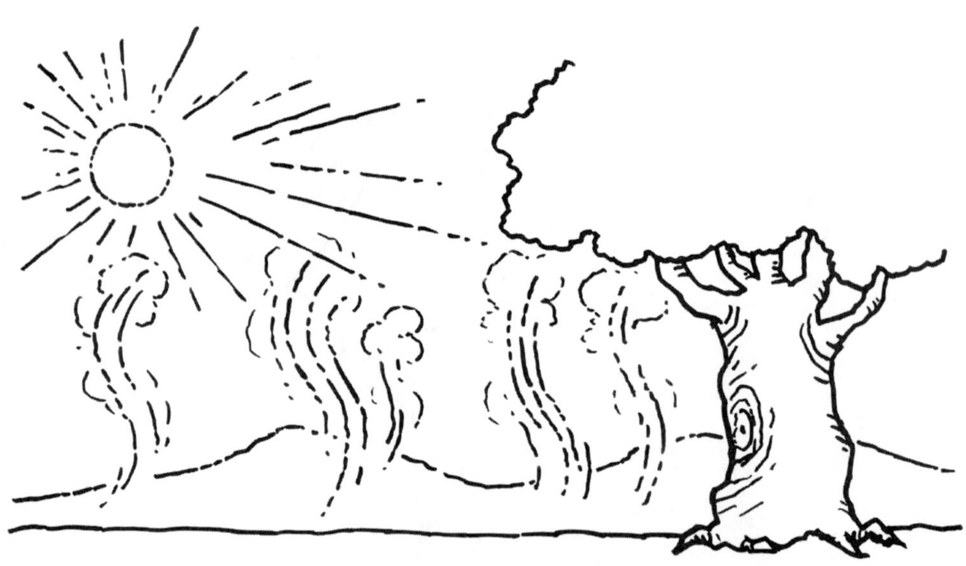

- 상승을 상징한다.
- 원심성을 상징한다.
- 팽창 확장을 상징한다.
- 발산 배출을 상징한다.
- 분산 분열 등을 상징한다.
- 열을 상징한다.
- 반중력을 상징한다.
- 상승이 매개체에 의해 이루어짐을 나타낸다.
- 해석 느낌한글이다.

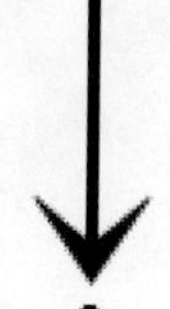

하 강

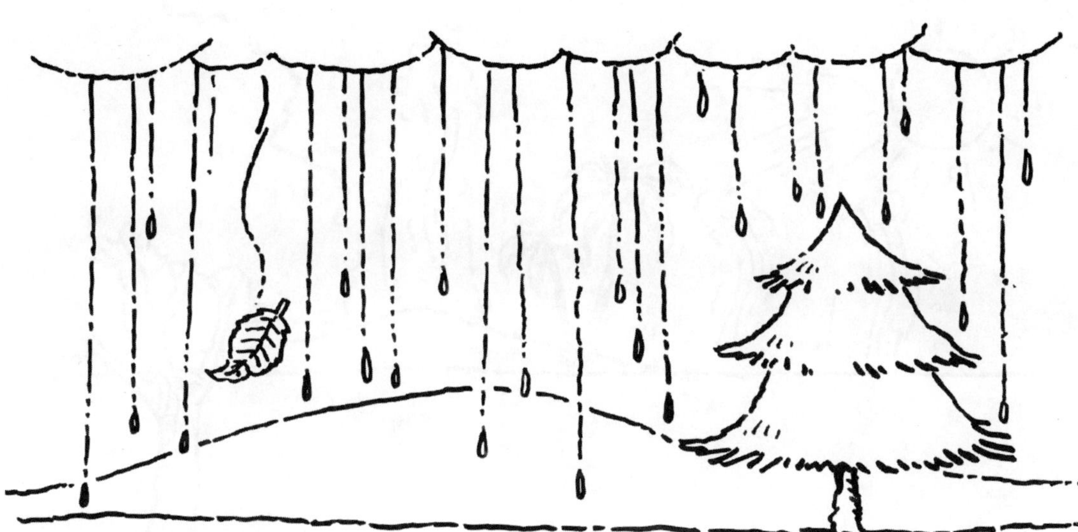

- 하강을 상징한다.
- 구심성을 상징한다.
- 수렴 수축을 상징한다.
- 모음과 집중을 상징한다.
- 차가움을 상징한다.
- 중력을 상징한다.
- 하강이 매개체에 의해 이루어짐을 나타낸다.
- 해석 느낌한글이다.

상승순환

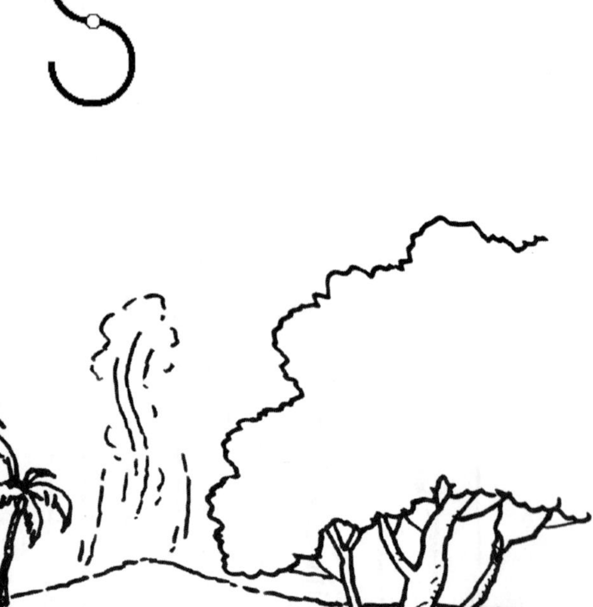

- 순환을 상징한다.
- 순환의 시작이 상승순환임을 상징한다.
- 무궁무진한 우주의 무한대순환의 상승순환을 담당한다.
- 상승순환이 매개체에 의해 이루어짐을 나타낸다.
- 해석 느낌한글이다.

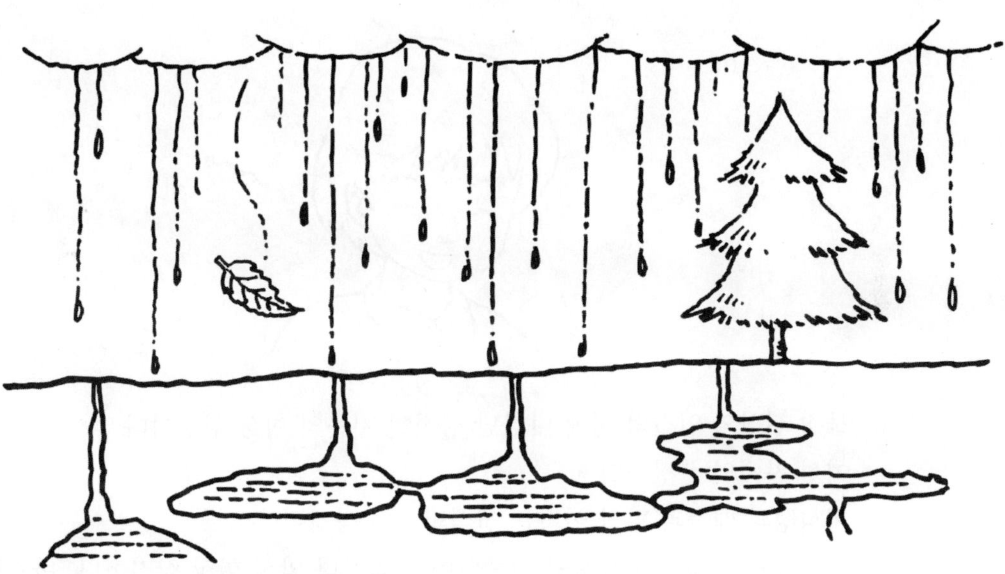

- 순환을 상징한다.
- 순환의 시작이 하강순환임을 상징한다.
- 무궁무진한 우주의 무한대순환의 하강순환을 담당한다.
- 하강순환이 매개체에 의해 이루어짐을 나타낸다.
- 해석 느낌한글이다.

③ 인간 감성 상징

《《《 성감수성

여성성

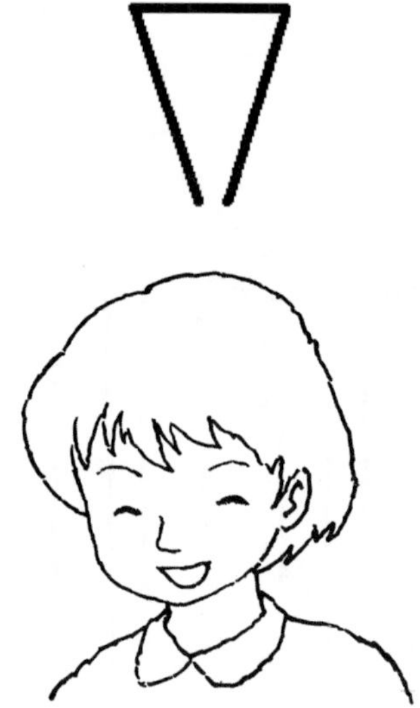

- 물질 현상의 인간의 성에 나타난 양적인 기운의 형상 상징이다.
- 여성 자체의 상징이다.
- 여성성의 배출과 발산 이기는 인식방식의 상징이다.
- 물리적으로 생명의 특성인 반중력이 중력보다 앞선 현상 상징이다. 반중력 파동이 남성성보다 높다. 단, 우주의 원리인 상대성원리와 순환의 법칙에 따라 여성성이 스스로 존재할 수 없고 남성성보다 반중력 파동이 높은 것은 남성성과 상대적 상황으로 공존하기 때문이다.
- 표현 느낌한글이다.
  - 구조나 의미의 기준이 아닌 속성과 기운이 기준이다.
  - 여성성의 인식방식이 기준이다.
  - 여성성으로 분류하는 프라크리티를 동, 즉 양으로 인식하는 인도의 음양해석이 기준이다.
  - 여성의 양성성
    말, 즉 수다를 통한 일상생활 – 기의 상승 때문이다.
    변비에 걸리기 쉬운 생태특성 – 기의 상승 때문이다.
    냉증이 있음 – 기의 상승 때문이다.
    발성의 고음 – 기의 상승 때문이다.
    노출의 특성이 강하다.

남성성

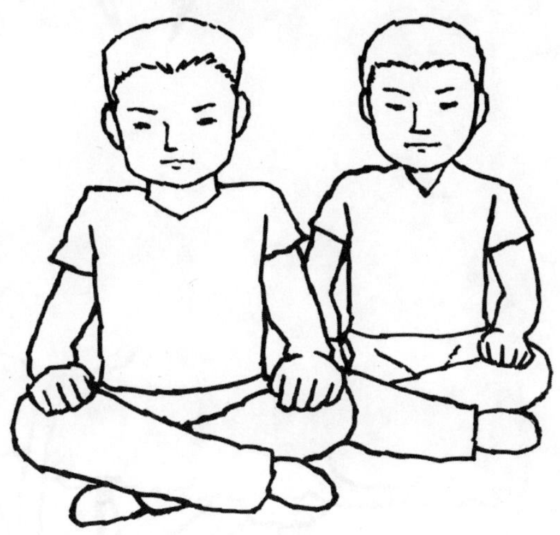

- 물질 현상의 인간의 성에 나타난 음적인 기운의 형상 상징이다.
- 남성 자체의 상징이다.
- 저장과 포용, 양보하는 남성성의 인식방식의 상징이다.
- 물리적으로 생명의 특성인 반중력이 중력보다 앞선 형상 상징이다. 반중력 파동이 여성성보다 낮다. 단, 우주의 원리인 상대성원리와 순환의 법칙에 따라 남성성이 스스로 존재할 수는 없고 여성성보다 반중력 파동이 낮은 것은 여성성과 상대적 상황으로 공존하기 때문이다.
- 표현 느낌한글이다.
  - 구조나 의미의 기준이 아닌 속성과 기운이 기준이다.
  - 남성성의 인식방식이 기준이다.
  - 남성성으로 분류하는 푸류샤를 정, 즉 음으로 인식하는 인도의 음양해석을 따랐다.
  - 남성의 음성성
  드러내는 표현이 서툼 – 기의 하강 때문이다
  침묵이 표현보다 쉬운 생태특성 – 기의 하강 때문이다.
  발성의 저음 – 기의 하강 때문이다.
  숨김의 특성이 강하다.

<<< 음양, 즉 사상의 감수성

태양인

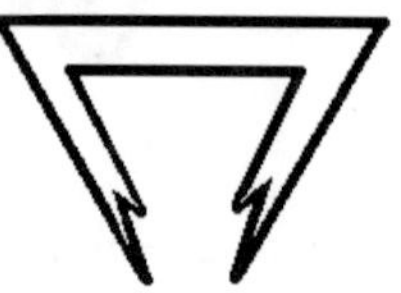

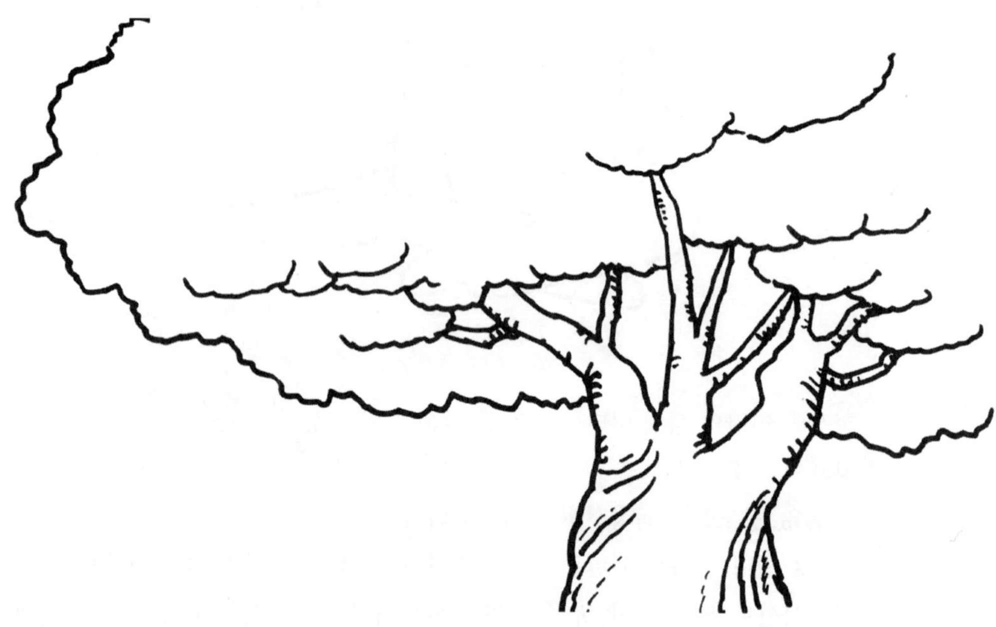

- 물질 현상의 인간에 나타난 양적인 기운의 형상 상징이다.
- 열대의 활엽수림의 형상 상징이다.
- 솟구치고 저돌적인 봄 기운의 형상 상징이다.
- 태양인 또는 태양성의 인식방식과 몸통중심의 형상 상징이다.
- 물리적으로 생명의 특성인 반중력이 중력보다 앞선 형상 상징이다. 반중력 파동이 태음의 파동보다 높다. 단, 우주의 원리인 상대성원리와 순환의 법칙에 따라 태양인이 스스로 존재할 수 없고 태음인보다 반중력 값이 높은 것은 태음인과 상대적 상황으로 공존하기 때문이다.
- 표현 느낌한글이다.

소양인

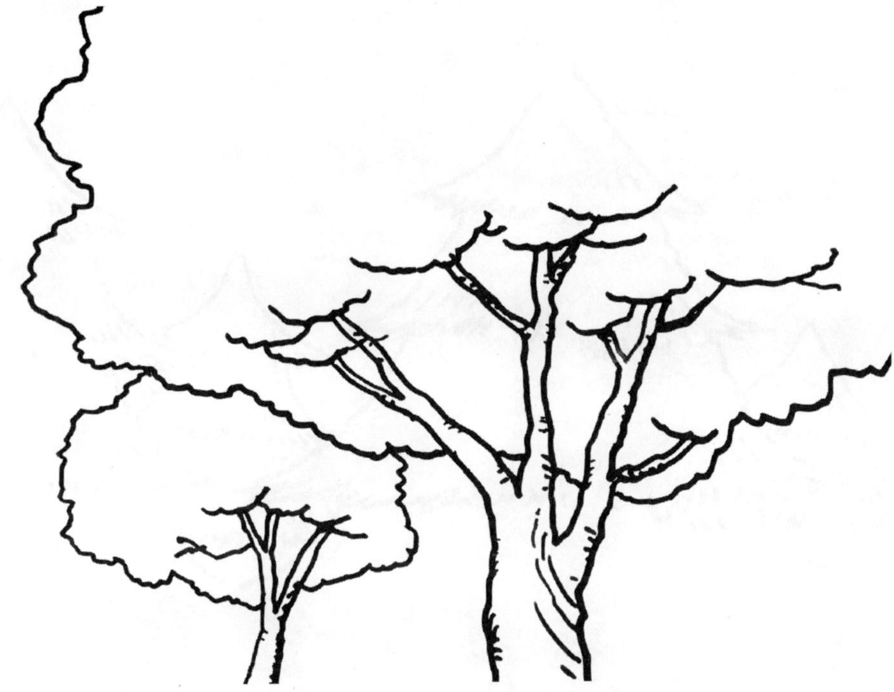

- 물질 현상의 인간에 나타난 양적인 기운의 형상 상징이다.
- 아열대의 활엽수림의 형상 상징이다.
- 확장 분산하는 여름 기운의 형상 상징이다.
- 소양인 또는 소양성의 인식방식과 몸통중심의 형상 상징이다.
- 물리적으로 생명의 특성인 반중력이 중력보다 앞선 형상 상징이다. 반중력 파동이 소음의 파동보다 높다. 단, 우주의 원리인 상대성원리와 순환의 법칙에 따라 소양인이 스스로 존재할 수 없고 소음인보다 반중력 값이 높은 것은 소음인과 상대적 상황으로 공존하기 때문이다.
- 표현 느낌한글이다.

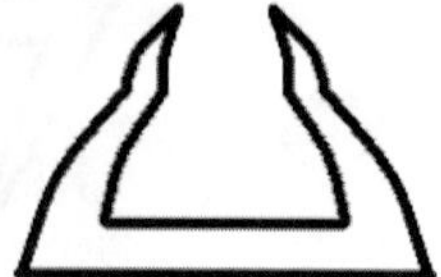

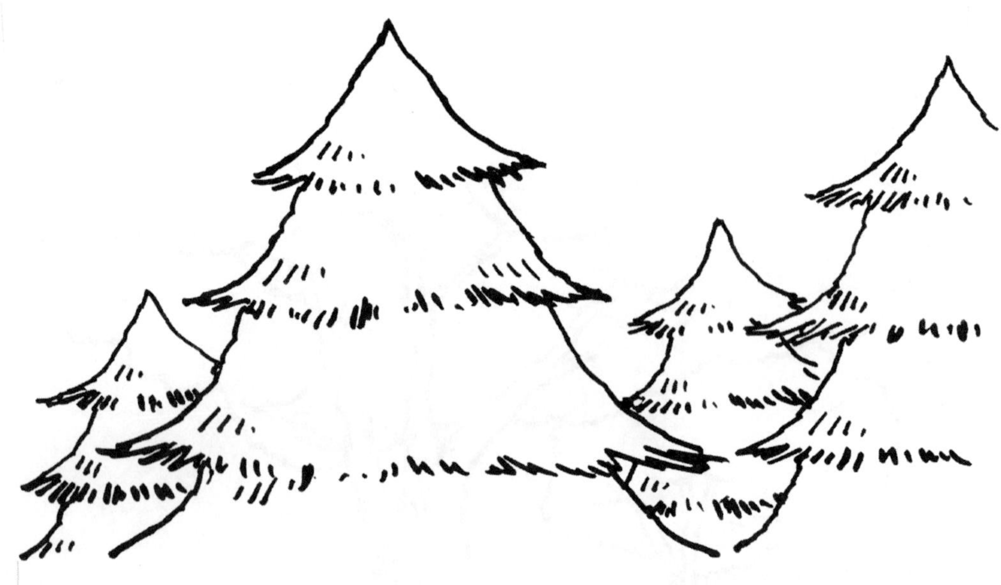

- 물질 현상의 인간에 나타난 음적인 기운의 형상 상징이다.
- 냉대의 침엽수림의 형상 상징이다.
- 수축, 열매 맺고 포용하는 가을 기운의 상징이다.
- 태음인 또는 태음 감수성의 인식방식과 몸통중심의 상징이다.
- 물리적으로 생명의 특성인 반중력이 중력보다 앞선 형상 상징이다. 반중력 파동이 태양인 파동보다 낮다. 단, 우주의 원리인 상대성원리와 순환의 법칙에 따라 태음성이 스스로 존재할 수 없고 태양의 파동보다 반중력 파동이 낮은 것은 태양인 파동과 상대적 상황으로 공존하기 때문이다.
- 표현 느낌한글이다.

소음인

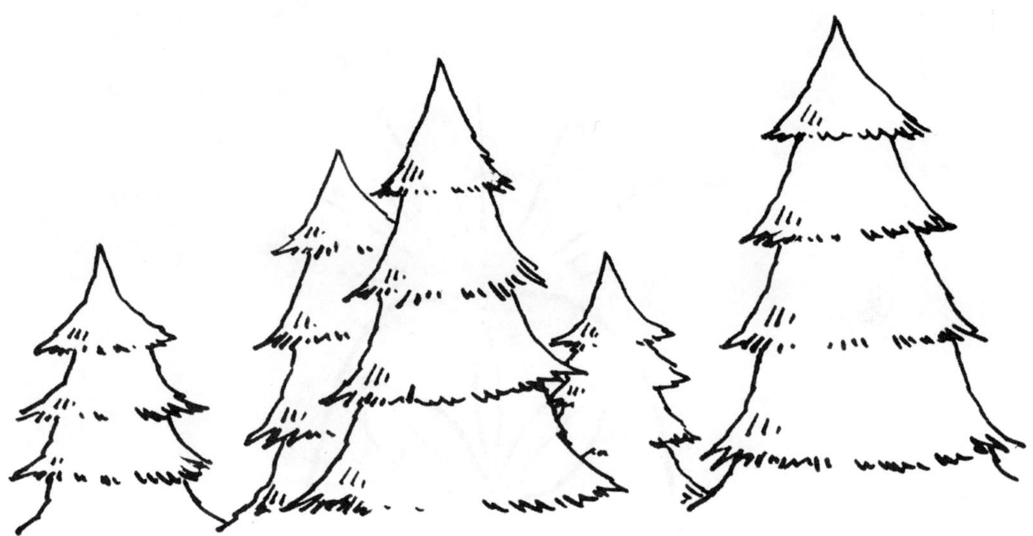

- 물질 현상의 인간에 나타난 음적인 기운의 상징이다.
- 한대의 침엽수림의 형상 상징이다.
- 휴식, 마무리하고 수렴하는 겨울 기운의 상징이다.
- 소음인 또는 소음 감수성의 인식방식과 몸통중심의 상징이다.
- 물리적으로 생명의 특성인 반중력이 중력보다 앞선 형상 상징이다. 반중력 파동이 소양인 파동보다 낮다. 단, 우주의 원리인 상대성원리와 순환의 법칙에 따라 소음의 성향이 스스로 존재할 수 없고 소양인 파동보다 반중력 파동이 낮은 것은 소양인 파동과 상대적 상황으로 공존하기 때문이다.
- 표현 느낌한글이다.

<<< 오행의 감수성

목 형

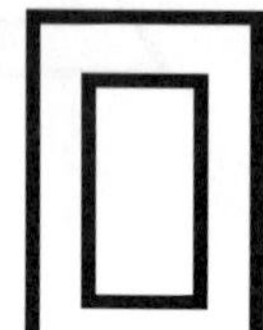

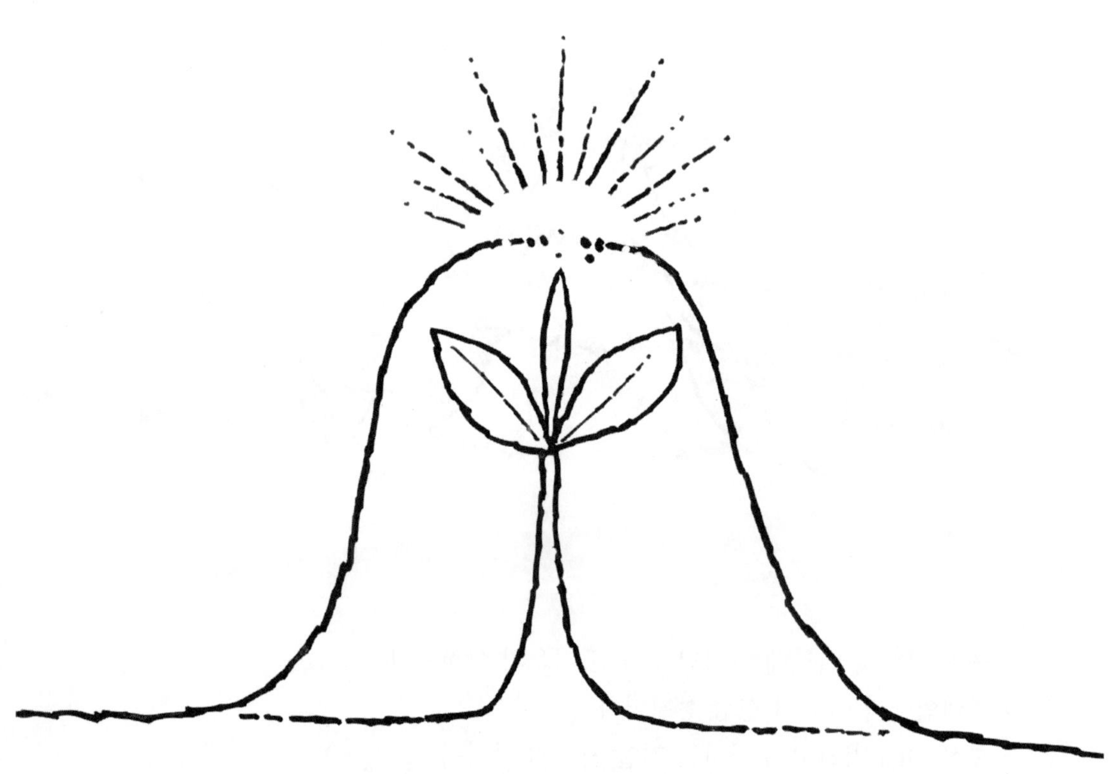

- 물질 현상의 인간에 나타난 양적인 기운의 상징이다.
- 부드럽고 저돌적인 기운과 봄에 솟구치는 순의 상징이다.
- 목형 또는 목 감수성의 인식방식과 얼굴중심의 상징이다.
- 표현 느낌한글이다

화 형

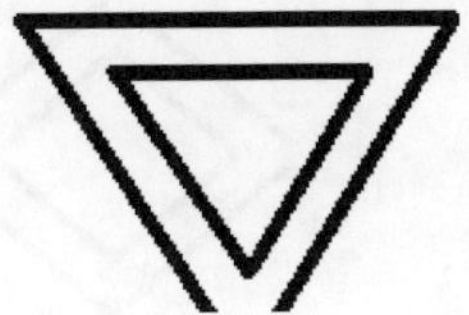

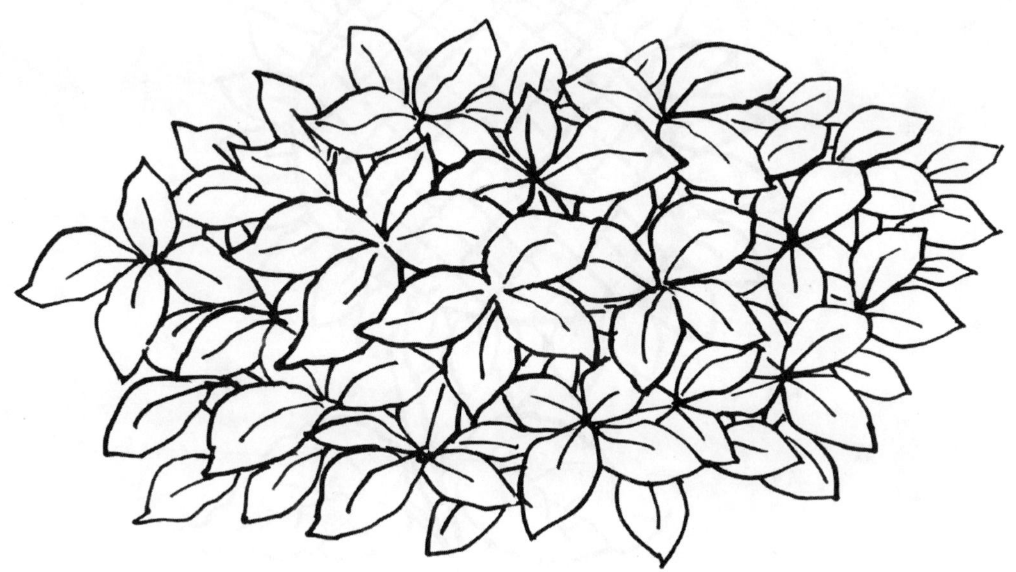

- 물질 현상의 인간에 나타난 양적인 기운의 상징이다.
- 폭발적인 기운과 여름에 무성하게 퍼지는 잎의 상징이다.
- 화형 또는 화 감수성의 인식방식과 얼굴중심의 상징이다.
- 표현 느낌한글이다.

토 형

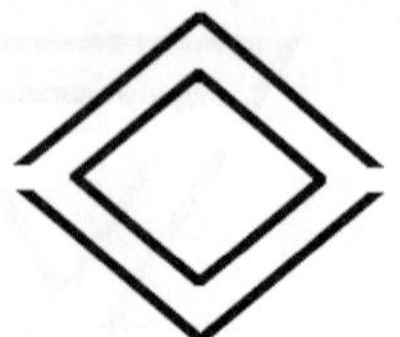

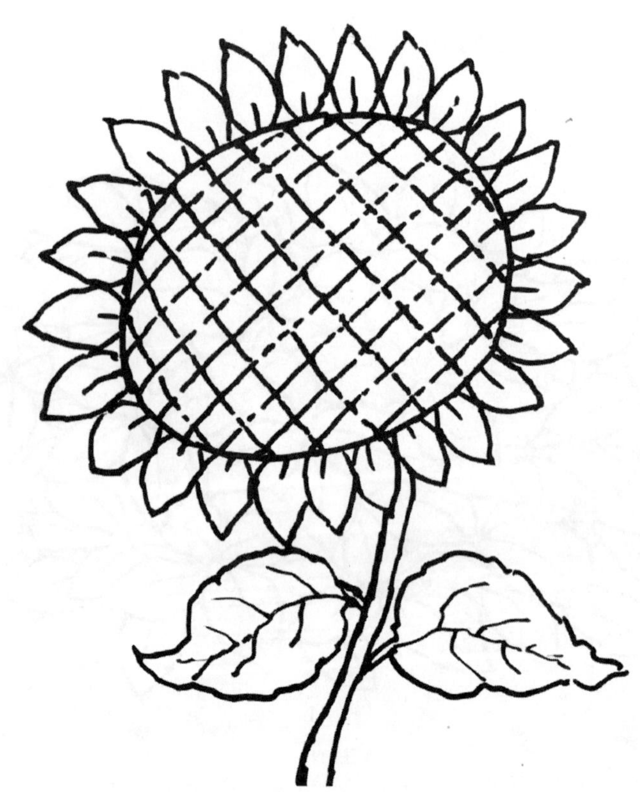

- 물질 현상의 인간에 나타난 음양의 통합 및 중간 기운의 상징이다.
- 고정하는 기운과 머뭄, 화합과 한여름에 피어나는 꽃의 상징이다.
- 토형 또는 토 감수성의 인식방식과 얼굴중심의 상징이다.
- 표현 느낌한글이다.

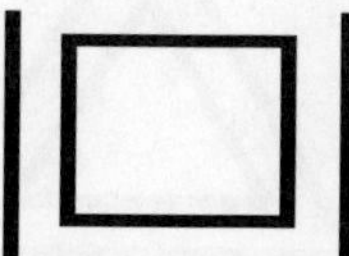

금 형

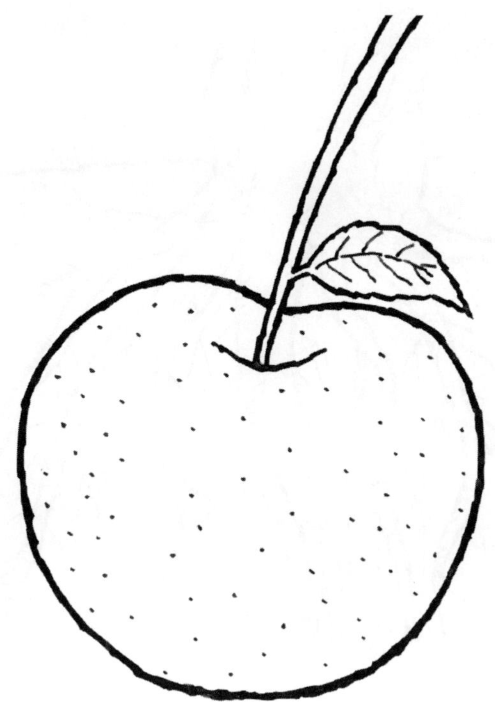

- 물질 현상의 인간에 나타난 음적인 기운의 상징이다.
- 수축, 긴장, 포용하는 기운과 가을에 열매 맺는 열매의 상징이다.
- 금형 또는 금 감수성의 인식방식과 얼굴중심의 상징이다.
- 표현 느낌한글이다

수 형

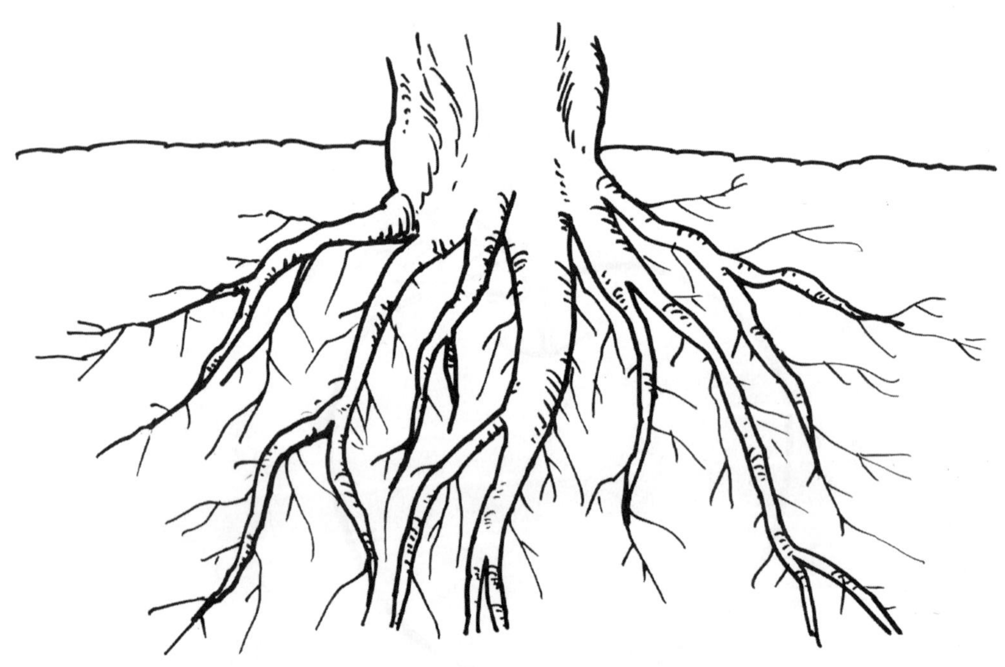

- 물질 현상의 인간에 나타난 음적인 기운의 상징이다.
- 연하고 수렴하는 기운과 겨울의 기운이 숨어든 뿌리의 상징이다.
- 수형 또는 수성의 인식방식과 얼굴중심의 상징이다.
- 표현 느낌한글이다.

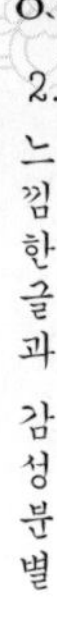

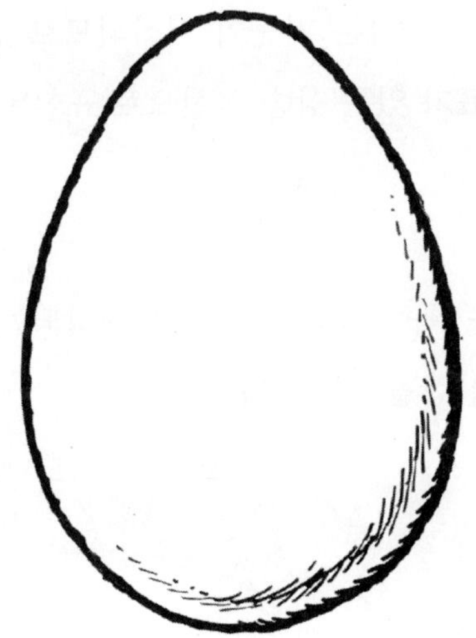

- 물질 현상의 인간에 나타난 균형과 조화의 상징이다.
- 모든 기후의 기운과 전 계절의 기운이 고루 조화를 이룬 상징이다.
- 모양과 기운의 특성이 고루 조화를 이룬 달걀·지구 등의 별과 닮은 타원체
  의 모양이다.
- 표현 느낌한글이다.

3) 느낌한글을 통해 체질을 보는 법

(1) 오행체질

목형의 분별 및 느낌한글

① 선

목형은 긴 얼굴의 형상이다. 이는 사계절 중 봄 기운의 인간의 나타남이다. 따라서 이를 선으로 나타내면 상하의 직선이다.

그런데 봄은 양의 솟구치는 기운이 시작되므로 선에 음양 표기인 방향을 나타내면 위에 화살표가 있는 상승 직선으로 표현된다.

＊ 상승 화살표

이것이 느낌한글 중 목형의 해석 문자에 해당되는 상승 화살표로 이기거나 발산함을 나타낸다.

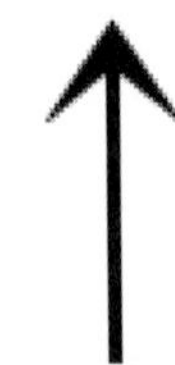

② 면

면으로 봤을 때도 크게 다르지 않다. 따라서 이를 면으로 보면 좌우는 짧고 상하는 긴 직사각형의 형상이다. 그런데 봄은 양의 솟구치는 기운이 시작되므로 면에 음양 표기인 방향을 나타내면 위에 모자가 씌어지는 상승 직사각형으로 표현된다.

＊ 상승 직사각형

이것이 느낌한글 중 목형의 표현 문자에 해당되는 상승 직사각형이다. 풍선에 바람이 들어가는 것을 생각하면 되겠다.

★ 목형은 눈빛 등이 상승의 느낌을 준다.

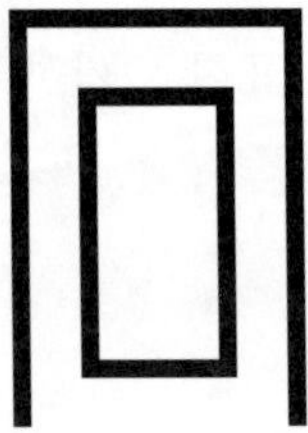

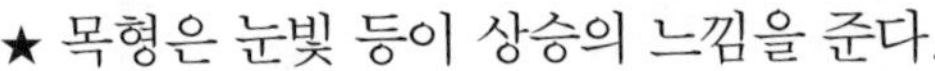

화형의 분별 및 느낌한글

① 선

화형은 역삼각형 얼굴의 형상이다. 이는 사계절 중 여름 기운의 인간의 나타남이다. 따라서 이를 선으로 나타내면 상하의 직선이다.

그런데 여름은 양이 확산되는 기운이므로 선에 음양 표기인 방향을 나타내면 위에 화살표가 있는 상승 직선으로 표현된다.

＊ 상승 화살표

이것이 느낌한글 중 화형의 해석 문자에 해당되는 상승 화살표로 이기거나 발산함을 나타낸다.

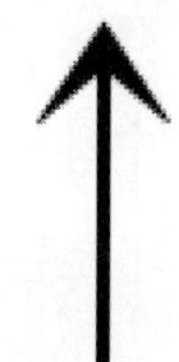

② 면

면으로 봤을 때도 크게 다르지 않다. 따라서 이를 면으로 보면 아래는 뾰족하고 위는 넓은 역삼각형의 형상이다. 그런데 여름 양의 확산되는 기운이므로 면에 음양 표기인 방향을 나타내면 위에 모자가 씌어지는 상승 역삼각형으로 표현된다.

＊ 상승 역삼각형

이것이 느낌한글 중 표현 문자에 해당되는 상승 역삼각형이다.

★ 화형은 눈빛 등이 상승의 느낌을 준다.

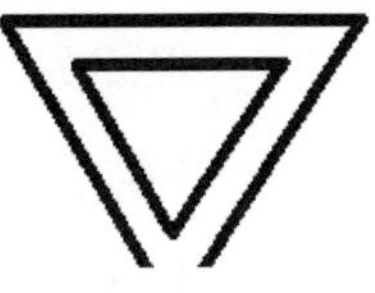

토형의 분별 및 느낌한글

①선

토형은 마름모 얼굴의 형상이다. 이는 사계절 중 한여름 기운의 인간의 나타남이다. 따라서 이를 선으로 나타내면 좌우의 수평선이다.

그런데 한여름은 양이 무르익고 음이 내재되는 기운이므로 선에 음양 표기인 방향을 나타내면 상하 좌우의 양쪽 면에 화살표가 있는 모양으로 표현된다. 다만 해석자는 상하로 나타내므로 상하로 나타낸다.

＊ 수평 수직 화살표

다만 토는 목을 만나면 음이 되고 수를 만나면 양이 된 특성을 가졌으므로 상황에 따라 그 둘을 표기하면 된다. 이것이 느낌한글 중 토형의 해석문자에 해당되는 상승 · 하강 화살표이다.

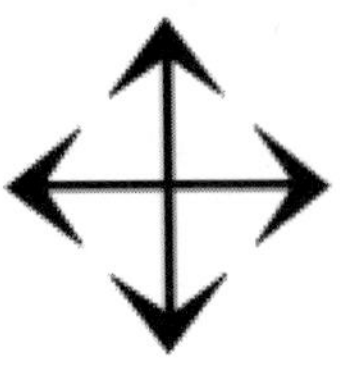

＊ 상승 · 하강 화살표

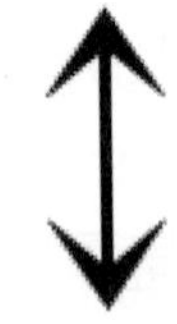

②면

면으로 봤을 때도 크게 다르지 않다. 따라서 이를 면으로 보면 광대뼈 부위가 넓은 마름모꼴 형상이다. 그런데 한여름은 양이 무르익고 음이 내재되는 기운이므로 면에 음양 표기가 어려우나 토형의 특성상 목을 만나면 음이 되고 수를 만나면 양이 되므로 목을 만나 음이 되었을 때는 위를 열어 수렴의 방향을, 수를 만나 양이 되었을 때는 아래를 열어 발산의 방향을 나타내어 하강과 상승의 마름모형으로 표현된다.

＊ 상승 · 하강 마름모형

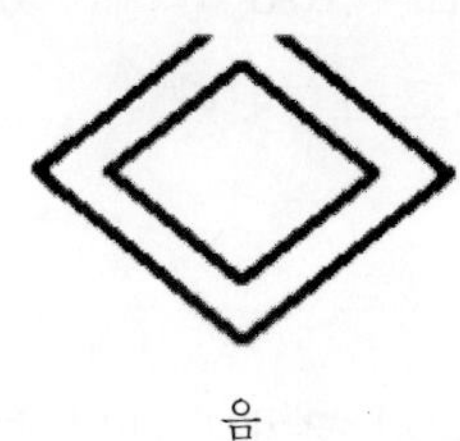

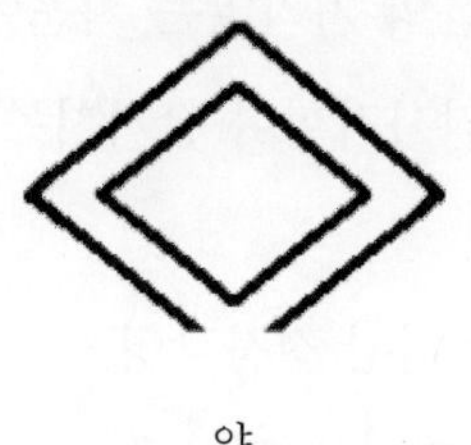

음   양

이것이 느낌한글 중 토의 표현 문자에 해당되는 상승 · 하강 마름모형이다.

★ 토형은 눈빛 등이 중간의 느낌을 준다.

금형의 분별 및 느낌한글

① 선

금형은 정사각형 얼굴의 형상이다. 이는 사계절 중 가을 기운의 인간의 나타남이다. 따라서 이를 선으로 나타내면 상하의 직선이다.

그런데 가을은 음의 가라앉는 기운이므로 선에 음양 표기인 방향을 나타내면 아래에 화살표가 있는 하강 직선으로 표현된다.

＊ 하강 화살표

이것이 느낌한글 중 금형의 해석 문자에 해당되는 하강 화살표로 양보하거나 포용함을 나타낸다.

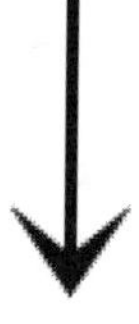

② 면

면으로 봤을 때도 크게 다르지 않다. 따라서 이를 면으로 보면 상하는 짧고 (또는 짧은 느낌) 좌우는 긴(또는 긴 느낌) 직사각형의 형상이다. 그런데 가을

은 음의 가라앉는 기운이므로 면에 음양 표기인 방향을 나타내면 아래 상자
에 직사각형이 담겨지는 형상으로 표현된다.

＊ 하강 정사각형

이것이 느낌한글 중 금형의 표현 문자에 해당되는
하강 정사각형이다.

★ 금형은 눈빛 등이 하강의 느낌을 준다.

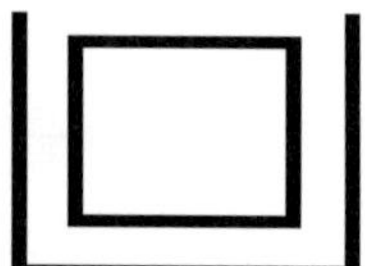

수형의 분별 및 느낌한글

① 선

수형은 정삼각형 얼굴의 형상이다. 이는 사계절 중 겨울 기운의 인간의 나
타남이다. 따라서 이를 선으로 나타내면 상하의 직선이다.

그런데 겨울은 음의 하강하는 기운이므로 선에 음양 표기인 방향을 나타내
면 아래에 화살표가 있는 하강 직선으로 표현된다.

＊ 하강 화살표

이것이 느낌한글 중 수형의 해석 문자에 해당되는 하강 화살
표로 양보하거나 수렴함을 나타낸다.

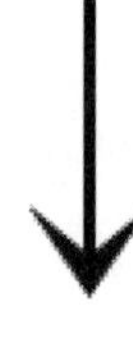

② 면

면으로 봤을 때도 크게 다르지 않다. 따라서 이를 면으로 보면 위는 짧고 아
래는 긴 정삼각형의 형상이다. 그런데 겨울은 음의 가라앉는 기운이므로 면에
음양 표기인 방향을 나타내면 정삼각형을 상자에 담는 것으로 표현된다.

＊ 하강 정삼각형

이것이 느낌한글 중 수형의 표현 문자에 해당되는 하강 정삼각형이다.

★ 수형의 눈빛은 하강과 수렴의 느낌을 준다.

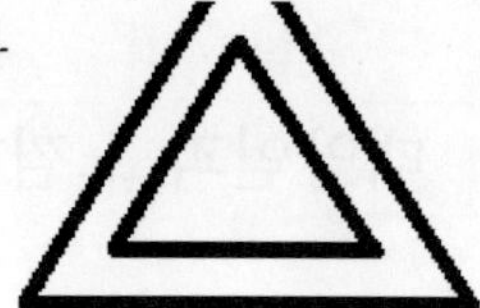

표준형의 분별 및 느낌한글

① 선

표준형은 타원형의 형상이다. 이는 사계절이 골고루 나타난 모습이다. 따라서 이를 선으로 나타내면 특별한 선의 형상이나 방향이 나타나지 않는다.

굳이 말하면 〔 · 〕로 이는 해석 문자에 해당된다. 이는 표현과 해석 모두에 해당된다.

② 면

면으로 봤을 때도 크게 다르지 않다. 따라서 이를 면으로 보면 달걀형의 타원으로 표준형은 음양오행의 균형과 조화 음양 표시를 하지 않았다. 따라서 두 개의 선을 가진 타원으로 표기되었다.

＊ 타원

이것이 느낌한글 중 표준형의 표현 문자에 해당되는 타원이다.

★ 표준형의 눈빛은 균형과 조화의 느낌을 준다.

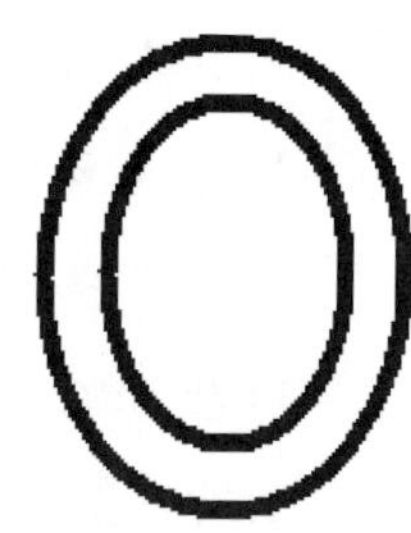

(2) 사상체질

태양인과 느낌한글

① 선

태양인은 역사다리꼴(또는 역삼각형과 직사각형의 중간)의 형상이다. 긴 몸체의 형상이다. 이는 사계절 중 봄 기운의 인간의 나타남이다. 따라서 이를 선으로 나타내면 상하의 직선이다.

그런데 봄은 양의 솟구치는 기운이 시작되므로 선에 음양 표기인 방향을 나타내면 위에 화살표가 있는 상승 직선으로 표현된다.

* 상승 화살표

이것이 느낌한글 중 태양인의 해석 문자에 해당되는 상승 화살표로 이김이나 배출을 나타낸다.

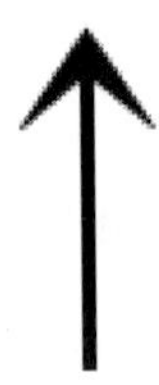

② 면

면으로 봤을 때도 크게 다르지 않다. 따라서 이를 면으로 보면 좌우는 짧고 상하는 긴 또는 윗면은 넓고 아랫면은 짧은 역삼각형의 형상이다. 그런데 봄은 양의 솟구치는 기운이 시작되므로 면에 음양 표기인 방향을 나타내면 아래를 열고 위를 닫은 두 겹의 역삼각형으로 표현된다.

* 아래가 열린 두 겹의 상승 역삼각형

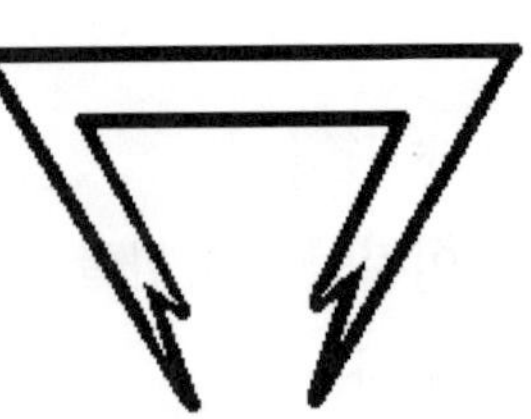

- 이것이 느낌한글 중 태양의 표현 문자에 해당되는 상승 역삼각형이다.
- 태양인은 눈빛 등이 상승의 느낌을 준다.
- 다만 소양인의 표현과 다른 것은 소양인은 내부에 표현된 상승의 위쪽 삼각형을 아래보다 작게 하여 상승감을 줄인 대신 태양인은 상승의 위쪽 삼각형을 아래보다 크게 하여 상승감을 높였다.

소양인과 느낌한글

① 선

소양인은 역삼각형의 형상이다. 긴 몸체의 형상이다. 이는 사계절 중 여름 기운의 인간의 나타남이다. 따라서 이를 선으로 나타내면 상하의 직선이다.

그런데 여름은 양의 확산되는 기운이 시작되므로 선에 음양 표기인 방향을 나타내면 위에 화살표가 있는 상승 직선으로 표현된다.

＊ 상승 화살표

이것이 느낌한글 중 소양 해석 문자에 해당되는 상승 화 살표로 이김이나 발산을 나타낸다.

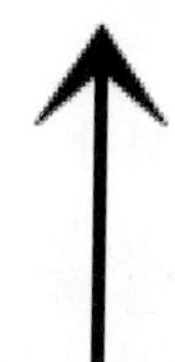

② 면

면으로 봤을 때도 크게 다르지 않다. 따라서 이를 면으로 보면 윗면은 넓고 아랫면은 짧은 역삼각형의 형상이다. 그런데 여름은 양의 확산되는 기운이 므로 면에 음양 표기인 방향을 나타내면 아래를 열고 위를 닫은 두 겹의 역 삼각형으로 표현된다.

＊ 아래가 열린 두 겹의 상승 역삼각형

이것이 느낌한글 중 태양의 표현 문자에 해당 되는 상승 역삼각형이다.

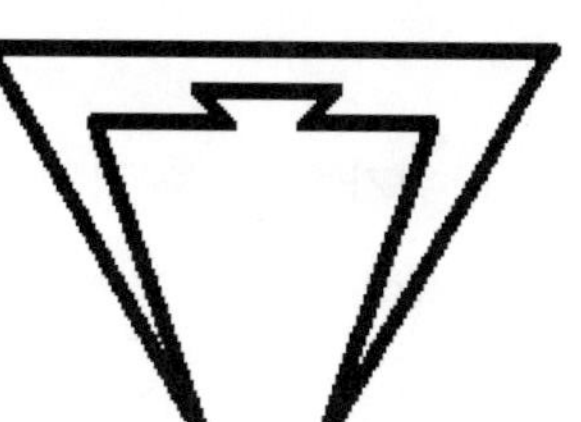

- 소양인은 눈빛 등이 확산의 느낌을 준다.
- 다만 태양인의 표현과 다른 것은 태양인은 내부에 표현된 상승의 위쪽 삼각형을 아래보다 크게 하여 상승감을 키운 대신 소양인은 상승의 위쪽 삼각형을 아래보다 작게 하여 확산감을 높였 다.

태음인과 느낌한글

① 선

태음인은 정사각형(또는 정사각형과 삼각형의 중간)의 형상이다. 짧은 몸체의 형상이다. 이는 사계절 중 가을 기운의 인간의 나타남이다. 따라서 이를 선으로 나타내면 상하의 직선이다. 그런데 가을은 음의 가라앉는 기운이므로 선에 음양 표기인 방향을 나타내면 아래에 화살표가 있는 하강 직선으로 표현된다.

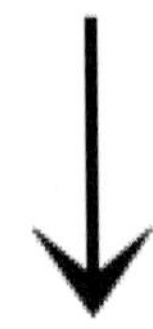

* 하강 화살표

이것이 느낌한글 중 태음 해석 문자에 해당되는 하강 화살표로 양보나 포용을 나타낸다.

② 면

면으로 봤을 때도 크게 다르지 않다. 따라서 이를 면으로 보면 상하는 짧고 좌우는 넓은 또는 윗면은 좁고 아랫면은 넓은 삼각형의 형상이다. 그런데 가을은 음의 가라앉는 기운이므로 음양 표기인 방향을 나타내면 위를 열고 아래를 닫은 두 겹의 삼각형으로 표현된다.

* 위가 열린 두 겹의 하강 삼각형

이것이 느낌한글 중 태음의 표현 문자에 해당되는 하강 삼각형이다.

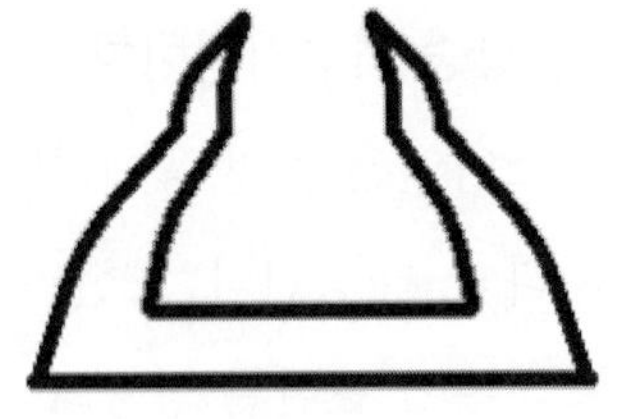

- 태음인은 눈빛 등이 하강 포용의 느낌을 준다.
- 다만 소음인의 표현과 다른 것은 소음인은 내부에 표현된 하강의 아래쪽 삼각형을 위보다 작게 하여 하강의 느낌을 줄인 대신 태음인은 하강의 아래쪽 삼각형을 위보다 크게 하여 하강감을 높였다.

소음인과 느낌한글

① 선

소음인은 삼각형의 형상이다. 숙인 몸체의 형상이다. 이는 사계절 중 겨울 기운의 인간의 나타남이다. 따라서 이를 선으로 나타내면 상하의 직선이다. 그런데 겨울은 음의 가라앉는 기운이므로 선에 음양 표기인 방향을 나타내면 아래에 화살표가 있는 하강 직선으로 표현된다.

*** 하강 화살표**

이것이 느낌한글 중 소음 해석 문자에 해당되는 하강 화살표로 양보나 수렴을 나타낸다.

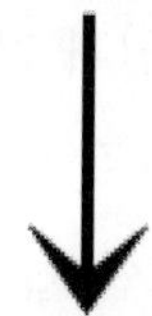

② 면

면으로 봤을 때도 크게 다르지 않다. 따라서 이를 면으로 보면 윗면은 좁고 아랫면은 넓은 삼각형의 형상이다. 그런데 겨울은 음의 가라앉는 기운이므로 음양 표기인 방향을 나타내면 위를 열고 아래를 닫은 두 겹의 삼각형으로 표현된다.

*** 위가 열린 두 겹의 하강 삼각형**

이것이 느낌한글 중 소음의 표현 문자에 해당되는 하강 삼각형이다.

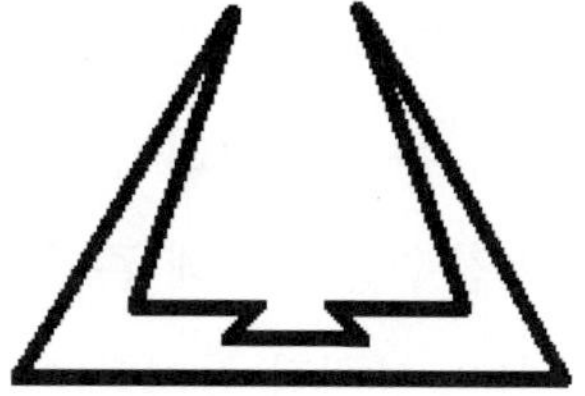

- 소음인은 눈빛 등이 하강 수렴의 느낌을 준다.
- 다만 태음인의 표현과 다른 것은 태음인은 내부에 표현된 하강의 아래쪽 삼각형을 위보다 크게 하여 하강의 느낌을 키운 대신 소음인은 하강의 아래쪽 삼각형을 위보다 작게 하여 하강감을 줄였다.

4) 감성의 분별과 범위 및 성향의 상호 관계

(1) 부등호를 통한 감성의 대소 관계

본질 〉 생사 〉 인간 〉 성별 〉 사상체질 〉 오행체질

본질의 감성이 그 가운데 제일 크다. 말하는 지금 이 순간도, 생사도, 인간도, 남녀도 모두 이 안에 녹아든다. 생사감성이 그 다음이다. 생사감성은 사는 것과 죽는 것이다. 인간도, 남녀도, 각종 인류 60억의 감성도 이 안에 녹아든다. 인간감성이 그 다음이다. 인간은 아버지와 어머니와 나 혹은 남편과 부인과 자식이다. 즉 인간의 감수성은 인간의 종적·횡적 이어짐이다. 남녀도, 각종 감성 60억도 이 안에 녹아든다. 성별감성이 그 다음이다. 출가하고도 살고 비남 비녀로 사는 것도 그런 이유이다. 각종 감성 60억도 이 안에 녹아든다. 사상오행 등의 체질감성이 그 다음이다. 다만 이것은 순환이나 무한을 기준으로 하면 대소 관계는 사라진다.

(2) 인체 감수성의 특성

감성의 관계는 그물망과 같다. 느낌한글은 본질과 생사 인간, 성별·체질별 감성성향을 자연의 원리인 본질, 탄생과 유지, 소멸 및 원심과 구심, 상승과 하강순환의 원리로 해석해 놓은 감성문자이다. 감성 중 남성성 태음 소음 금수토(토가 목을 만났을 때)는 음적인 기운의 성향이다. 여성성 태양 소양 목화토(토가 수를 만났을 때)는 양적인 기운의 성향이다. 이는 앞에서 보는 바와 같이 우주의 원리에 따른 것이다. 다만 그 모두는 스스로 존재할 수 없고 상대 감수성에 의해 존재한다. 동전의 앞면과 뒷면의 관계로 모두 본질을 공유한다. 상대적 감성은 어울림으로 그 어울림의 감성파동은 마치 그물망과 같고 바람과 같으며 물과 같다.

그래서 서로 어울리며 그물을 형성해 하나이다가 때로는 공하고 수축하고 발산하며 물과 바람처럼 순환한다. 그렇게 끊임없이 이어진다. 그것이 감성의 살아 있는 무궁 무량한 우주의 그물이다.

(3) 각 감성의 상대적 관계 및 본질과의 관계

남성성과 태음 소음 금과 수, 목의 상대적 관계에서 토는 음적이고 구심적이다. 구심성이 먼저이고 원심성이 나중이다. 또한 이원적으로 행동과 느낌, 생각을 동일시하는 성향이 짙다. 따라서 여성성과 태양 소양 목과 화, 수의 상대적 관계에서의 토보다는 대상에 대한 집중력이 강한 경향이 있다.

여성성과 태양 소양 목과 화, 수의 상대적 관계에서 토는 양적이다. 따라서 원심적이다. 원심성이 먼저이고 구심성이 나중이다. 또한 일원적으로 행동과 느낌, 생각을 분리하는 성향이 짙다. 따라서 남성성과 태음 소음 금과 수, 목의 상대적 관계에서 토보다는 대상에 대해 훨씬 자유스러운 경향이 있다.

그리고 감성은 감성을 대하는 감성, 즉 척도가 실제로 보기 어려우므로 모든 감성은 알 수가 없는 무감성이다. 또한 모든 감성은 독립된 소우주로서 모든 감성과 본질을 공유하고 있으며 음적 감성과 양적 감성은 상대에 의해 존재한다.

> = : 본래의 의미와 함께 동일시함을 표시했다.
> ? : 분리성을 표시했다.

> ●(아래아)는 본질 등의 정해진 것을 표현했다.

남성성과 태음 소음 금과 수, 목의 상대적 관계에서의 토에 대한 감성의 범위 및 성향

1. 감성의 범위

예) 남성성의 표면과 내면 본질과의 관계

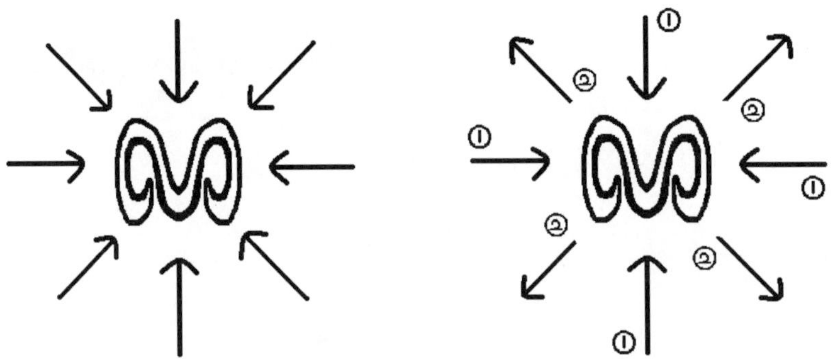

- 남성성은 남성성과 여성성 본질의 감성을 모두 포함한다.
- 태음 소음 금과 수 그리고 목의 상대적 관계에서의 토도 이와 같다.

2. 물리적 인식 성향 및 순서

예) 남성성 – 남성성은 구심적이다. 구심성이 먼저이고 원심성이 나중이다.

- 태음 소음 금과 수 그리고 목의 상대적 관계에서의 토도 이와 같다.

3. 질적 인식 성향

예) 남성성 - 동일시의 경향

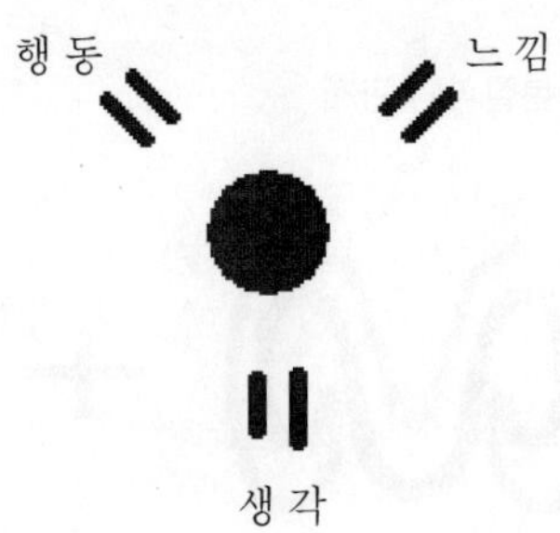

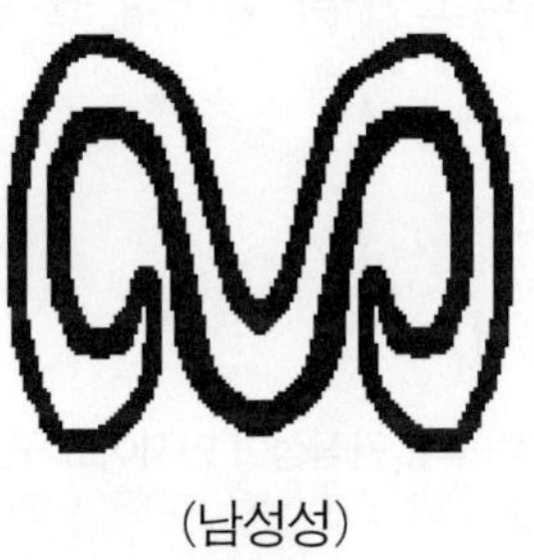

(남성성)

- 태음 소음 금과 수 그리고 목의 상대적 관계에서의 토도 이와 같다.

여성성과 태양 소양 목과 화, 수의 상대적 관계에서의 토에 대한 감성의 범위 및 성향

1. 감성의 범위

예) 여성성의 표면과 내면 본질과의 관계

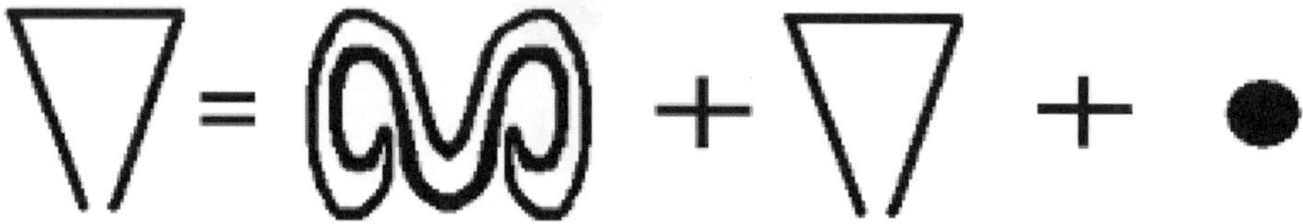

- 여성성은 여성성과 남성성 본질의 감성을 모두 포함한다.
- 태양 소양 목과 화 그리고 수의 상대적 관계에서의 토도 이와 같다.

2. 물리적 인식 성향 및 순서

예) 여성성 – 여성성은 원심적이다. 원심성이 먼저이고 구심성이 나중이다.

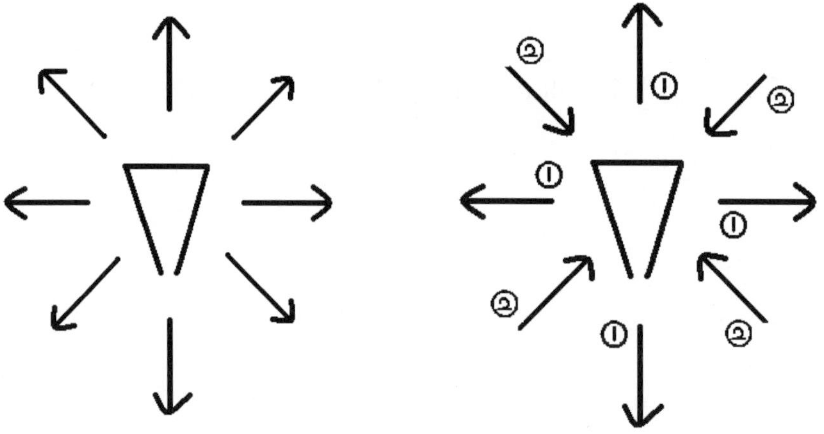

- 태양 소양 목과 화 그리고 수의 상대적 관계에서의 토도 이와 같다.

3. 질적 인식 성향

예) 여성성 – 분리성의 경향

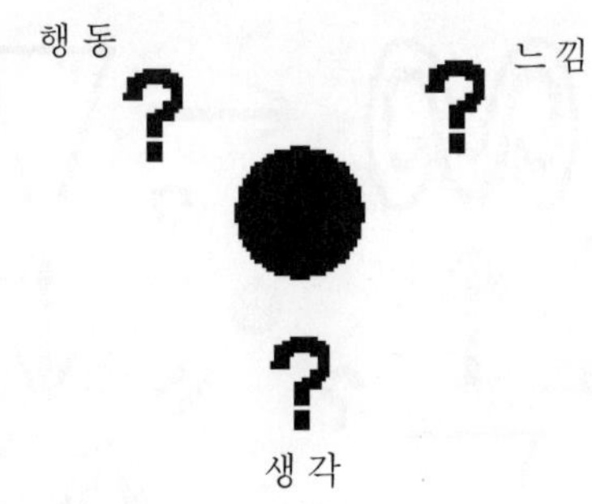

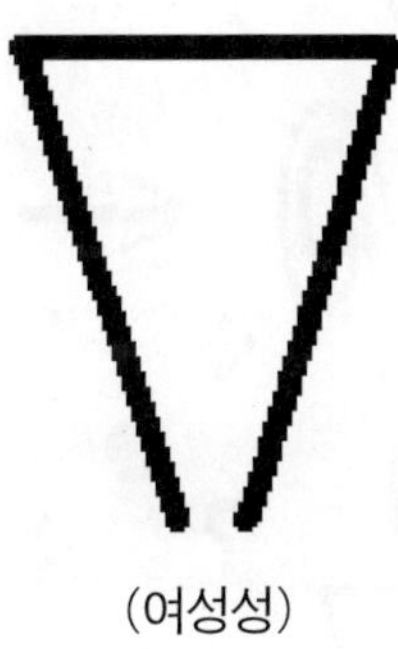

(여성성)

태양 소양 목과 화 그리고 수의 상대적 관계에서의 토도 이와 같다.

남성성과 여성성의 다른 인식방식에 의한 상호 및 본질과의 관계도 Ⅰ

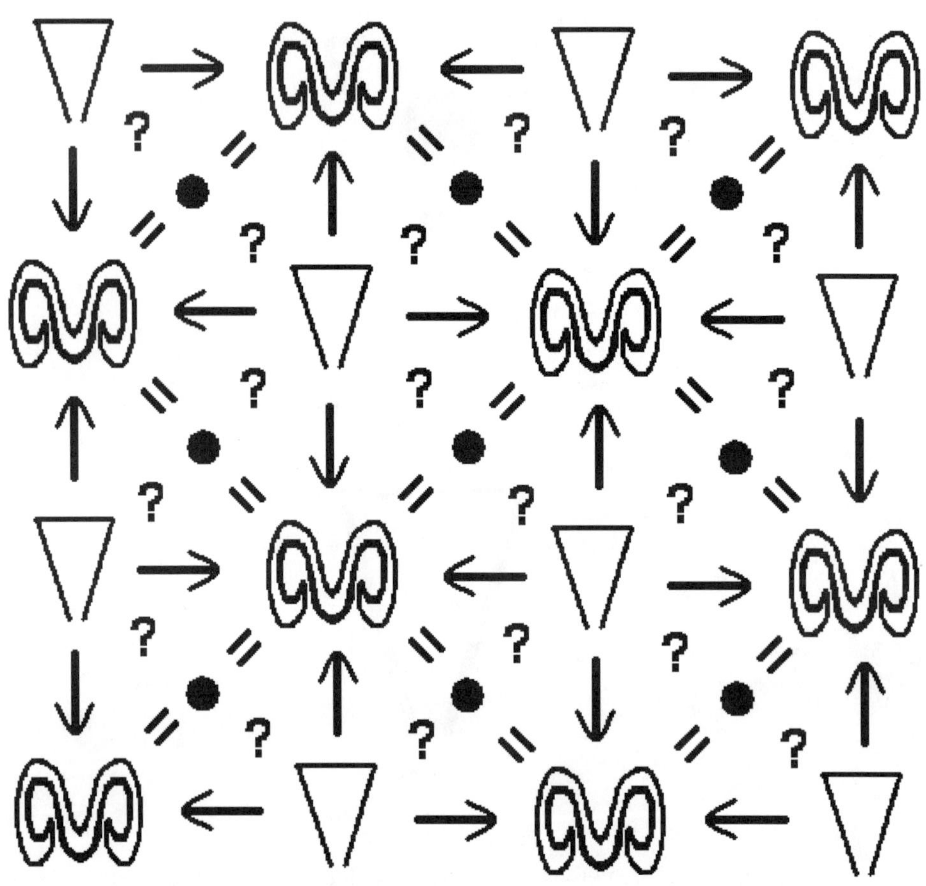

● 동일시와 수렴성이 강한 남성성과 분리성과 발산성이 강한 여성성의 상호 그리고 본질과의 관계를 표시했다.

(태음인과 태양인, 소음인과 소양인의 관계도 이와 같다.)

남성성과 여성성의 다른 인식방식에 의한 상호 및 본질과의 관계도 Ⅱ

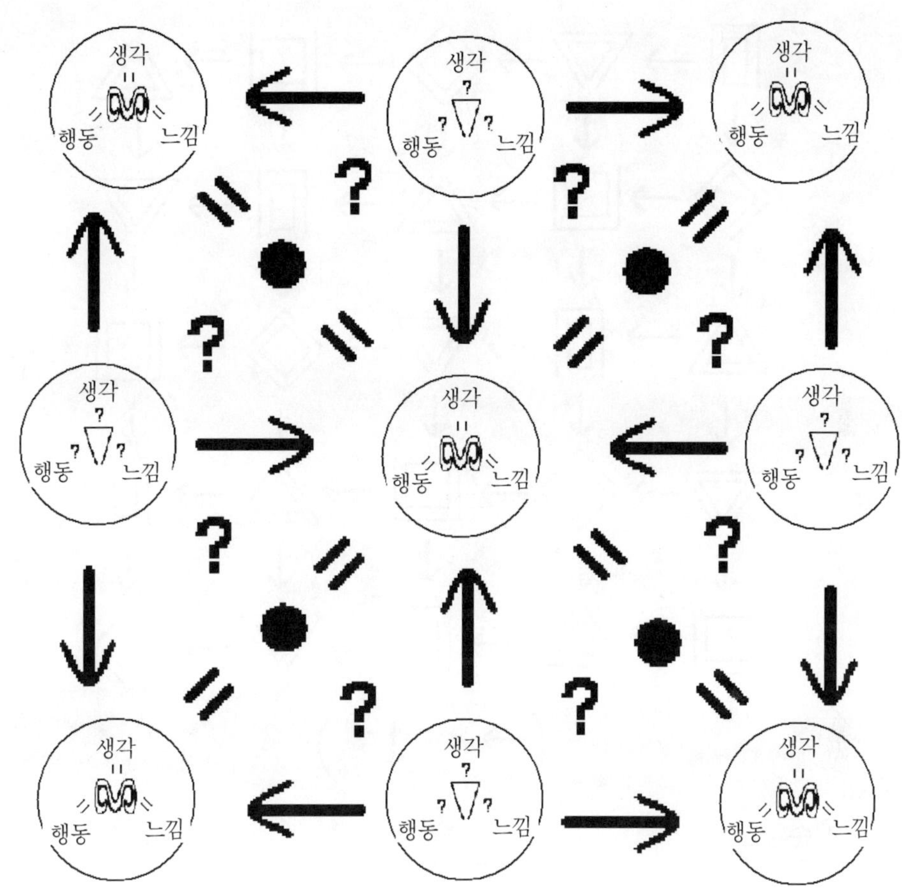

- 남성성은 이성적이라 생각, 행동, 느낌을 수렴하고 동일시하는 성향이 짙
  고 여성성은 감성적이라 생각, 행동, 느낌을 발산하고 분리하는 성향이 짙
  다. 그것을 상호 그리고 본질과의 관계를 표시했다.

  (태음인과 태양인, 소음인과 소양인의 관계도 이와 같다.)

느낌한글에 의한 오행인의 평면관계도 및 순환도

1. 평면관계도

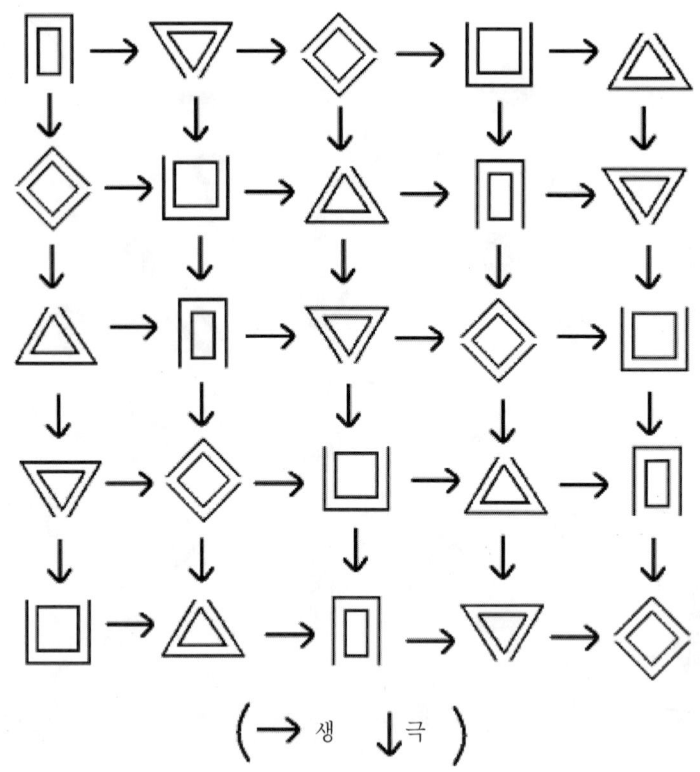

2. 순환도

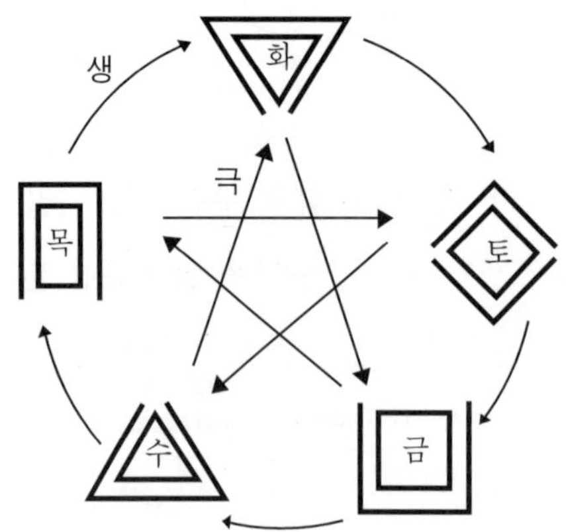

• 인간은 모두가 중심이고 주인임을 생극의 그물과 순환으로 설명했다.

3. 느낌한글과 감성통합

1) 감성분별

느낌한글의 원리와 형태·느낌을 통해 분별하는 방법으로 기본적인 느낌한글을 통한 감성분별이다. 인간의 대표적 감성 48개를 표기하였다. 그것이 더욱 구체화된 360개의 감성이 표기되었다. 표준인 24개가 표기되어 384개가 표기되어 있다.

인간의 감성인 성감수성, 몸통감수성, 얼굴감수성이 우주의 원리에 따라 만든 느낌한글을 통해 조합되었다. 남성과 여성을 큰 줄기로 사상인과 오행인의 형상상징이 결합되어 인간의 감성이 있는 그대로 표현되었다. 대하는 자세 및 해석은 우주의 원리에 따라 무한성과 생태적·생활적 약속을 기준으로 각 감성에 내포된 상대성을 잃지 않게 했다. 상대성을 잃지 않음은 마음에 경계함을 위해서다.

이를테면 남자 태양인 목형은 그 스스로 무한하고 본질의 씨앗이 내부에 있으며, 여성성과 태음성 토의 성향이 내부에 있고 더불어 대우주 소우주론에 입각해 그 모든 감성이 내부에 있음을 설명했다. 감성분별 표를 보고 자신의 감성을 분별할 수 있고 감성 성향을 알 수 있다. 감성 측정이 가능하다. 뿐만 아니라 더욱 중요한 것은 이것을 많은 사람들이 공동으로 사용함으로써 감성을 공유하게 된다. 감성의 다름이 가져오는 폐해는 상당히 많다. 이 느낌한글에 의해 표현된 감성분별 표, 사람들이 활용하면 활용할수록 그와 같은 감성 충돌을 예방하고 해결할 수 있을 것이다.

2) 감성해석

느낌한글로 표현된 인간의 감성을 느낌한글의 물리적 상징으로 해석한다. 탄생, 유지, 소멸의 본질적 부분과 남성성과 여성성, 태음, 태양, 소음, 소양, 목화토금수의 감성으로 표현되어 느낌한글을 통해 상승과 하강, 상승순환과 하강순환으로 해석하여 감성의 물리적 성향을 분석하고 질적 성향을 분석했다. 그것으로 서로의 외향적 · 내면적 감성을 소통한다. 행동, 말투, 운동, 섭생에서 이 느낌한글의 표현과 해석을 통해 생활과 수련을 설명했다. 많은 사람들이 이 느낌한글 교육을 받음으로써 마치 한글과 같이 공유하고 대상과 상황의 감성약속으로 삼는 노력을 한다면 좋을 것이다.

3) 감성분별과 해석의 순서

기본 48개 및 384개의 느낌한글을 보고 자신의 감성을 구분하는 방법이다.
첫째, 남성과 여성을 구분한다.
둘째, 사상체질을 구분한다.
셋째, 오행체질을 구분한다.

감성이 구분되면 각 감성의 느낌한글 3~9개의 형태와 느낌으로 자기 감성을 파악한다. 그리고 해석 느낌한글을 보고 통합감성을 파악한다.

예를 들어 남성 태양인 목형은 성감수성의 표현문자가 가운데가 들어갔고 해석문자는 하강이다. 따라서 첫 번째, 양보가 쉽다. 두 번째, 태양인 표현문자는 아래가 열리고 위가 닫혀 있어 상승감을 주고 해석문자도 상승이다. 그래서 두 번째는 이겨야 편하다. 세 번째, 목형도 태양인과 같아서 세 번째도 이기는 것이 감성을 기준으로 스스로가 편하다. 이것이 느낌한글을 통해 인간의 선천적 감성을 보는 방법이다.

해석 느낌한글은 해석의 순서가 중요하다. 남성은 위에서부터 먼저 해석하고, 여성은 아래서부터 먼저 해석한다. 또한 해석 느낌한글은 물리적 성향을 나타내는 것이다. 즉 먼저 양적인가 아니면 먼저 음적인가가 대단히 중요하다.

예)

1. 남성 태양인 목형　　　　　　　　　2. 여성 태양인 목형

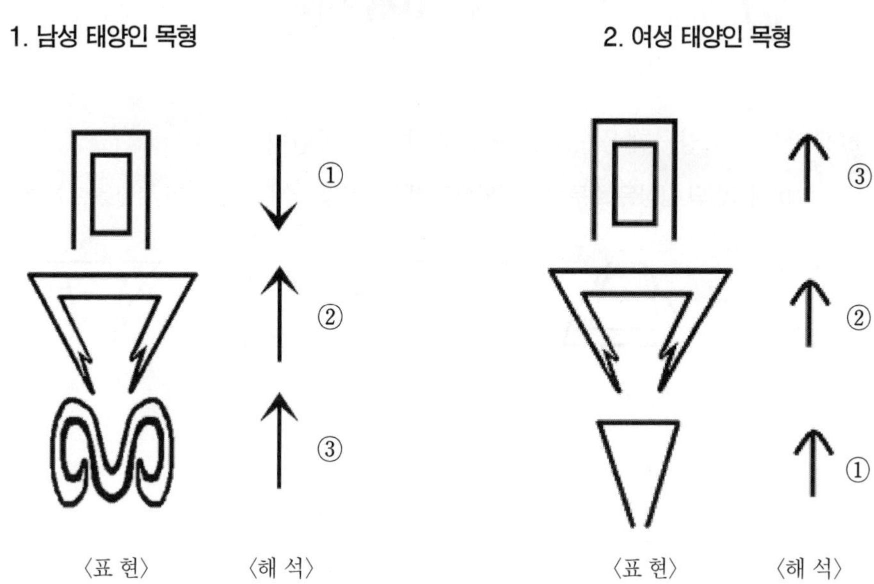

〈표 현〉　　　　〈해 석〉　　　　　　　〈표 현〉　　　　〈해 석〉

다만, 늘 명심할 것은 인간은 감성만의 존재는 아니라는 것이다.

4) 느낌한글에 의해 표현됨 인간 감성을 대하는 태도

① 선입견 및 선입관 없이 대하고 무감성, 즉 공한 마음과 진실한 마음으로 대한다.

② 본질, 신성, 자아 등을 상징을 통해 약속과 믿음으로 공유한다.

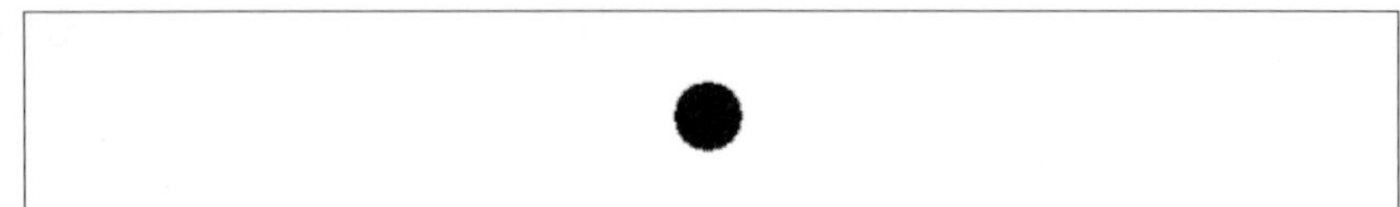

③ 남성성과 여성성을 전체성으로 대한다.

예) 남성성과 여성성은 상대적 감성과 본질을 동시에 포함한다.

④ 태양 · 소양 · 태음 · 소음을 전체성으로 대한다.

예) 태음인의 감성은 소우주의 일환으로 태양 · 소양 · 소음의 감성과 본질을 포함한다.

⑤ 목화토금수 표준형을 전체성으로 대한다.

예) 금형의 감성은 소우주의 일환으로 나머지 오행과 표준의 감성과 본질을 포함한다.

5) 느낌한글의 해석

① 선천감성의 해석

예)여성 태양 목

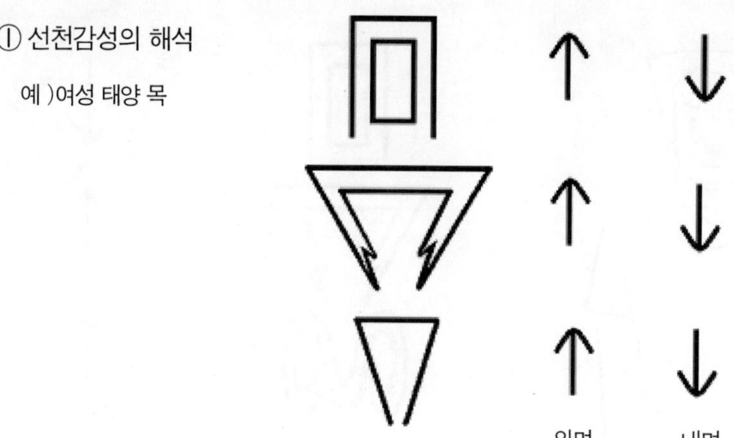

외형감성은 화살표와 같이 세 번의 상승 배출의 감성으로 인간의 감성 중 가장 양적이다.

내면감성은 그 반대로 화살표와 같이 세 번의 하강 수렴감성이다.

② 후천감성의 해석 – 음양 중 해석

예)여성 태양 목

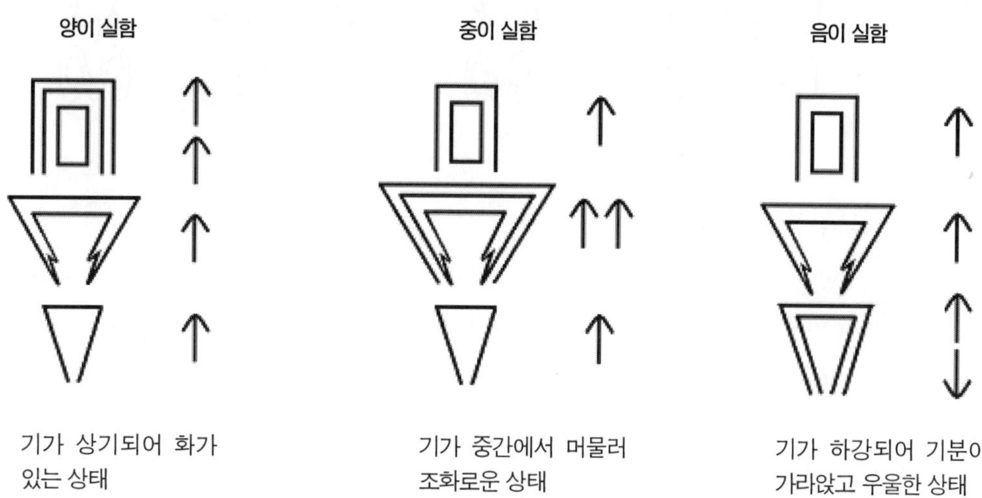

기가 상기되어 화가
있는 상태

기가 중간에서 머물러
조화로운 상태

기가 하강되어 기분이
가라앉고 우울한 상태

1 남성 태양인 목형

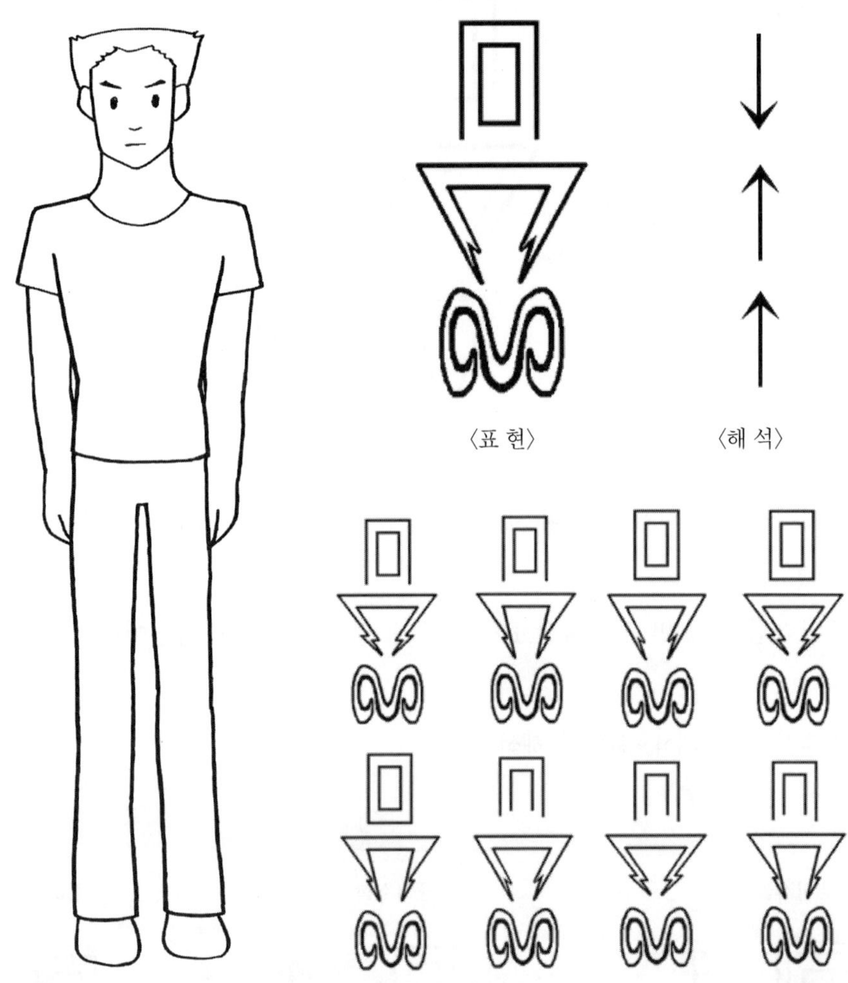

<<< 느낌한글 해석

해석자를 보면 하강이 한 번 이루어진 후 두 번의 상승이 이루어진다. 너무 급한 성격이다. 이는 한 번 먼저 양보하고 그 다음에는 두 번을 이기는 감성을 나타낸다. 말투, 행동, 사고 모두에서 그렇다. 그러나 환경이 다른 경우는 느낌한글과 감성순환도 마음한글을 통해 이 것을 알고 감성을 행한다면 좋을 것이다. 이김과 양보를 고르게 해야 한다. 또한 독립된 소우주로서 음양의 균형과 조화에 의해 이 감성의 내부에는 여성 태음토형성의 감성이 내재되어 있다. 따라서 외형적 감성을 그 사람 감성의 전부로 보지는 말아야 할 것이다. 이 감성은 남성 소양인 목형의 감성과 같기는 하지만 태양인으로서 저돌적 감성은 다르다.

남성성

남성성은 음성적이고 정적이다. 자연에 비유하면 추운 한대와 냉대, 가을과 겨울, 저녁과 밤, 문명에 비유하면 후진 문명과 고난의 역사, 어려운 생활 등의 특성을 갖는다. 따라서 하강, 수축, 저장, 수렴 및 구심적인 중심지향적 특성을 갖는다. 수직적이고 내장에 강하고 무거움, 집착, 폐쇄성, 계급성, 진지함도 남성성의 특징이다. 일에서는 조직을 선호하며 신중하고 지구력이 있다. 과거와 미래 목표 등의 대상을 우선시하며 사고를 통한 논리와 분석에 강하다. 부분적이고 구체적이며 내편 중심의 절대적 사고를 한다. 우주의 순환 및 상대성원리에 의해 먼저 남성성이 드러나고 나중에 여성성이 드러난다. 그와 같음이 자연스러움이다.

태양인의 특성

몸통 기준의 오장육부의 구조적인 감수성으로 양의 시작이고 동적이다. 기가 상승되어 머리 목덜미가 발달하고 이마가 넓으며 눈에는 광채가 있으며 살이 찌지 않고 걸음이 씩씩하다. 건장하고 과단성이 있고 진취적이며 당당한 태도를 갖고 동적이라 한 번 정한 일은 물러서지 않는다. 추진력과 영웅심이 강하며 창의력이 있고 관찰력과 식견이 뛰어나되 남을 무시하는 경향이 있으며 일이 안 되면 심한 분노를 나타낸다. 폐(대) 간(소)의 체질로 오래 걷거나 서 있기가 힘들다. 예를 알면 자연스러워지고 소변량이 많고 잘 나오면 건강하다. 우주의 순환 및 상대성원리에 의해 먼저 태양성이 드러나고 나중에 태음성이 드러난다. 그와 같음이 자연스러움이다.

목형의 특성

얼굴과 머리, 오장육부의 질적인 감수성으로써 양의 시작이고 동적이며 부드럽다. 자연에 비유하여 기후의 이동순서로 보면 적도에서 남북 방향으로 약간 이동한 지역에 속한다. 계절로는 봄, 하루로는 새벽, 일의 과정에서는 시작, 인생에서는 유아와 어린이의 특성을 갖는다. 따라서 목이 가진 부드러움과 온화함·인자함 등과 봄과 유아·어린이의 특성인 생기발랄함·천진난만함, 새벽과 일의 시작의 특성인 희망의 분위기를 띠고 행동을 한다. 오장육부 기운의 질적인 비율 중 간담(다) 비위(소)로 얼굴형은 직사각형을 세워 놓은 모양이다. 우주의 순환 및 상대성원리에 의해 목의 특성이 먼저 드러나고 나중에 토의 특성이 드러난다. 그와 같음이 자연스러움이다.

·2 남성 태양인 화형

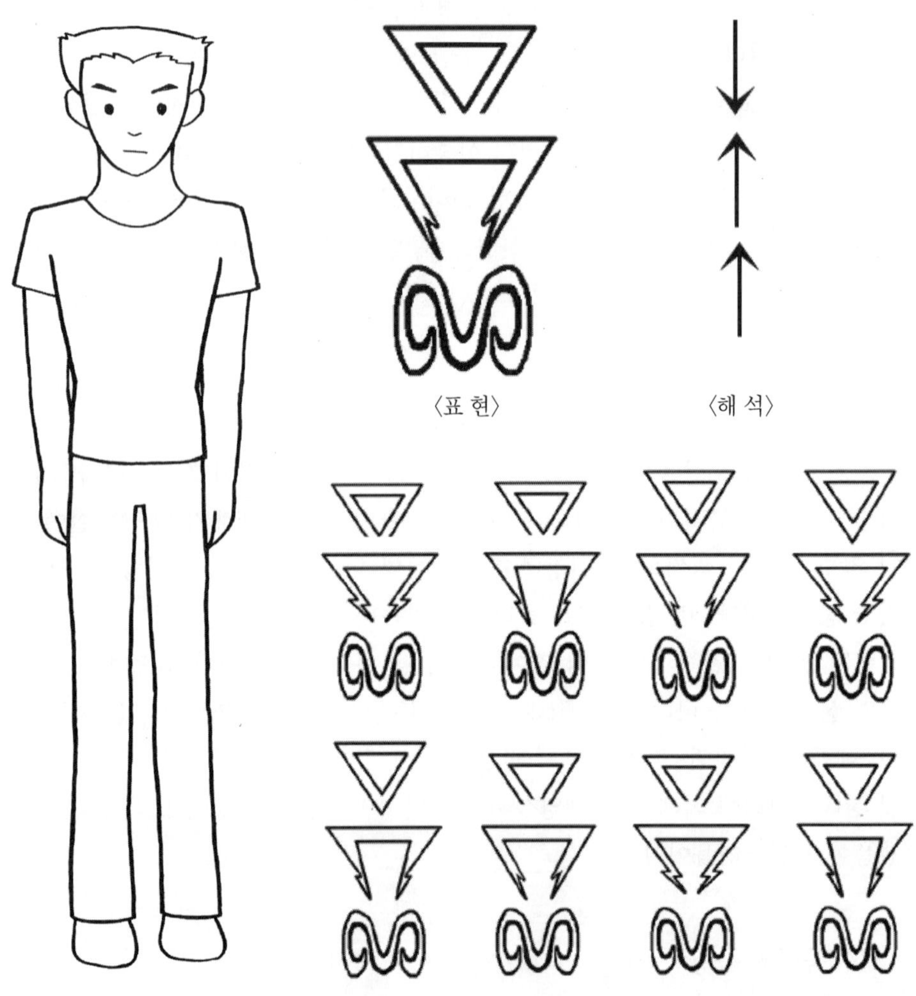

<<< 느낌한글 해석

해석자를 보면 하강이 한 번 이루어진 후 두 번의 상승이 이루어진다. 대단히 급한 성격이다. 이는 한 번은 먼저 양보하고 그 다음에 두 번은 이기는 감성을 나타낸다. 말투, 행동, 사고 모두 에서 그렇다. 그러나 환경이 다른 경우는 느낌한글과 감성순환도 마음한글을 통해 이것을 알고 감성을 행한다면 좋을 것이다. 사람은 이김과 양보를 고르게 해야 한다. 또한 독립된 소우주로 서 음양의 균형과 조화에 의해 이 감성의 내부에는 여성 태음금형성의 감성이 내재되어 있다. 따라서 외형적 감성을 그 사람 감성의 전부로 보지는 말아야 할 것이다. 이 감성은 남성 소양인 화형의 감성과 같기는 하지만 태양인으로서 저돌적 감성은 다르다.

<<< 남성성

남성성은 음성적이고 정적이다. 자연에 비유하면 추운 한대와 냉대, 가을과 겨울, 저녁과 밤, 문명에 비유하면 후진 문명과 고난의 역사, 어려운 생활 등의 특성을 갖는다. 따라서 하강, 수축, 저장, 수렴 및 구심적인 중심지향적 특성을 갖는다. 수직적이고 내장에 강하고 무거움, 집착, 폐쇄성, 계급성, 진지함도 남성성의 특징이다. 일에서는 조직을 선호하고 신중하고 지구력이 있다. 과거와 미래 목표 등의 대상을 우선하며 사고를 통한 논리와 분석에 강하다. 부분적이고 구체적이며 내편 중심의 절대적 사고를 한다. 우주의 순환 및 상대성원리에 의해 먼저 남성성이 드러나고 나중에 여성성이 드러난다. 그와 같음이 자연스러움이다.

<<< 태양인의 특성

몸통 기준의 오장육부의 구조적인 감수성으로 양의 시작이고 동적이다. 기가 상승되어 머리 목덜미가 발달하고 이마가 넓으며 눈에 광채가 있고 살이 찌지 않고 걸음이 씩씩하다. 건장하고 과단성이 있고 진취적이며 당당한 태도를 갖고 동적이라 한 번 정한 일은 물러서지 않는다. 추진력과 영웅심이 강하며 창의력이 있고 관찰력과 식견이 뛰어나되 남을 무시하는 경향과 일이 안 되면 심한 분노를 나타낸다. 폐(대) 간(소)의 체질로 오래 걷거나 서 있기가 힘들다. 예를 알면 자연스러워지고 소변량이 많고 잘 나오면 건강하다. 우주의 순환 및 상대성원리에 의해 먼저 태양성이 드러나고 나중에 태음성이 드러난다. 그와 같음이 자연스러움이다.

<<< 화형의 특성

얼굴과 머리, 오장육부의 질적인 감수성으로써 양의 확산이고 동적이고 폭발적이다. 자연에 비유하여 '기후의 이동순서'로 보면 아열대지역에 속한다. 계절로는 여름, 하루로는 아침과 오전, 일의 과정에서는 전개와 갈등, 인생에서는 청소년기에 속한다. 따라서 화가 가진 확산력과 열정, 산화력 등과 여름과 청소년기의 특성인 명랑함과 진취성, 구속에의 거부와 오전과 일의 전개의 특성인 폭발력과 희생적 특성이 있다. 육감이 예민하고 사교성이 뛰어나다. 오장육부의 질적인 비율 중 심소(다) 폐대(소)로 얼굴형은 역삼각형이다. 우주의 순환 및 상대성원리에 의해 화의 특성이 먼저 드러나고 나중에 금의 특성이 드러난다. 그와 같음이 자연스러움이다.

3 남성 태양인 토형

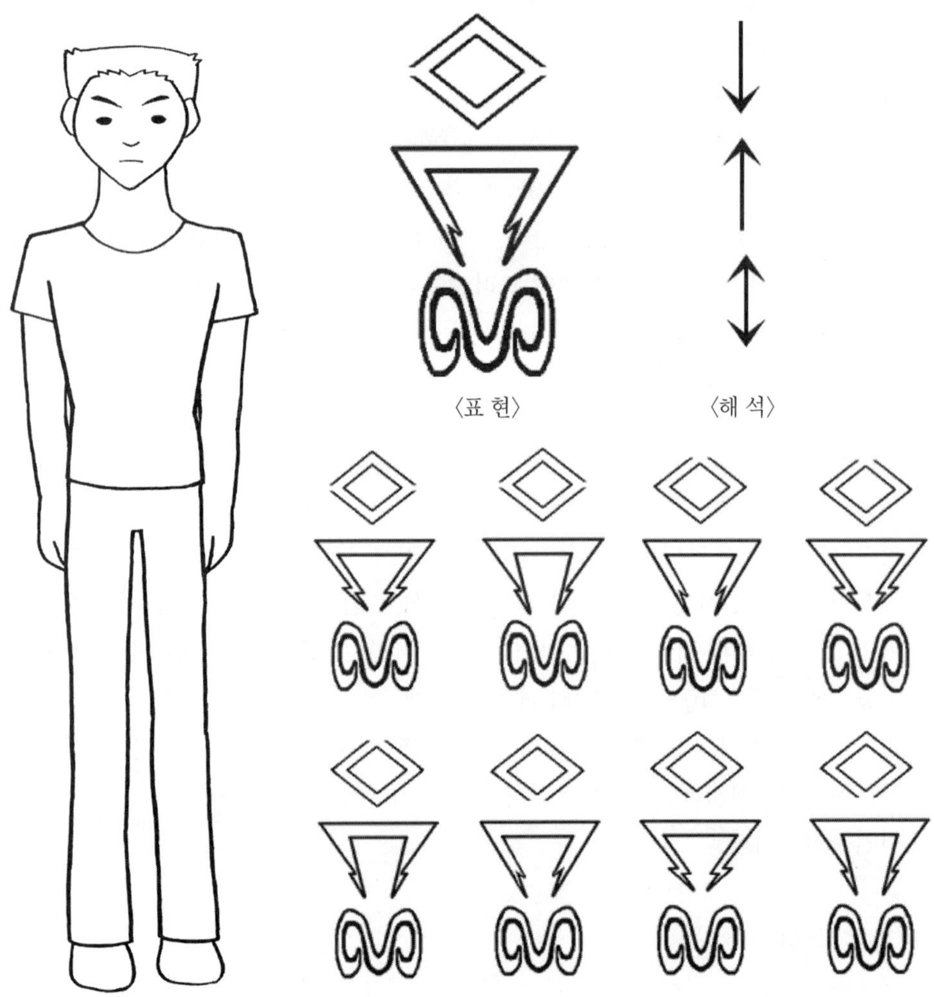

⟨⟨⟨ 느낌한글 해석

해석자를 보면 하강이 이루어진 후 상승이 이루어지고 그 다음은 상승과 하강이 균형을 이룬다. 무척 급한 성격이다. 이는 먼저 양보하고 다음에는 이기고 그 다음에는 머무는 감성을 나타낸다. 말투, 행동, 사고 모두에서 그렇다. 그러나 환경이 다른 경우는 느낌한글과 감성순환도 마음한글 을 통해 이것을 알고 감성을 행한다면 좋을 것이다. 사람은 이김과 양보를 고르게 해야 한다. 또 한 독립된 소우주로서 음양의 균형과 조화에 의해 이 감성의 내부에는 여성 태음수형성의 감성 이 내재되어 있다. 따라서 외형적 감성을 그 사람 감성의 전부로 보지는 말아야 할 것이다. 이 감 성은 남성 소양인 토형의 감성과 같기는 하지만 태양인으로서 저돌적 감성은 다르다.

《《《 남성성

남성성은 음성적이고 정적이다. 자연에 비유하면 추운 한대와 냉대, 가을과 겨울, 저녁과 밤, 문명에 비유하면 후진 문명과 고난의 역사, 어려운 생활 등의 특성을 갖는다. 따라서 하강, 수축, 저장, 수렴 및 구심적인 중심지향적 특성을 갖는다. 수직적이고 내장에 강하고 무거움, 집착, 폐쇄성, 계급성, 진지함도 남성성의 특징이다. 일에서는 조직을 선호하고 신중하며 지구력이 있다. 과거와 미래 목표 등의 대상을 우선시하며 사고를 통한 논리와 분석에 강하다. 부분적이고 구체적이며 내편 중심의 절대적 사고를 한다. 우주의 순환 및 상대성원리에 의해 먼저 남성성이 드러나고 나중에 여성성이 드러난다. 그와 같음이 자연스러움이다.

《《《 태양인의 특성

몸통 기준의 오장육부의 구조적인 감수성으로 양의 시작이고 동적이다. 기가 상승되어 머리 목덜미가 발달하고 이마가 넓으며 눈에 광채가 있고 살이 찌지 않고 걸음이 씩씩하다. 건장하고 과단성이 있고 진취적이며 당당한 태도를 갖고 동적이라 한 번 정한 일은 물러서지 않는다. 추진력과 영웅심이 강하며 창의력이 있고 관찰력과 식견이 뛰어나되 남을 무시하는 경향이 있으며 일이 안 되면 심한 분노를 나타낸다. 폐(대) 간(소)의 체질로 오래 걷거나 서 있기가 힘들다. 예를 알면 자연스러워지고 소변량이 많고 잘 나오면 건강하다. 우주의 순환 및 상대성원리에 의해 먼저 태양성이 드러나고 나중에 태음성이 드러난다. 그와 같음이 자연스러움이다.

《《《 토형의 특성

얼굴과 머리, 오장육부의 질적인 감수성으로서 토형은 양의 정점과 음의 내재가 묶여 고정됨의 특성이 있다. 자연에 비유하여 '기후의 이동순서'로 보면 온대 지역에 속하며, 계절로는 한여름, 하루로는 정오, 일의 과정에서는 절정, 인생에서는 결혼의 시기에 속한다. 따라서 토가 가진 화합함과 한결같음, 굳건함 등과 한여름과 결혼의 특성인 확실함과 철저함, 결합력과 신용, 안정감과 통일감을 준다. 또한 정오와 절정의 특성인 여유와 한가함의 특성이 있다. 오장육부의 기운 중 비위(다) 신방(소)으로 얼굴형은 마름모형이다. 우주의 순환 및 상대성원리에 의해 토의 특성이 먼저 드러나고 나중에 수의 특성이 드러난다. 그와 같음이 자연스러움이다.

4 남성 태양인 금형

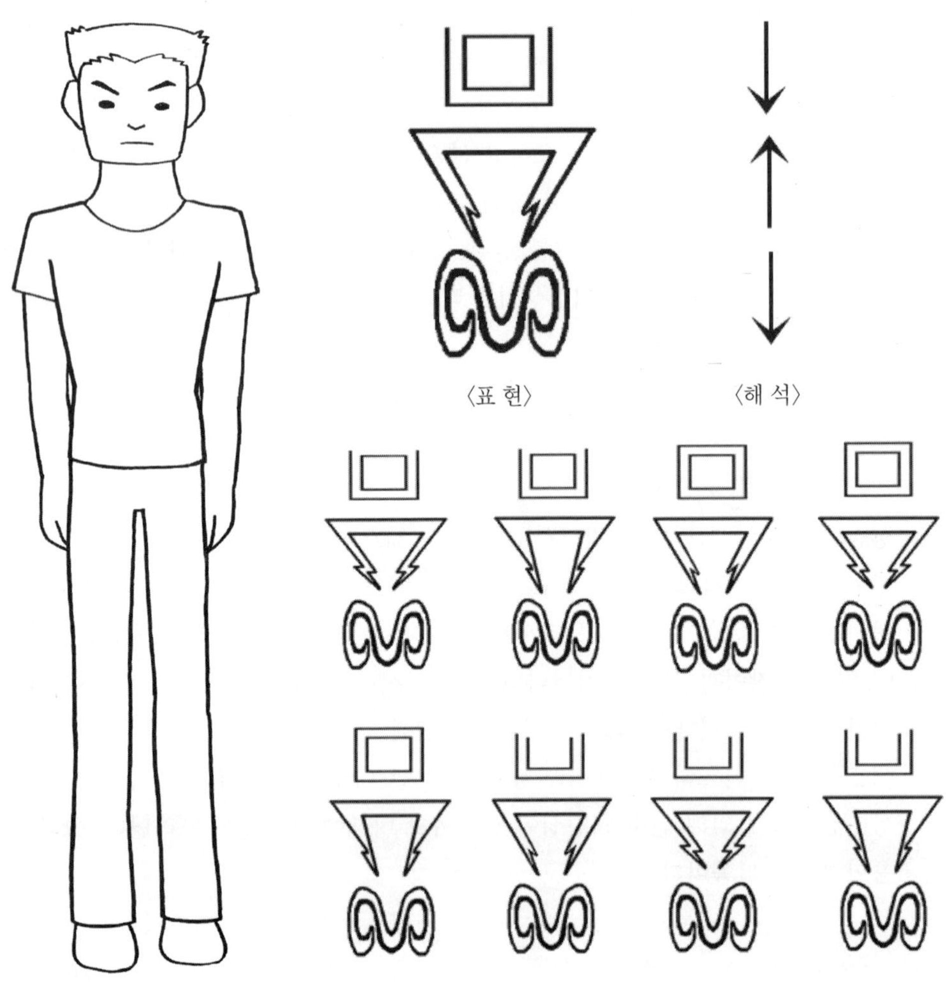

⟨⟨⟨ 느낌한글 해석

해석자를 보면 하강이 한 번 이루어진 후 한 번의 상승이 이루어지고 또 한 번의 하강이 이루어진다. 아주 급한 성격이다. 이는 한 번은 먼저 양보하고 그 다음에는 이기고 다시 양보하는 감성을 나타낸다. 말투, 행동, 사고 모두에서 그렇다. 그러나 환경이 다른 경우는 느낌한글과 감성순환도 마음한글을 통해 이것을 알고 감성을 행한다면 좋을 것이다. 사람은 이김과 양보를 고르게 해야 한다. 또한 독립된 소우주로서 음양의 균형과 조화에 의해 이 감성의 내부에는 여성 태음목형성의 감성이 내재되어 있다. 따라서 외형적 감성을 그 사람 감성의 전부로 보지는 말아야 할 것이다. 이 감성은 남성 소양인 금형의 감성과 같기는 하지만 태양인으로서 저돌적 감성은 다르다.

<<< 남성성

남성성은 음성적이고 정적이다. 자연에 비유하면 추운 한대와 냉대, 가을과 겨울, 저녁과 밤, 문명에 비유하면 후진 문명과 고난의 역사, 어려운 생활 등의 특성을 갖는다. 따라서 하강, 수축, 저장, 수렴 및 구심적인 중심지향적 특성을 갖는다. 수직적이고 내장에 강하고 무거움, 집착, 폐쇄성, 계급성, 진지함도 남성성의 특징이다. 일에서는 조직을 선호하고 신중하며 지구력이 있다. 과거와 미래 목표 등의 대상을 우선시하며 사고를 통한 논리와 분석에 강하다. 부분적이고 구체적이며 내편 중심의 절대적 사고를 한다. 우주의 순환 및 상대성원리에 의해 먼저 남성성이 드러나고 나중에 여성성이 드러난다. 그와 같음이 자연스러움이다.

<<< 태양인의 특성

몸통 기준의 오장육부의 구조적인 감수성으로 양의 시작이고 동적이다. 기가 상승되어 머리 목덜미가 발달하고 이마가 넓으며 눈에 광채가 있고 살이 찌지 않고 걸음이 씩씩하다. 건장하고 과단성이 있고 진취적이며 당당한 태도를 갖고 동적이라 한 번 정한 일은 물러서지 않는다. 추진력과 영웅심이 강하며 창의력이 있고 관찰력과 식견이 뛰어나되 남을 무시하는 경향이 있으며 일이 안 되면 심한 분노를 나타낸다. 폐(대) 간(소)의 체질로 오래 걷거나 서 있기가 힘들다. 예를 알면 자연스러워지고 소변량이 많고 잘 나오면 건강하다. 우주의 순환 및 상대성원리에 의해 먼저 태양성이 드러나고 나중에 태음성이 드러난다. 그와 같음이 자연스러움이다.

<<< 금형의 특성

얼굴과 머리, 오장육부의 질적인 감수성으로써 음의 시작이며 정적이고 긴장감을 준다. 자연에 비유하여 '기후의 이동순서'로 보면 냉대지역에 속한다. 계절로는 가을의, 하루로는 오후와 저녁의, 일의 과정에서는 결말의, 인생에서는 중·장년기에 속한다. 따라서 금이 가진 긴장감과 흡입력·구심력 등과 가을과 중년의 특성인 숙살과 의리·지도력과 포용력, 저녁과 일의 결말의 정리와 결실력이 있고 자존심이 강하다. 오장육부 기운의 질적인 비율 중 폐대(다) 간담(소)으로 얼굴형은 정사각형 모양이다. 우주의 순환 및 상대성원리에 의해 금의 특성이 먼저 드러나고 나중에 목의 특성이 드러난다. 그와 같음이 자연스러움이다.

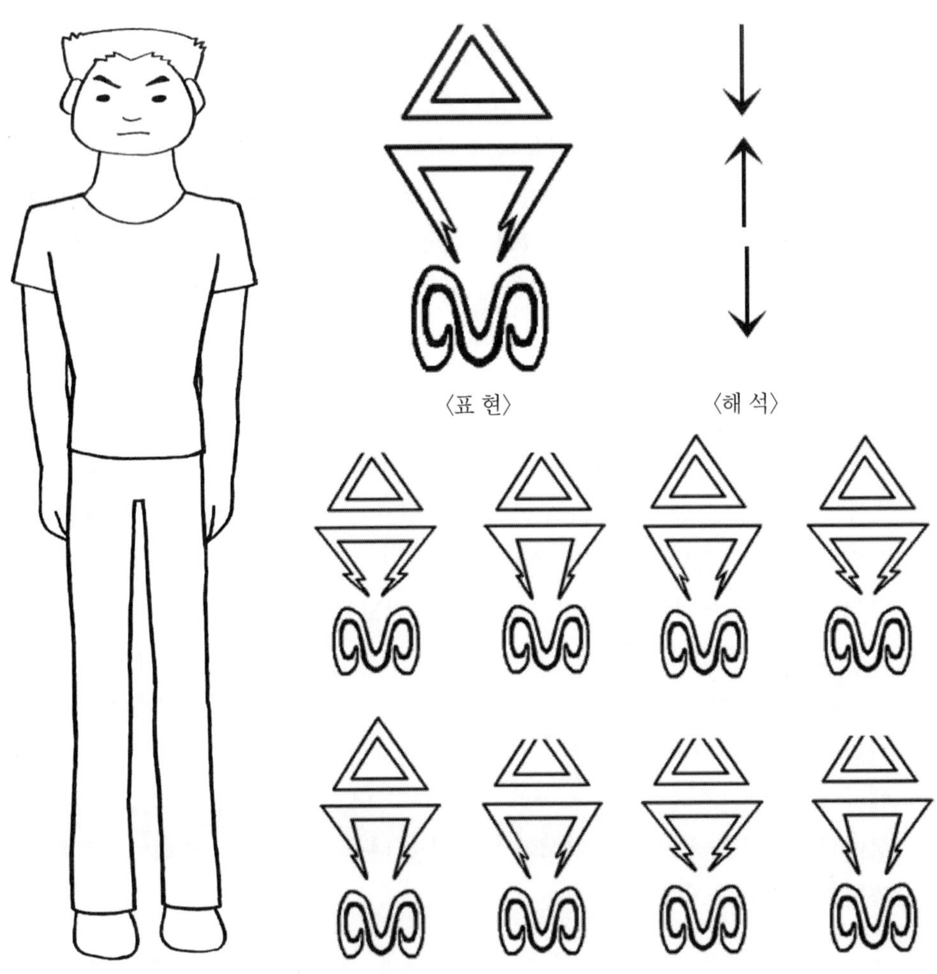

느낌한글 해석

해석자를 보면 하강이 한 번 이루어진 후 한 번의 상승이 이루어지고 다시 하강이 이루어진다. 매우 급한 성격이다. 이는 한 번은 먼저 양보를 할 수 있지만 그 다음에 한 번은 이기며 다시 양보하는 감성을 나타낸다. 말투, 행동, 사고 모두에서 그렇다. 그러나 환경이 다른 경우는 느낌한글과 감성순환도 마음한글을 통해 이것을 알고 감성을 행한다면 좋을 것이다. 사람은 이김과 양보를 고르게 해야 한다. 또한 독립된 소우주로서 음양의 균형과 조화에 의해 이 감성의 내부에는 여성 태음화형성의 감성이 내재되어 있다. 따라서 외형적 감성을 그 사람 감성의 전부로 보지는 말아야 할 것이다. 이 감성은 남성 소양인 수형의 감성과 같기는 하지만 태양인으로서 저돌적 감성은 다르다.

〈〈〈 남성성

남성성은 음성적이고 정적이다. 자연에 비유하면 추운 한대와 냉대, 가을과 겨울, 저녁과 밤, 문명에 비유하면 후진 문명과 고난의 역사, 어려운 생활 등의 특성을 갖는다. 따라서 하강, 수축, 저장, 수렴 및 구심적인 중심지향적 특성을 갖는다. 수직적이고 내장에 강하고 무거움, 집착, 폐쇄성, 계급성, 진지함도 남성성의 특징이다. 일에서는 조직을 선호하며 신중하고 지구력이 있다. 과거와 미래 목표 등의 대상을 우선시하며 사고를 통한 논리와 분석에 강하다. 부분적이고 구체적이며 내편 중심의 절대적 사고를 한다. 우주의 순환 및 상대성원리에 의해 먼저 남성성이 드러나고 나중에 여성성이 드러난다. 그와 같음이 자연스러움이다.

〈〈〈 태양인의 특성

몸통 기준의 오장육부의 구조적인 감수성으로 양의 시작이고 동적이다. 기가 상승되어 머리 목덜미가 발달하고 이마가 넓으며 눈에 광채가 있고 살이 찌지 않고 걸음이 씩씩하다. 건장하고 과단성이 있고 진취적이며 당당한 태도를 갖고 동적이라 한 번 정한 일은 물러서지 않는다. 추진력과 영웅심이 강하며 창의력이 있고 관찰력과 식견이 뛰어나되 남을 무시하는 경향이 있으며 일이 안 되면 심한 분노를 나타낸다. 폐(대) 간(소)의 체질로 오래 걷거나 서 있기가 힘들다. 예를 알면 자연스러워지고 소변량이 많고 잘 나오면 건강하다. 우주의 순환 및 상대성원리에 의해 먼저 태양성이 드러나고 나중에 태음성이 드러난다. 그와 같음이 자연스러움이다.

〈〈〈 수형의 특성

얼굴과 머리, 오장육부의 질적인 감수성으로서 음의 결말이고 양의 내재이며 정적이고 연하다. 자연에 비유하여 '기후의 이동순서'로 보면 기후로는 한대의, 계절로는 겨울의, 하루로는 밤의, 일의 과정에서는 마무리와 휴식의, 인생에서는 노년기의 특성을 갖는다. 따라서 수가 가진 연함과 은은함·내장감 등과 겨울과 노년의 특성인 교교함과 지혜, 밤과 마무리의 특성인 포용력과 양보심·저장성이 있다. 생식능력이 좋다. 오장육부 기운의 질적인 비율 중 신방(다) 심소(소)로 얼굴형은 삼각형의 모양이다. 우주의 순환 및 상대성원리에 의해 수의 특성이 먼저 드러나고 나중에 화의 특성이 드러난다. 그와 같음이 자연스러움이다.

6 남성 태양인 표준인

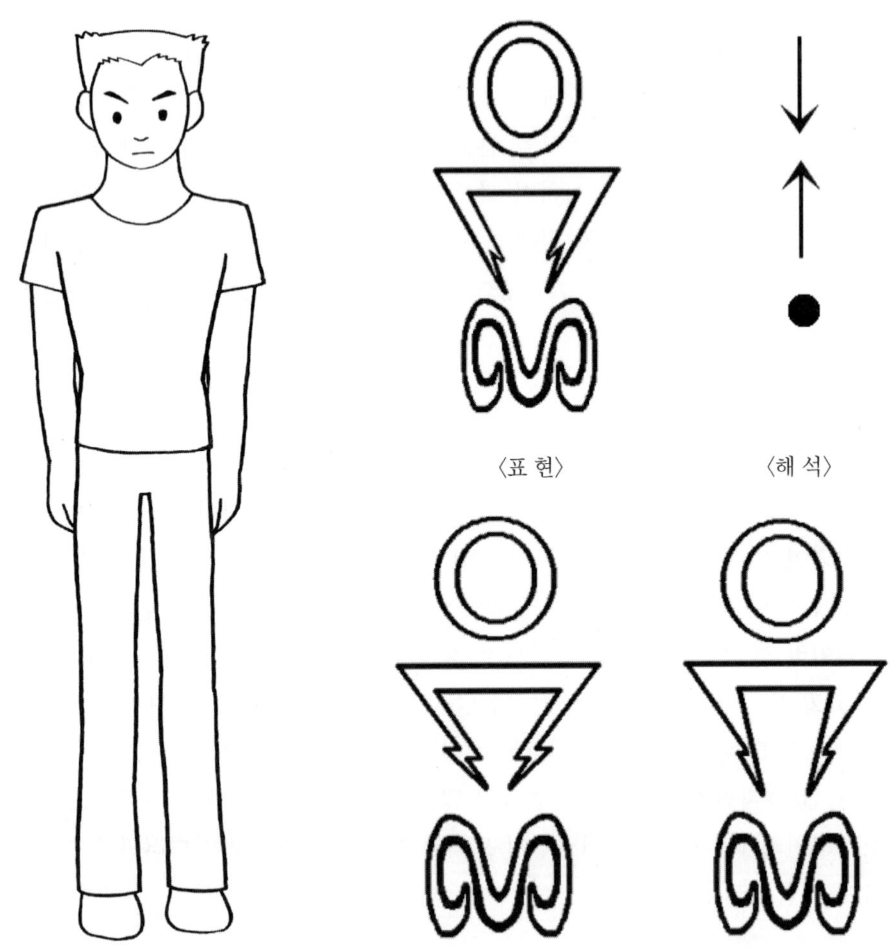

<<< 느낌한글 해석

해석자를 보면 하강이 한 번 이루어진 후 한 번의 상승이 이루어지고 그 다음에는 점이다. 급한 성격이다. 이는 한 번은 먼저 양보를 할 수 있고 그 다음에 한 번은 이기며 그 다음에는 무난하지만 때로는 예측을 넘는 감성이기도 하다. 말투, 행동, 사고 모두에서 그렇다. 그러나 환경이 다른 경우는 느낌한글을 통해 이것을 알고 감성을 행한다면 좋을 것이다. 사람은 이김과 양보를 고르게 해야 한다. 또한 독립된 소우주로서 음양의 균형과 조화에 의해 이 감성의 내부에는 여성 태음표준형성의 감성이 내재되어 있다. 따라서 외형적 감성을 그 사람 감성의 전부로 보지는 말아야 할 것이다. 이 감성은 남성 소양인 표준형의 감성과 같기는 하지만 태양인으로서 저돌적인 감성은 다르다.

《《《 남성성

남성성은 음성적이고 정적이다. 자연에 비유하면 추운 한대와 냉대, 가을과 겨울, 저녁과 밤, 문명에 비유하면 후진 문명과 고난의 역사, 어려운 생활 등의 특성을 갖는다. 따라서 하강, 수축, 저장, 수렴 및 구심적인 중심지향적 특성을 갖는다. 수직적이고 내장에 강하고 무거움, 집착, 폐쇄성, 계급성, 진지함도 남성성의 특징이다. 일에서는 조직을 선호하고 신중하며 지구력이 있다. 과거와 미래 목표 등의 대상을 우선시하며 사고를 통한 논리와 분석에 강하다. 부분적이고 구체적이며 내편 중심의 절대적 사고를 한다. 우주의 순환 및 상대성원리에 의해 먼저 남성성이 드러나고 나중에 여성성이 드러난다. 그와 같음이 자연스러움이다.

《《《 태양인의 특성

몸통 기준의 오장육부의 구조적인 감수성으로 양의 시작이고 동적이다. 기가 상승되어 머리 목덜미가 발달하고 이마가 넓으며 눈에 광채가 있고 살이 찌지 않고 걸음이 씩씩하다. 건장하고 과단성이 있고 진취적이며 당당한 태도를 갖고 동적이라 한 번 정한 일은 물러서지 않는다. 추진력과 영웅심이 강하며 창의력이 있고 관찰력과 식견이 뛰어나되 남을 무시하는 경향이 있으며 일이 안 되면 심한 분노를 나타낸다. 폐(대) 간(소)의 체질로 오래 걷거나 서 있기가 힘들다. 예를 알면 자연스러워지고 소변량이 많고 잘 나오면 건강하다. 우주의 순환 및 상대성원리에 의해 먼저 태양성이 드러나고 나중에 태음성이 드러난다. 그와 같음이 자연스러움이다.

《《《 표준인의 특성

얼굴과 머리를 기준으로 한 오장육부의 질적인 감수성으로써 오행 표준형은 오행의 균형과 조화로움이 특성이다. 자연에 비유하면 열대 · 아열대 · 온대 · 냉대 · 한대의 특성을 고루 갖췄으며 계절로는 봄 · 여름 · 한여름 · 가을 · 겨울의 특성을, 일의 과정에서는 시작에서 휴식까지의, 인생에서는 유아에서 노년까지의 특성을 고루 갖춘 형이다. 따라서 얼굴의 감수성을 기준으로 모든 것이 균형과 조화를 이루어 팔방미인으로 모든 것을 빠지지 않고 고루 잘하되 특별하지 않고 아름다움과 추함, 빈부에서도 원만하다. 오장육부 기운의 질적인 조화로 얼굴형은 달걀형의 모양이며 삶에 대한 태도가 비교적 자연스러운 생태특성을 갖춘 형이다.

7 남성 소양인 목형

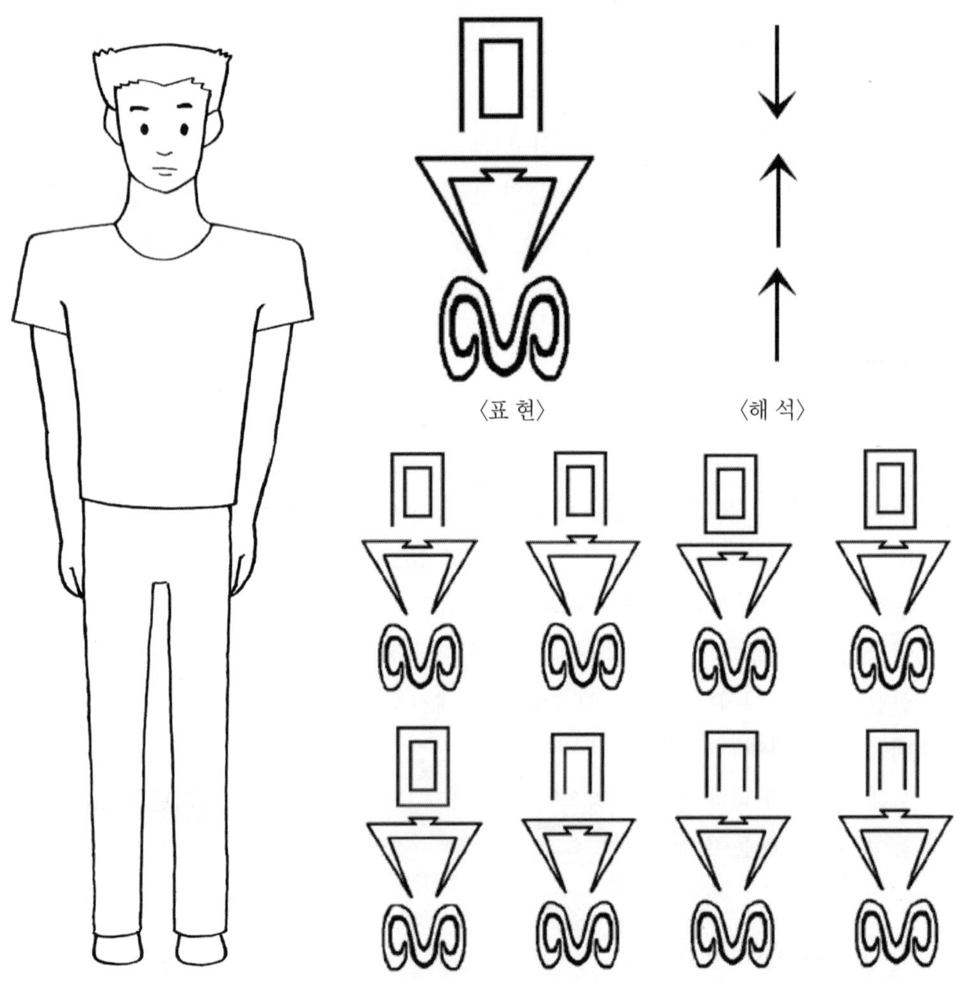

<<< 느낌한글 해석

해석자를 보면 하강이 한 번 이루어진 후 두 번의 상승이 이루어진다. 너무 급한 성격이다. 한 번은 먼저 양보하고 두 번을 연이어 이기는 감성이다. 말투, 행동, 사고 모두에서 그렇다. 그러나 환경이 다른 경우는 느낌한글을 통해 이것을 알고 자신의 감성을 행한다면 보다 좋을 것이다. 사람은 이김과 양보를 고르게 해야 한다. 또한 독립된 소우주로서 음양의 균형과 조화에 의해 이 감성의 내부에는 여성 소음토형성의 감성이 내재되어 있다. 따라서 외형적 감성을 그 사람 감성의 전부로 보지는 말아야 할 것이다. 이 감성은 남성 태양인 목형의 감성과 같기는 하지만 소양인으로서 확산적 감성은 다르다.

〈〈〈 남성성

남성성은 음성적이고 정적이다. 자연에 비유하면 추운 한대와 냉대, 가을과 겨울, 저녁과 밤, 문명에 비유하면 후진 문명과 고난의 역사, 어려운 생활 등의 특성을 갖는다. 따라서 하강, 수축, 저장, 수렴 및 구심적인 중심지향적 특성을 갖는다. 수직적이고 내장에 강하고 무거움, 집착, 폐쇄성, 계급성, 진지함도 남성성의 특징이다. 일에서는 조직을 선호하고 신중하며 지구력이 있다. 과거와 미래 목표 등의 대상을 우선하며 사고를 통한 논리와 분석에 강하다. 부분적이고 구체적이며 내편 중심의 절대적 사고를 한다. 우주의 순환 및 상대성원리에 의해 먼저 남성성이 드러나고 나중에 여성성이 드러난다. 그와 같음이 자연스러움이다.

〈〈〈 소양인의 특성

몸통 기준의 오장육부의 구조적인 감수성으로써 양의 확산이고 동적이다. 기가 위로 확산되어 가슴과 흉곽부위가 발달하고 상체가 실하며 입술이 얇고 걸음걸이가 빠르다. 경쾌하고 용감하며 솔직하고 열성적이며 강직하여 마음에 들지 않는 일은 참지 못한다. 일에서는 이해보다 좋고 싫음을 우선시하고 일을 벌리되 마무리를 못 하여 두려워하고 과시하는 것을 좋아하고 충동적이다. 비대(대) 신소(소)의 체질로 생식력이 약한 측면이 있다. 지를 알면 마음이 좋고 대변이 잘 통하면 건강하다. 우주의 순환 및 상대성원리에 의해 먼저 소양성이 드러나고 나중에 소음성이 드러난다. 그와 같음이 자연스러움이다.

〈〈〈 목형의 특성

얼굴과 머리, 오장육부의 질적인 감수성으로써 양의 시작이고 동적이며 부드럽다. 자연에 비유하여 '기후의 이동순서'로 보면 적도에서 남북 방향으로 약간 이동한 지역에 속하며 계절로는 봄, 하루로는 새벽, 일의 과정에서는 시작, 인생에서는 유아와 어린이의 특성을 갖는다. 따라서 목이 가진 부드러움과 온화함·인자함 등과 봄과 유아·어린이의 특성인 생기발랄하고 천진난만하며, 새벽과 일의 시작의 특성인 희망의 분위기와 행동을 한다. 오장육부 기운의 질적인 비율 중 간담(다) 비위(소)로 얼굴형은 직사각형을 세워놓은 모양이다. 우주의 순환 및 상대성원리에 의해 목의 특성이 먼저 드러나고 나중에 토의 특성이 드러난다. 그와 같음이 자연스러움이다.

8 남성 소양인 화형

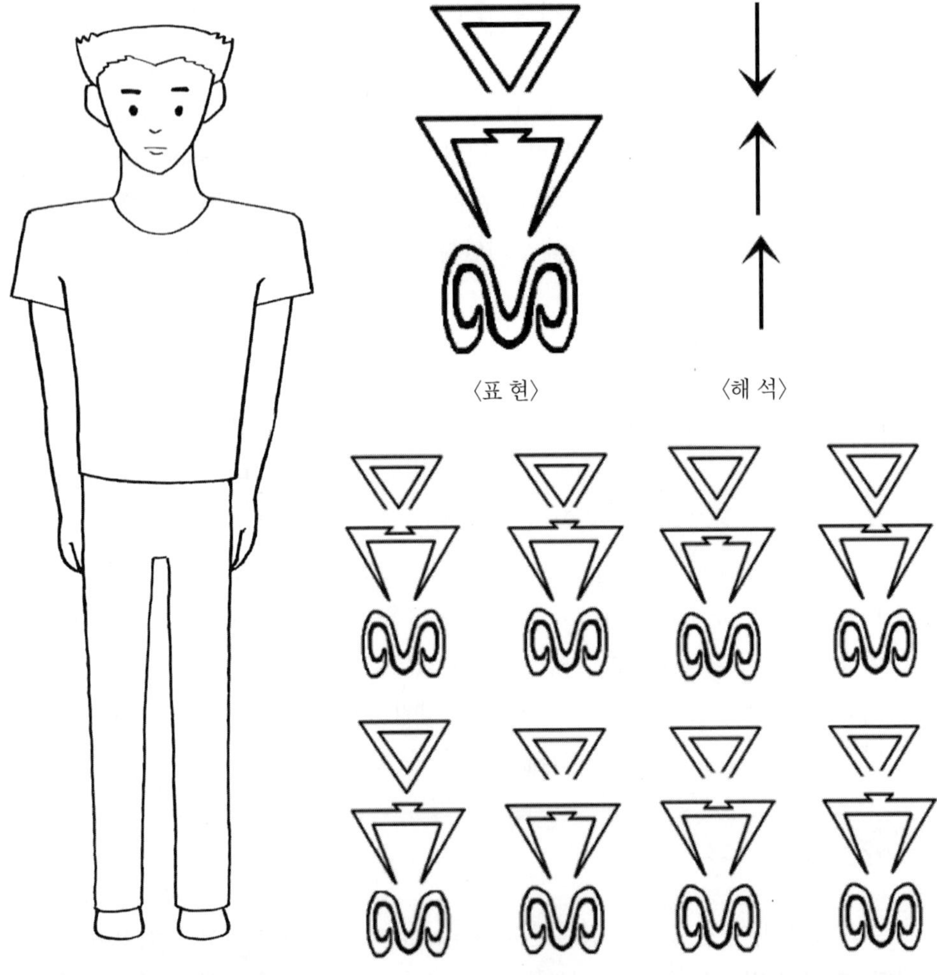

<<< 느낌한글 해석

해석자를 보면 하강이 한 번 이루어진 후 두 번의 상승이 이루어진다. 대단히 급한 성격이다. 이는 한 번은 먼저 양보하고 그 다음에 두 번은 이기는 감성을 나타낸다. 말투, 행동, 사고 모두에서 그렇다. 그러나 환경이 다른 경우는 느낌한글과 감성순환도 마음한글을 통해 이것을 알고 자신의 감성을 행한다면 보다 좋을 것이다. 사람은 이김과 양보를 고르게 해야 한다. 또한 독립된 소우주로서 음양의 균형과 조화에 의해 이 감성의 내부에는 여성 소음금형성의 감성이 내재되어 있다. 따라서 외형적 감성을 그 사람 감성의 전부로 보지는 말아야 할 것이다. 이 감성은 남성 태양인 화형의 감성과 같기는 하지만 소양인으로서 확산적 감성은 다르다.

<<< 남성성

남성성은 음성적이고 정적이다. 자연에 비유하면 추운 한대와 냉대, 가을과 겨울, 저녁과 밤, 문명에 비유하면 후진 문명과 고난의 역사, 어려운 생활 등의 특성을 갖는다. 따라서 하강, 수축, 저장, 수렴 및 구심적인 중심지향적 특성을 갖는다. 수직적이고 내장에 강하고 무거움, 집착, 폐쇄성, 계급성, 진지함도 남성성의 특징이다. 일에서는 조직을 선호하고 신중하며 지구력이 있다. 과거와 미래 목표 등의 대상을 우선하며 사고를 통한 논리와 분석에 강하다. 부분적이고 구체적이며 내편 중심의 절대적 사고를 한다. 우주의 순환 및 상대성원리에 의해 먼저 남성성이 드러나고 나중에 여성성이 드러난다. 그와 같음이 자연스러움이다.

<<< 소양인의 특성

몸통 기준의 오장육부의 구조적인 감수성으로써 양의 확산이고 동적이다. 기가 위로 확산되어 가슴과 흉곽부위가 발달하고 상체가 실하며 입술이 얇고 걸음걸이가 빠르다. 경쾌하고 용감하며 솔직하고 열성적이며 강직하여 마음에 들지 않는 일은 참지 못한다. 일에서는 이해보다 좋고 싫음을 우선시하고 일을 벌이되 마무리를 못 하여 두려워하고 과시하는 것을 좋아하고 충동적이다. 비대(대) 신소(소)의 체질로 생식력이 약한 측면이 있다. 지를 알면 마음이 좋고 대변이 잘 통하면 건강하다. 우주의 순환 및 상대성원리에 의해 먼저 소양성이 드러나고 나중에 소음성이 드러난다. 그와 같음이 자연스러움이다.

<<< 화형의 특성

얼굴과 머리, 오장육부의 질적인 감수성으로써 양의 확산이고 동적이고 폭발적이다. 자연에 비유하여 '기후의 이동순서'로 보면 아열대지역에 속한다. 계절로는 여름, 하루로는 아침과 오전, 일의 과정에서는 전개와 갈등, 인생에서는 청소년기에 속한다. 따라서 화가 가진 확산력과 열정·산화력 등과 여름과 청소년기의 특성인 명랑함과 진취성·구속에의 거부와 오전과 일의 전개의 특성인 폭발력과 희생적 특성이 있다. 육감이 예민하고 사교성이 뛰어나다. 오장육부의 질적인 비율 중 심소(다) 폐대(소)로 얼굴형은 역삼각형이다. 우주의 순환 및 상대성원리에 의해 화의 특성이 먼저 드러나고 나중에 금의 특성이 드러난다. 그와 같음이 자연스러움이다.

9 남성 소양인 토형

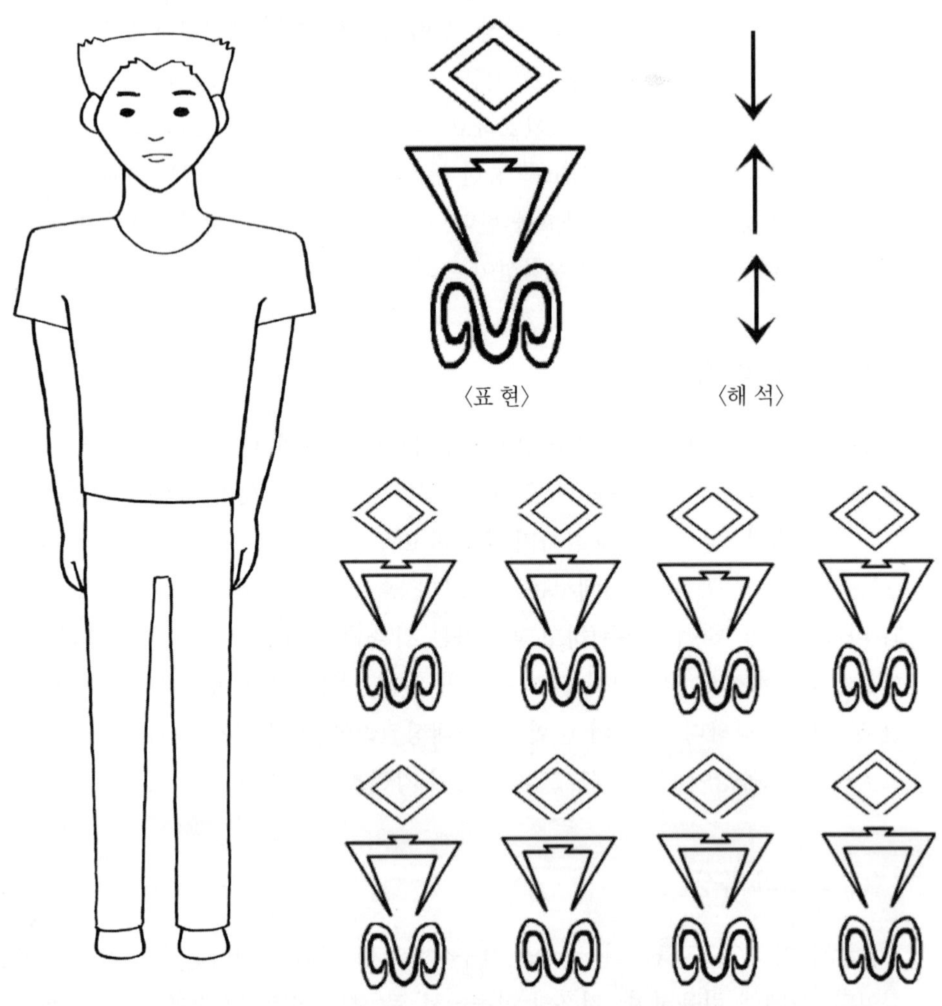

해석자를 보면 하강이 한 번 이루어진 후 상승이 이루어지고 그 다음은 상승과 하강이 균형을 이룬다. 매우 급한 성격이다. 이는 한 번은 먼저 양보하고 다음에는 이기고 그 다음에는 머무는 감성이다. 말투, 행동, 사고 모두에서 그렇다. 그러나 환경이 다른 경우는 느낌한글과 감성순환도 마음한글을 통해 이것을 알고 감성을 행한다면 좋을 것이다. 사람은 이김과 양보를 고르게 해야 한다. 또한 독립된 소우주로서 음양의 균형과 조화에 의해 이 감성의 내부에는 여성 소음수형성의 감성이 내재되어 있다. 따라서 외형적 감성을 그 사람 감성의 전부로 보지는 말아야 할 것이다. 이 감성은 남성 태양인 토형의 감성과 같기는 하지만 소양인으로서 확산적 감성은 다르다.

《《《 남성성

여성성은 양성적이고 동적이다. 자연에 비유하면 더운 열대와 아열대, 봄과 여름, 새벽과 낮, 문명에 비유하면 선진 문명과 번영의 역사, 윤택한 생활 등의 특성을 갖는다. 따라서 상승, 확산, 배출, 발산 및 원심적인 주변지향적 특성을 갖는다. 수평적이고 표현에 강하며 경쾌함, 방치, 개방성, 평등성, 자유분방함도 여성성의 특징이다. 일에서는 개별성을 선호하고 씩씩하며 순발력이 있다. 현실과 상황과 역할 등을 우선시하고 감성을 통한 유머와 관찰에 강하고 전체적이고 포괄적이며 나 중심의 상대적 사고를 한다. 우주의 순환 및 상대성원리에 의해 먼저 여성성이 드러나고 나중에 남성성이 드러난다. 그와 같음이 자연스러움이다.

《《《 소양인의 특성

몸통 기준의 오장육부의 구조적인 감수성으로써 양의 확산이고 동적이다. 기가 위로 확산되어 가슴과 흉곽부위가 발달하고 상체가 실하며 입술이 얇고 걸음걸이가 빠르다. 경쾌하고 용감하며 솔직하고 열성적이며 강직하여 마음에 들지 않는 일은 참지 못한다. 일에서는 이해보다 좋고 싫음을 우선시하고 일을 벌리되 마무리를 못 하여 두려워하고 과시하는 것을 좋아하고 충동적이다. 비대(대) 신소(소)의 체질로 생식력이 약한 측면이 있다. 지를 알면 마음이 좋고 대변이 잘 통하면 건강하다. 우주의 순환 및 상대성원리에 의해 먼저 소양성이 드러나고 나중에 소음성이 드러난다. 그와 같음이 자연스러움이다.

《《《 토형의 특성

얼굴과 머리 · 오장육부의 질적인 감수성으로써 토형은 양의 정점과 음의 내재가 묶여 고정됨의 특성이 있다. 자연에 비유하여 '기후의 이동순서'로 보면 온대지역에 속하며 계절로는 한여름, 하루로는 정오, 일의 과정에서는 절정, 인생에서는 결혼의 시기에 속한다. 따라서 토가 가진 화합함과 한결같음, 굳건함 등과 한여름과 결혼의 특성인 확실함과 철저함, 결합력과 신용 · 안정감과 통일감을 준다. 또한 정오와 절정의 특성인 여유와 한가함의 특성이 있다. 오장육부의 기운 중 비위(대) 신방(소)으로 얼굴형은 마름모형이다. 우주의 순환 및 상대성원리에 의해 토의 특성이 먼저 드러나고 나중에 수의 특성이 드러난다. 그와 같음이 자연스러움이다.

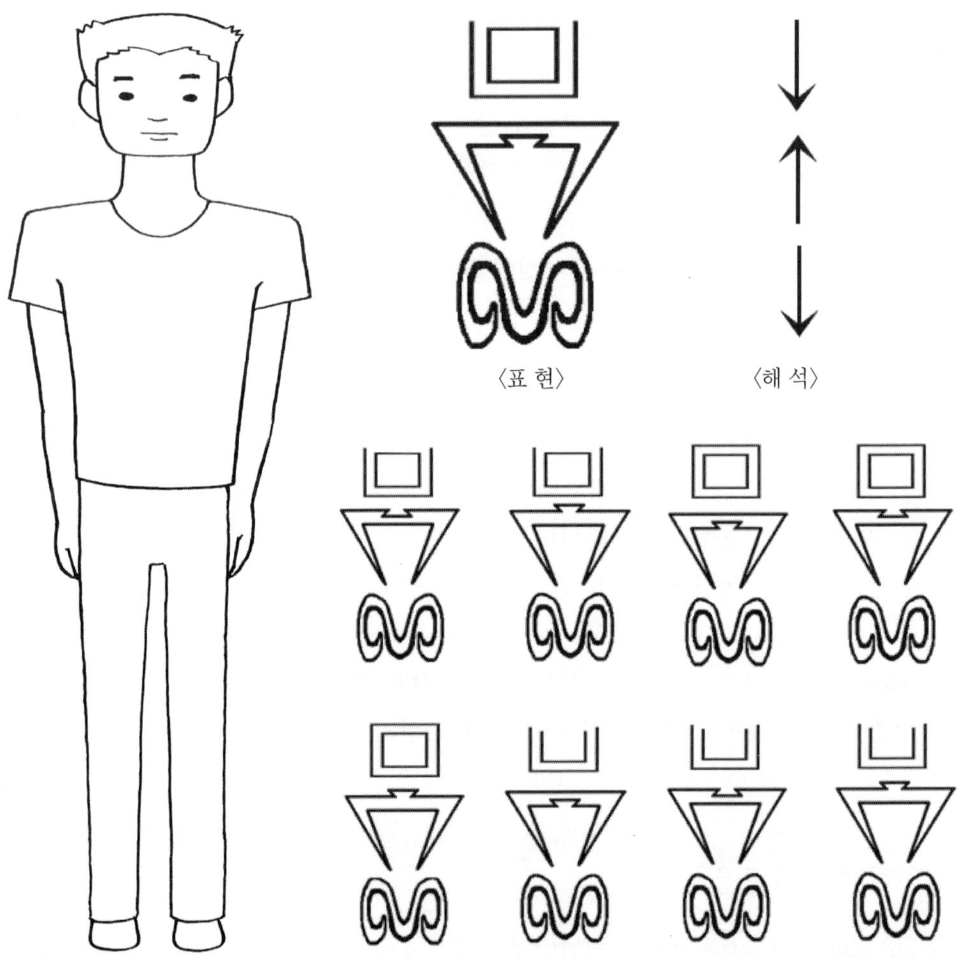

<<< 느낌한글 해석

해석자를 보면 하강이 한 번 이루어진 후 한 번의 상승이 이루어지고 또 한 번의 하강이 이루어
진다. 급한 성격이다. 이는 한 번은 먼저 양보하고 그 다음에는 한 번을 이기고 다시 양보하는
감성을 나타낸다. 말투, 행동, 사고 모두에서 그렇다. 그러나 환경이 다른 경우는 느낌한글과
감성순환도 마음한글을 통해 이것을 알고 자신의 감성을 행한다면 보다 좋을 것이다. 사람은
이김과 양보를 고르게 해야 한다. 또한 독립된 소우주로서 음양의 균형과 조화에 의해 이 감성
의 내부에는 여성 소음목형성의 감성이 내재되어 있다. 따라서 외형적 감성을 그 사람 감성의
전부로 보지는 말아야 할 것이다. 이 감성은 남성 태양인 금형의 감성과 같기는 하지만 소양인
으로서 확산적 감성은 다르다.

《《《 남성성

남성성은 음성적이고 정적이다. 자연에 비유하면 추운 한대와 냉대, 가을과 겨울, 저녁과 밤, 문명에 비유하면 후진 문명과 고난의 역사, 어려운 생활 등의 특성을 갖는다. 따라서 하강, 수축, 저장, 수렴 및 구심적인 중심지향적 특성을 갖는다. 수직적이고 내장에 강하고 무거움, 집착, 폐쇄성, 계급성, 진지함도 남성성의 특징이다. 일에서는 조직을 선호하고 신중하며 지구력이 있다. 과거와 미래 목표 등의 대상을 우선시하며 사고를 통한 논리와 분석에 강하다. 부분적이고 구체적이며 내편 중심의 절대적 사고를 한다. 우주의 순환 및 상대성원리에 의해 먼저 남성성이 드러나고 나중에 여성성이 드러난다. 그와 같음이 자연스러움이다.

《《《 소양인의 특성

몸통 기준의 오장육부의 구조적인 감수성으로써 양의 확산이고 동적이다. 기가 위로 확산되어 가슴과 흉곽부위가 발달하고 상체가 실하며 입술이 얇고 걸음걸이가 빠르다. 경쾌하고 용감하며 솔직하고 열성적이며 강직하여 마음에 들지 않는 일은 참지 못한다. 일에서는 이해보다 좋고 싫음을 우선시하고 일을 벌리되 마무리를 못 하여 두려워하고 과시하는 것을 좋아하고 충동적이다. 비대(대) 신소(소)의 체질로 생식력이 약한 측면이 있다. 지를 알면 마음이 좋고 대변이 잘 통하면 건강하다. 우주의 순환 및 상대성원리에 의해 먼저 소양성이 드러나고 나중에 소음성이 드러난다. 그와 같음이 자연스러움이다.

《《《 금형의 특성

얼굴과 머리·오장육부의 질적인 감수성으로써 음의 시작이며 정적이고 긴장감을 준다. 자연에 비유하여 '기후의 이동순서'로 보면 냉대지역에 속한다. 계절로는 가을의, 하루로는 오후와 저녁의, 일의 과정에서는 결말의, 인생에서는 중·장년기에 속한다. 따라서 금이 가진 긴장감과 흡입력·구심력 등과 가을과 중년의 특성인 숙살과 의리·지도력과 포용력, 저녁과 일의 결말의 정리와 결실력이 있고 자존심이 강하다. 오장육부 기운의 질적인 비율 중 폐대(다) 간담(소)으로 얼굴형은 정사각형 모양이다. 우주의 순환 및 상대성원리에 의해 금의 특성이 먼저 드러나고 나중에 목의 특성이 드러난다. 그와 같음이 자연스러움이다.

11 남성 소양인 수형

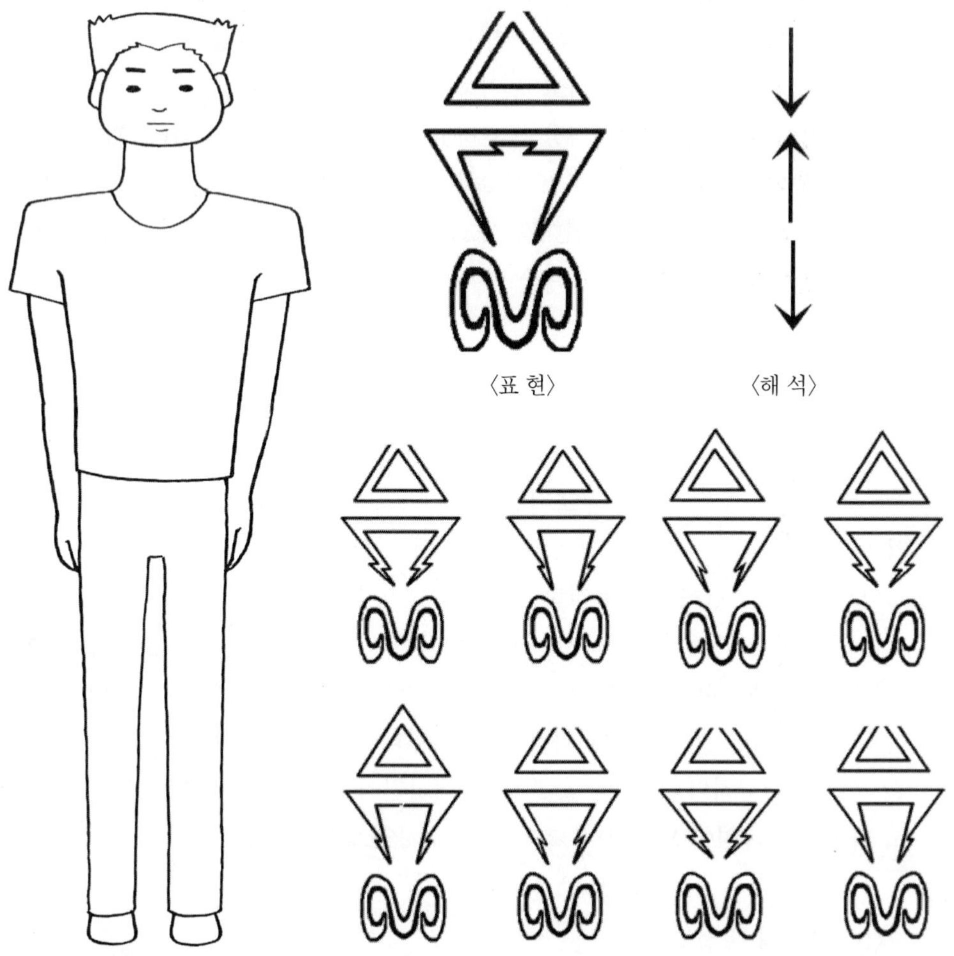

<<< 느낌한글 해석

해석자를 보면 하강이 한 번 이루어진 후 한 번의 상승이 이루어지며 다시 하강이 이루어진다. 급한 성격이다. 이는 한 번은 먼저 양보하고 그 다음에 한 번은 이기며 다시 양보하는 감성을 나타낸다. 말투, 행동, 사고 모두에서 그렇다. 그러나 환경이 다른 경우는 느낌한글과 감성순환도 마음한글을 통해 이것을 알고 자신의 감성을 행한다면 보다 좋을 것이다. 사람은 이김과 양보를 고르게 해야 한다. 또한 독립된 소우주로서 음양의 균형과 조화에 의해 이 감성의 내부에는 여성 소음화형성의 감성이 내재되어 있다. 따라서 외형적 감성을 그 사람 감성의 전부로 보지는 말아야 할 것이다. 이 감성은 남성 태양인 수형의 감성과 같기는 하지만 소양인으로서 확산적 감성은 다르다.

〈〈〈 남성성

남성성은 음성적이고 정적이다. 자연에 비유하면 추운 한대와 냉대, 가을과 겨울, 저녁과 밤, 문명에 비유하면 후진 문명과 고난의 역사, 어려운 생활 등의 특성을 갖는다. 따라서 하강, 수축, 저장, 수렴 및 구심적인 중심지향적 특성을 갖는다. 수직적이고 내장에 강하고 무거움, 집착, 폐쇄성, 계급성, 진지함도 남성성의 특징이다. 일에서는 조직을 선호하고 신중하며 지구력이 있다. 과거와 미래 목표 등의 대상을 우선시하며 사고를 통한 논리와 분석에 강하다. 부분적이고 구체적이며 내편 중심의 절대적 사고를 한다. 우주의 순환 및 상대성원리에 의해 먼저 남성성이 드러나고 나중에 여성성이 드러난다. 그와 같음이 자연스러움이다.

〈〈〈 소양인의 특성

몸통 기준의 오장육부의 구조적인 감수성으로써 양의 확산이고 동적이다. 기가 위로 확산되어 가슴과 흉곽부위가 발달하고 상체가 실하며 입술이 얇고 걸음걸이가 빠르다. 경쾌하고 용감하며 솔직하고 열성적이며 강직하여 마음에 들지 않는 일은 참지 못한다. 일에서는 이해보다 좋고 싫음을 우선시하고 일을 벌리되 마무리를 못 하여 두려워하고 과시하는 것을 좋아하고 충동적이다. 비대(대)신소(소)의 체질로 생식력이 약한 측면이 있다. 지를 알면 마음이 좋고 대변이 잘 통하면 건강하다. 우주의 순환 및 상대성원리에 의해 먼저 소양성이 드러나고 나중에 소음성이 드러난다. 그와 같음이 자연스러움이다.

〈〈〈 수형의 특성

얼굴과 머리 · 오장육부의 질적인 감수성으로써 음의 결말이고 양의 내재이며 정적이고 연하다. 자연에 비유하여 '기후의 이동순서'로 보면 기후로는 한대의, 계절로는 겨울의, 하루로는 밤의, 일의 과정에서는 마무리와 휴식의, 인생에서는 노년기의 특성을 갖는다. 따라서 수가 가진 연함과 은은함 · 내장감 등과 겨울과 노년의 특성인 교교함과 지혜 · 밤과 마무리의 특성인 포용력과 양보심 · 저장성이 있다. 생식능력이 좋다. 오장육부 기운의 질적인 비율 중 신방(다) 심소(소)로 얼굴형은 삼각형의 모양이다. 우주의 순환 및 상대성원리에 의해 수의 특성이 먼저 드러나고 나중에 화의 특성이 드러난다. 그와 같음이 자연스러움이다

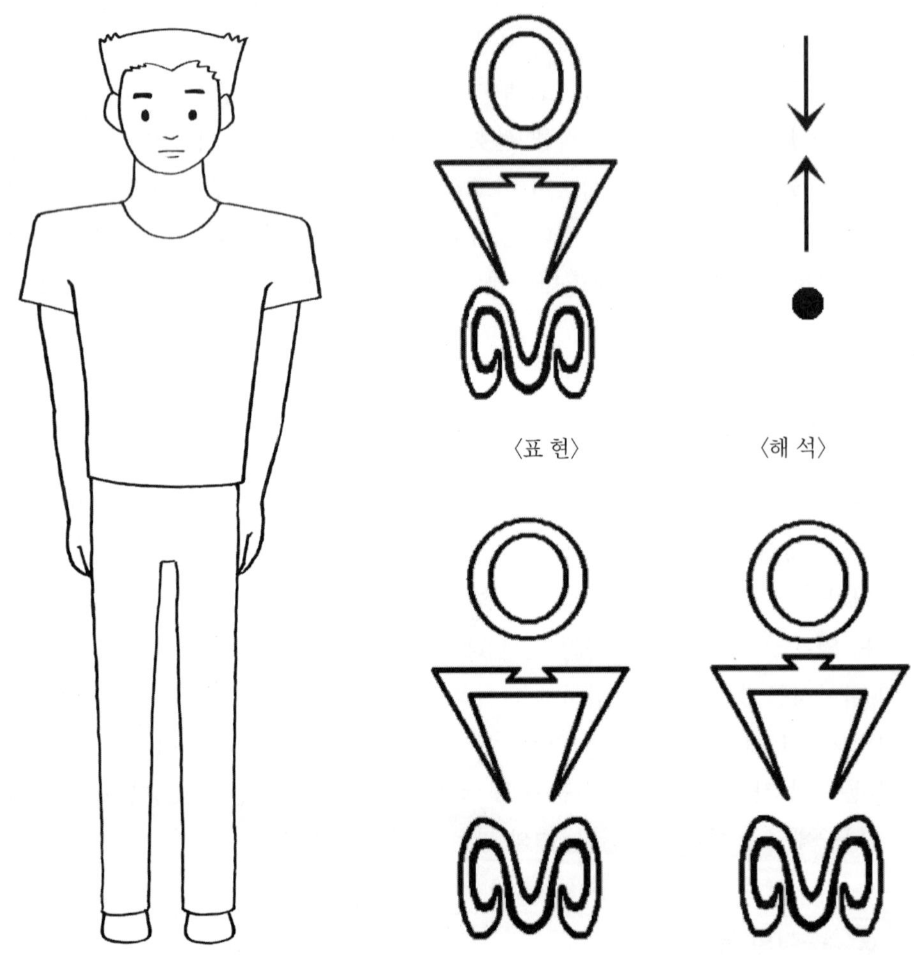

《《《 느낌한글 해석

해석자를 보면 하강이 한 번 이루어진 후 한 번의 상승이 이루어지고 그 다음에는 점이다. 급한 성격이다. 이는 한 번은 먼저 양보가 가능하고 그 다음에 한 번은 이기며 그 다음에는 무난하지만 때로는 예측을 넘는 감성을 나타내기도 한다. 말투, 행동, 사고 모두에서 그렇다. 그러나 환경이 다른 경우는 느낌한글과 감성순환도 마음한글을 통해 이것을 알고 자신의 감성을 행한다면 보다 좋을 것이다. 사람은 이김과 양보를 고르게 해야 한다. 또한 독립된 소우주로서 음양의 균형과 조화에 의해 이 감성의 내부에는 여성 소음표준형성의 감성이 내재되어 있다. 따라서 외형적 감성을 그 사람 감성의 전부로 보지는 말아야 할 것이다. 이 감성은 남성 태양인 표준형과 같기는 하지만 소양인으로서 확산하는 감성은 다르다.

남성성

남성성은 음성적이고 정적이다. 자연에 비유하면 추운 한대와 냉대, 가을과 겨울, 저녁과 밤, 문명에 비유하면 후진 문명과 고난의 역사, 어려운 생활 등의 특성을 갖는다. 따라서 하강, 수축, 저장, 수렴 및 구심적인 중심지향적 특성을 갖는다. 수직적이고 내장에 강하고 무거움, 집착, 폐쇄성, 계급성, 진지함도 남성성의 특징이다. 일에서는 조직을 선호하고 신중하며 지구력이 있다. 과거와 미래 목표 등의 대상을 우선시하며 사고를 통한 논리와 분석에 강하다. 부분적이고 구체적이며 내편 중심의 절대적 사고를 한다. 우주의 순환 및 상대성원리에 의해 먼저 남성성이 드러나고 나중에 여성성이 드러난다. 그와 같음이 자연스러움이다.

소양인의 특성

몸통 기준의 오장육부의 구조적인 감수성으로써 양의 확산이고 동적이다. 기가 위로 확산되어 가슴과 흉곽부위가 발달하고 상체가 실하며 입술이 얇고 걸음걸이가 빠르다. 경쾌하고 용감하며 솔직하고 열성적이며 강직하여 마음에 들지 않는 일은 참지 못한다. 일에서는 이해보다 좋고 싫음을 우선시하고 일을 벌리되 마무리를 못 하여 두려워하고 과시하는 것을 좋아하고 충동적이다. 비대(대)신소(소)의 체질로 생식력이 약한 측면이 있다. 지를 알면 마음이 좋고 대변이 잘 통하면 건강하다. 우주의 순환 및 상대성원리에 의해 먼저 소양성이 드러나고 나중에 소음성이 드러난다. 그와 같음이 자연스러움이다.

표준인의 특성

얼굴과 머리를 기준으로 한 오장육부의 질적인 감수성으로써 오행 표준형은 오행의 균형과 조화로움이 특성이다. 자연에 비유하면 열대 · 아열대 · 온대 · 냉대 · 한대의 특성을 고루 갖췄으며 계절로는 봄 · 여름 · 한여름 · 가을 · 겨울의 특성을, 일의 과정에서는 시작에서 휴식까지의, 인생에서는 유아에서 노년까지의 특성을 고루 갖춘 형이다. 따라서 얼굴의 감수성을 기준으로 모든 것이 균형과 조화를 이루어 팔방미인으로 모든 것을 고루 잘하되 특별하지 않고 아름다움과 추함, 빈부에서도 원만하다. 오장육부 기운의 질적인 조화로 얼굴형은 달걀형의 모양이며 삶에 대한 태도가 비교적 자연스러운 생태특성을 갖춘 형이다.

13 남성 태음인 목형

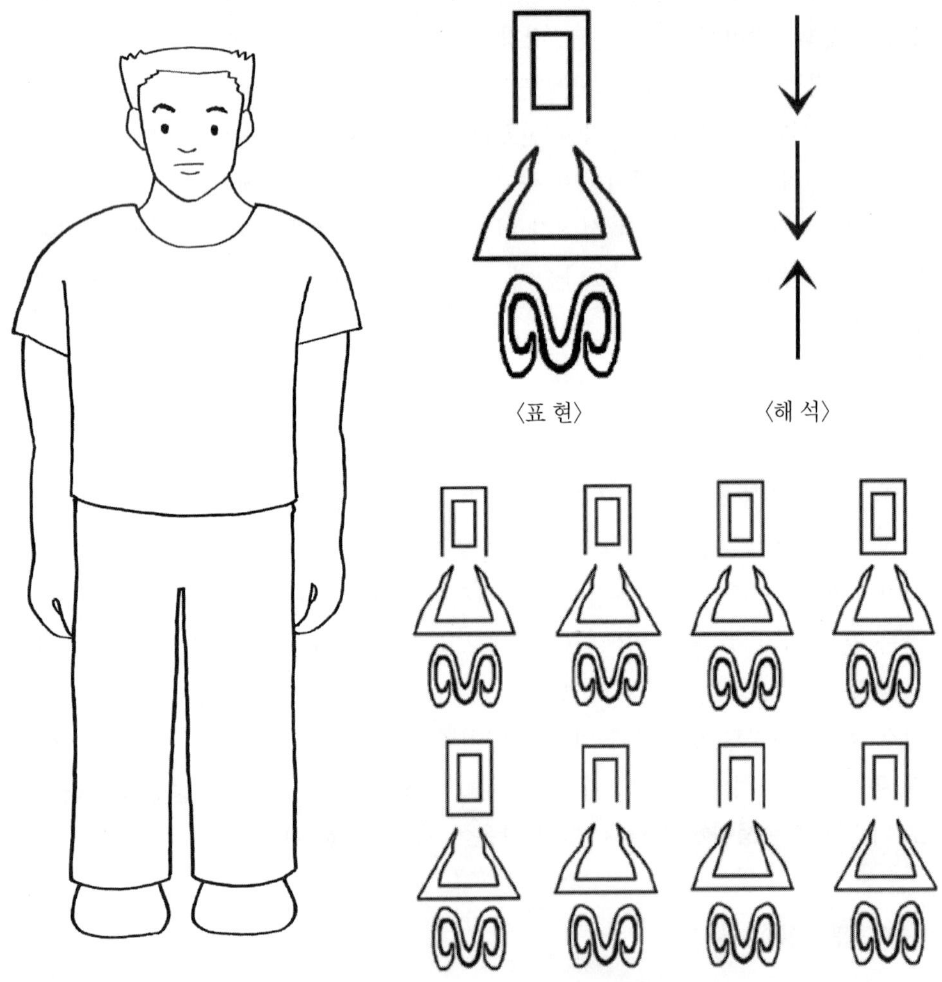

〈표 현〉   〈해 석〉

해석자를 보면 하강이 두 번 이루어지고 그 다음 상승이 이루어진다. 정말 느린 성격이다. 이는 두 번 먼저 양보하고 그 다음에는 이기는 감성을 나타낸다. 말투, 행동, 사고 모두에서 그렇다. 그러나 환경이 다른 경우는 느낌한글과 감성순환도 마음한글을 통해 이것을 알고 감성을 행한다면 좋을 것이다. 사람은 이김과 양보를 고르게 해야 한다. 또한 독립된 소우주로서 음양의 균형과 조화에 의해 이 감성의 내부에는 여성 태양토형성의 감성이 내재되어 있다. 따라서 외형적 감성을 그 사람 감성의 전부로 보지는 말아야 할 것이다. 이 감성은 남성 소음인 목형의 감성과 같기는 하지만 태음인으로서 포용하는 감성은 다르다.

⟪ 남성성

남성성은 음성적이고 정적이다. 자연에 비유하면 추운 한대와 냉대, 가을과 겨울, 저녁과 밤, 문명에 비유하면 후진 문명과 고난의 역사, 어려운 생활 등의 특성을 갖는다. 따라서 하강, 수축, 저장, 수렴 및 구심적인 중심지향적 특성을 갖는다. 수직적이고 내장에 강하고 무거움, 집착, 폐쇄성, 계급성, 진지함도 남성성의 특징이다. 일에서는 조직을 선호하고 신중하며 지구력이 있다. 과거와 미래 목표 등의 대상을 우선시하며 사고를 통한 논리와 분석에 강하다. 부분적이고 구체적이며 내편 중심의 절대적 사고를 한다. 우주의 순환 및 상대성원리에 의해 먼저 남성성이 드러나고 나중에 여성성이 드러난다. 그와 같음이 자연스러움이다.

⟪ 태음인의 특성

몸통을 기준으로 한 오장육부의 구조적인 감수성으로써 음의 시작이고 정적이다. 기가 하강되어 하체와 허리부위와 뼈대가 굵고 뚱뚱한 사람이 많다. 이목구비가 뚜렷하고 손발이 크며 입술과 피부가 두텁고 턱이 두툼하며 걸음은 안정감이 있다. 몸체가 넓고 커 위엄과 법도가 있으며 정적이라 일을 끝까지 하는 지구력이 있으며 깊게 생각하고 이해하며 인내심이 강하고 신중하다. 식성이 좋다. 겁이 많고 보수적이며 고집이 세다. 간(대) 폐(소)의 체질로 느리며 인을 알면 마음이 좋고 기가 하강되어 땀이 소통이 잘되면 건강하다. 우주의 순환 및 상대성원리에 의해 먼저 태음성이 드러나고 나중에 태양성이 드러난다. 그와 같음이 자연스러움이다.

⟪ 목형의 특성

얼굴과 머리 · 오장육부의 질적인 감수성으로써 양의 시작이고 동적이며 부드럽다. 자연에 비유하여 '기후의 이동순서'로 보면 적도에서 남북 방향으로 약간 이동한 지역에 속하며, 계절로는 봄, 하루로는 새벽, 일의 과정에서는 시작, 인생에서는 유아와 어린이의 특성을 갖는다. 따라서 목이 가진 부드러움과 온화함 · 인자함 등과 봄과 유아 · 어린이의 특성인 생기발랄하고 천진난만하며, 새벽과 일의 시작의 특성인 희망의 분위기를 띠고 행동을 한다. 오장육부 기운의 질적인 비율 중 간담(다) 비위(소)로 얼굴형은 직사각형을 세워놓은 모양이다. 우주의 순환 및 상대성원리에 의해 목의 특성이 먼저 드러나고 나중에 토의 특성이 드러난다. 그와 같음이 자연스러움이다.

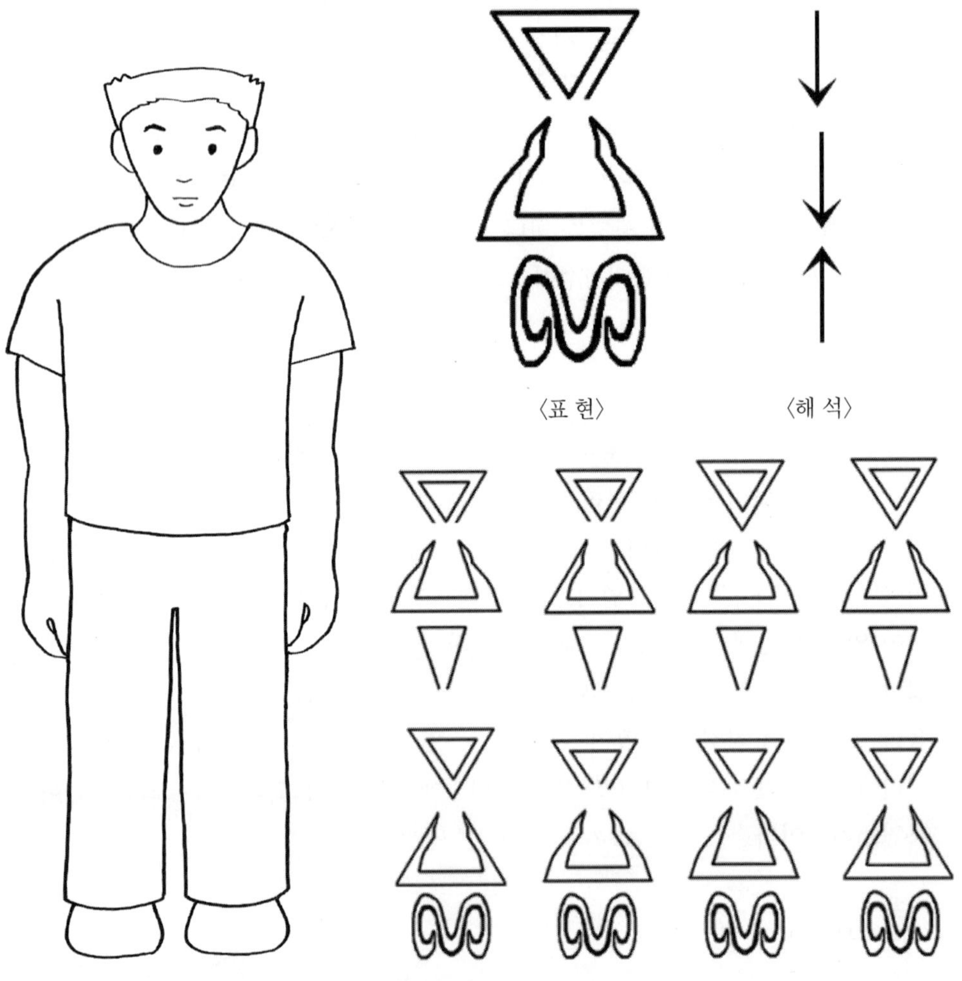

<<< 느낌한글 해석

해석자를 보면 하강이 두 번 이루어지고 상승이 이루어진다. 매우 느린 성격이다. 이는 두 번 먼저 양보하고 그 다음에 이기는 감성을 나타낸다. 말투, 행동, 사고 모두에서 그렇다. 그러나 환경이 다른 경우는 느낌한글을 통해 이것을 알고 자신의 감성을 행한다면 좋을 것이다. 사람은 이김과 양보를 고르게 해야 한다. 또한 독립된 소우주로서 음양의 균형과 조화에 의해 이 감성의 내부에는 여성 태양금형성의 감성이 내재되어 있다. 따라서 외형적 감성을 그 사람 감성의 전부로 보지는 말아야 할 것이다. 이 감성은 남성 소음인 화형의 감성과 같기는 하지만 태음인으로서 포용하는 감성은 다르다.

<<< 남성성

남성성은 음성적이고 정적이다. 자연에 비유하면 추운 한대와 냉대, 가을과 겨울, 저녁과 밤, 문명에 비유하면 후진 문명과 고난의 역사, 어려운 생활 등의 특성을 갖는다. 따라서 하강, 수축, 저장, 수렴 및 구심적인 중심지향적 특성을 갖는다. 수직적이고 내장에 강하고 무거움, 집착, 폐쇄성, 계급성, 진지함도 남성성의 특징이다. 일에서는 조직을 선호하고 신중하며 지구력이 있다. 과거와 미래 목표 등의 대상을 우선시하며 사고를 통한 논리와 분석에 강하다. 부분적이고 구체적이며 내편 중심의 절대적 사고를 한다. 우주의 순환 및 상대성원리에 의해 먼저 남성성이 드러나고 나중에 여성성이 드러난다. 그와 같음이 자연스러움이다.

<<< 태음인의 특성

몸통을 기준으로 한 오장육부의 구조적인 감수성으로써 음의 시작이고 정적이다. 기가 하강되어 하체와 허리부위와 뼈대가 굵고 뚱뚱한 사람이 많다. 이목구비가 뚜렷하고 손발이 크며 입술과 피부가 두텁고 턱이 두툼하여 걸음은 안정감이 있다. 몸체가 넓고 커 위엄과 법도가 있으며 정적이라 일을 끝까지 하는 지구력이 있으며 깊게 생각하고 이해하며 인내심이 강하고 신중하다. 식성이 좋다. 겁이 많고 보수적이며 고집이 세다. 간(대) 폐(소)의 체질로 느리며 인을 알면 마음이 좋고 기가 하강되어 땀이 소통이 잘되면 건강하다. 우주의 순환 및 상대성원리에 의해 먼저 태음성이 드러나고 나중에 태양성이 드러난다. 그와 같음이 자연스러움이다.

<<< 화형의 특성

얼굴과 머리 · 오장육부의 질적인 감수성으로써 양의 확산이고 동적이며 폭발적이다. 자연에 비유하여 '기후의 이동순서'로 보면 아열대지역에 속한다. 계절로는 여름, 하루로는 아침과 오전, 일의 과정에서는 전개와 갈등, 인생에서는 청소년기에 속한다. 따라서 화가 가진 확산력과 열정 · 산화력 등과 여름과 청소년기의 특성인 명랑함과 진취성, 구속에의 거부와 오전과 일의 전개의 특성인 폭발력과 희생적 특성이 있다. 육감이 예민하고 사교성이 뛰어나다. 오장육부의 질적인 비율 중 심소(다) 폐대(소)로 얼굴형은 역삼각형이다. 우주의 순환 및 상대성원리에 의해 화의 특성이 먼저 드러나고 나중에 금의 특성이 드러난다. 그와 같음이 자연스러움이다.

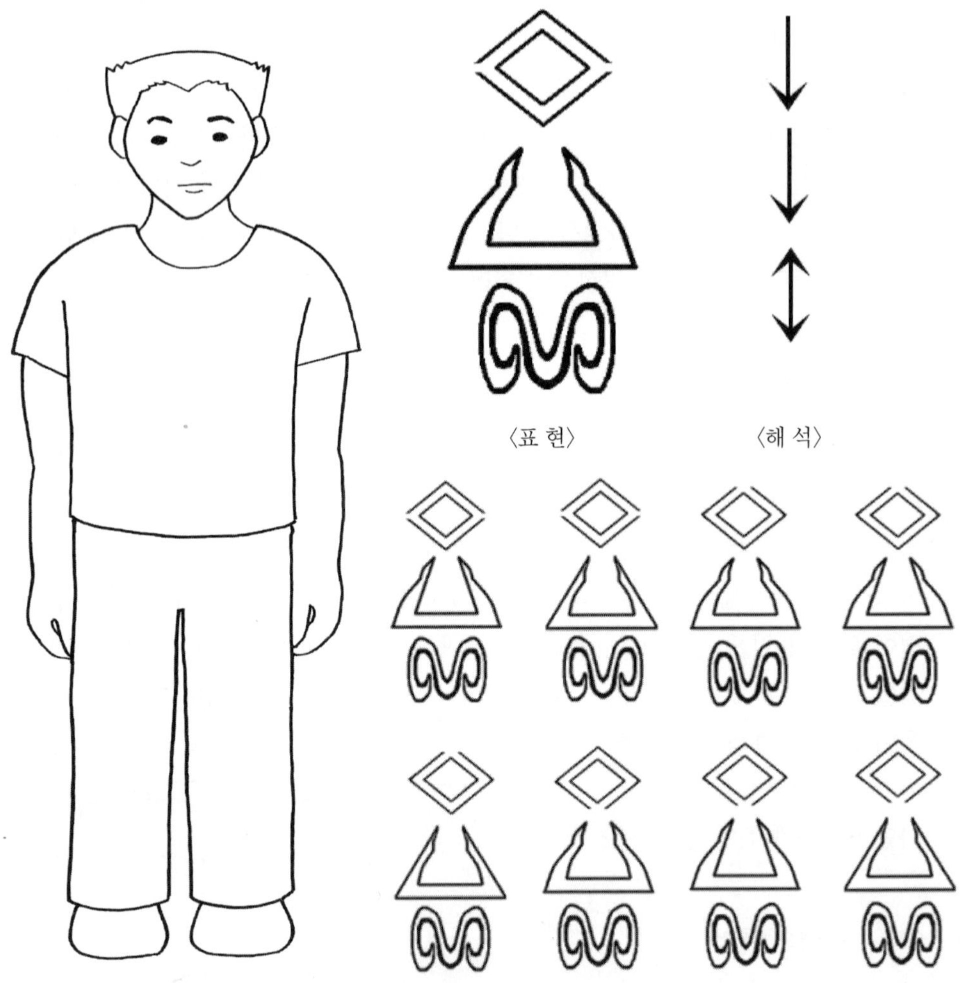

느낌한글 해석

해석자를 보면 하강이 두 번 이루어지고 상승과 하강이 균형을 이룬다. 아주 느린 성격이다. 이는 두 번 먼저 양보를 할 수 있고 그 다음 잠시 머무는 감성을 나타낸다. 말투, 행동, 사고 모두에서 그렇다. 그러나 환경이 다른 경우는 느낌한글과 감성순환도 마음한글을 통해 이것을 알고 감성을 행한다면 좋을 것이다. 사람은 이김과 양보를 고르게 해야 한다. 또한 독립된 소우주로서 음양의 균형과 조화에 의해 이 감성의 내부에는 여성 태양수형성의 감성이 내재되어 있다. 따라서 외형적 감성을 그 사람 감성의 전부로 보지는 말아야 할 것이다. 이 감성은 남성 소음인 토형의 감성과 같기는 하지만 태음인으로서 포용하는 감성은 다르다.

〈〈〈 남성성

남성성은 음성적이고 정적이다. 자연에 비유하면 추운 한대와 냉대, 가을과 겨울, 저녁과 밤, 문명에 비유하면 후진 문명과 고난의 역사, 어려운 생활 등의 특성을 갖는다. 따라서 하강, 수축, 저장, 수렴 및 구심적인 중심지향적 특성을 갖는다. 수직적이고 내장에 강하고 무거움, 집착, 폐쇄성, 계급성, 진지함도 남성성의 특징이다. 일에서는 조직을 선호하고 신중하며 지구력이 있다. 과거와 미래 목표 등의 대상을 우선시하며 사고를 통한 논리와 분석에 강하다. 부분적이고 구체적이며 내편 중심의 절대적 사고를 한다. 우주의 순환 및 상대성원리에 의해 먼저 남성성이 드러나고 나중에 여성성이 드러난다. 그와 같음이 자연스러움이다.

〈〈〈 태음인의 특성

몸통을 기준으로 한 오장육부의 구조적인 감수성으로써 음의 시작이고 정적이다. 기가 하강되어 하체와 허리부위와 뼈대가 굵고 뚱뚱한 사람이 많다. 이목구비가 뚜렷하고 손발이 크며 입술과 피부가 두텁고 턱이 두툼하며 걸음은 안정감이 있다. 몸체가 넓고 커 위엄과 법도가 있으며 정적이라 일을 끝까지 하는 지구력과 깊게 생각하고 이해하며 인내심이 강하고 신중하다. 식성이 좋다. 겁이 많고 보수적이며 고집이 세다. 간(대) 폐(소)의 체질로 느리며 인을 알면 마음이 좋고 기가 하강되어 땀이 소통이 잘되면 건강하다. 우주의 순환 및 상대성원리에 의해 먼저 태음성이 드러나고 나중에 태양성이 드러난다. 그와 같음이 자연스러움이다.

〈〈〈 토형의 특성

얼굴과 머리 · 오장육부의 질적인 감수성으로써 토형은 양의 정점과 음의 내재가 묶여 고정됨의 특성이 있다. 자연에 비유하여 '기후의 이동순서' 로 보면 온대지역에 속하며 계절로는 한여름, 하루로는 정오, 일의 과정에서는 절정, 인생에서는 결혼의 시기에 속한다. 따라서 토가 가진 화합함과 한결같음, 굳건함 등과 한여름과 결혼의 특성인 확실함과 철저함, 결합력과 신용, 안정감과 통일감을 준다. 또한 정오와 절정의 특성인 여유와 한가함의 특성이 있다. 오장육부의 기운 중 비위(다) 신방(소)으로 얼굴형은 마름모형이다. 우주의 순환 및 상대성원리에 의해 토의 특성이 먼저 드러나고 나중에 수의 특성이 드러난다. 그와 같음이 자연스러움이다.

16 남성 태음인 금형

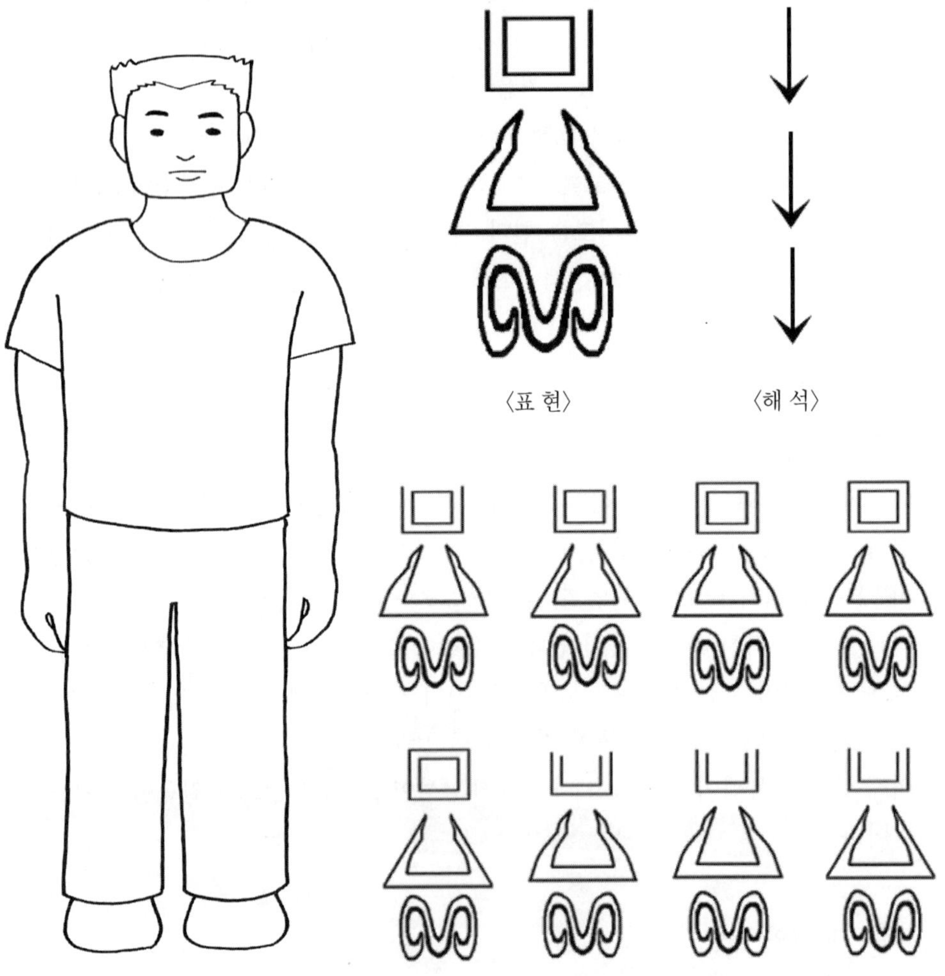

<<< 느낌한글 해석

해석자를 보면 하강이 세 번 이루어진다. 너무 느린 성격이다. 이는 세 번을 먼저 양보하고 그 다음에 이기는 감성을 나타낸다. 말투, 행동, 사고 모두에서 그렇다. 그러나 환경이 다른 경우는 느낌한글을 통해 이것을 알고 감성을 행한다면 좋을 것이다. 사람은 이김과 양보를 고르게 해야 한다. 또한 독립된 소우주로서 음양의 균형과 조화에 의해 이 감성의 내부에는 여성 태양 목형성의 감성이 내재되어 있다. 따라서 외형적 감성을 그 사람 감성의 전부로 보지는 말아야 할 것이다. 이 감성은 남성 소음인 금형의 감성과 같기는 하지만 태음인으로서 포용하는 감성은 다르다.

《《《 남성성

남성성은 음성적이고 정적이다. 자연에 비유하면 추운 한대와 냉대, 가을과 겨울, 저녁과 밤, 문명에 비유하면 후진 문명과 고난의 역사, 어려운 생활 등의 특성을 갖는다. 따라서 하강, 수축, 저장, 수렴 및 구심적인 중심지향적 특성을 갖는다. 수직적이고 내장에 강하고 무거움, 집착, 폐쇄성, 계급성, 진지함도 남성성의 특징이다. 일에서는 조직을 선호하고 신중하며 지구력이 있다. 과거와 미래 목표 등의 대상을 우선시하며 사고를 통한 논리와 분석에 강하다. 부분적이고 구체적이며 내편 중심의 절대적 사고를 한다. 우주의 순환 및 상대성원리에 의해 먼저 남성성이 드러나고 나중에 여성성이 드러난다. 그와 같음이 자연스러움이다.

《《《 태음인의 특성

몸통을 기준으로 한 오장육부의 구조적인 감수성으로써 음의 시작이고 정적이다. 기가 하강되어 하체와 허리부위와 뼈대가 굵고 뚱뚱한 사람이 많다. 이목구비가 뚜렷하고 손발이 크며 입술과 피부가 두텁고 턱이 두툼하며 걸음은 안정감이 있다. 몸체가 넓고 커 위엄과 법도가 있으며 정적이라 일을 끝까지 하는 지구력과 깊게 생각하고 이해하며 인내심이 강하고 신중하다. 식성이 좋다. 겁이 많고 보수적이며 고집이 세다. 간(대) 폐(소)의 체질로 느리며 인을 알면 마음이 좋고 기가 하강되어 땀이 소통이 잘되면 건강하다. 우주의 순환 및 상대성원리에 의해 먼저 태음성이 드러나고 나중에 태양성이 드러난다. 그와 같음이 자연스러움이다.

《《《 금형의 특성

얼굴과 머리 · 오장육부의 질적인 감수성으로써 음의 시작이며 정적이고 긴장감을 준다. 자연에 비유하여 '기후의 이동순서'로 보면 냉대지역에 속한다. 계절로는 가을의, 하루로는 오후와 저녁의, 일의 과정에서는 결말의, 인생에서는 중 · 장년기에 속한다. 따라서 금이 가진 긴장감과 흡입력 · 구심력 등과 가을과 중년의 특성인 숙살과 의리 · 지도력과 포용력, 저녁과 일의 결말의 정리와 결실력이 있고 자존심이 강하다. 오장육부 기운의 질적인 비율 중 폐대(다) 간담(소)으로 얼굴형은 정사각형 모양이다. 우주의 순환 및 상대성원리에 의해 금의 특성이 먼저 드러나고 나중에 목의 특성이 드러난다. 그와 같음이 자연스러움이다.

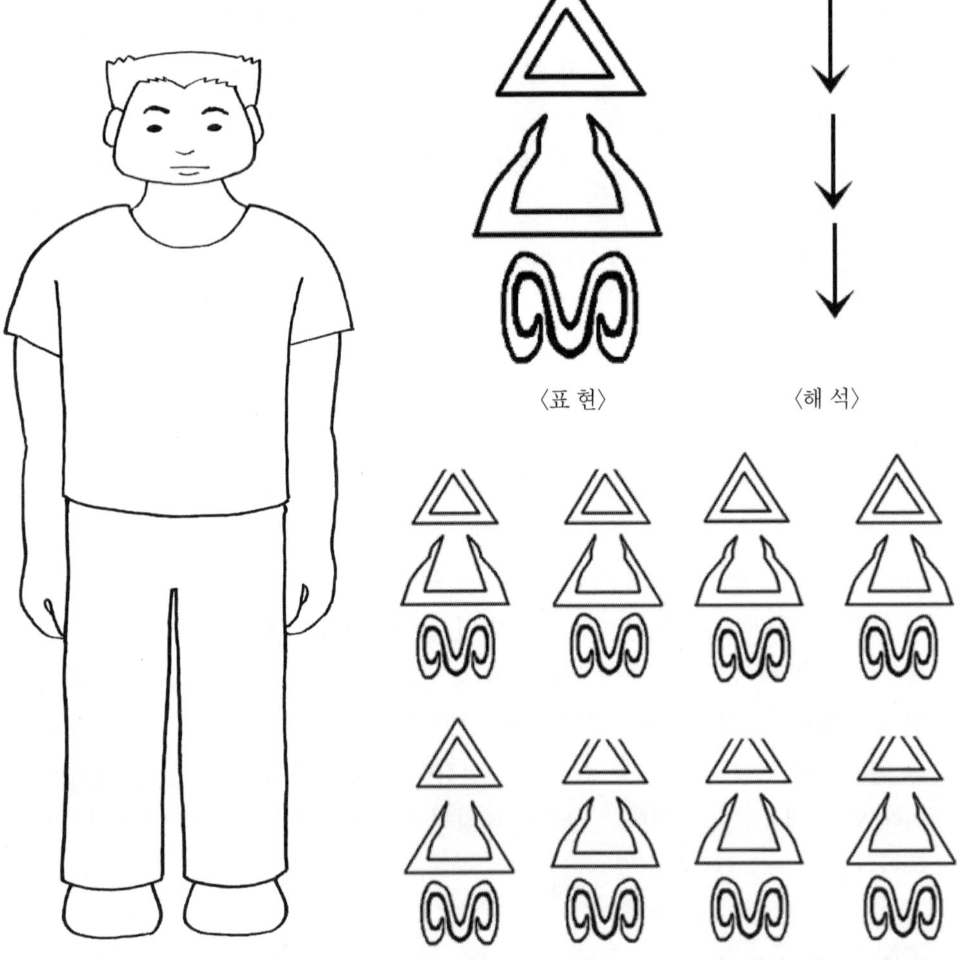

‹‹‹ 느낌한글 해석

해석자를 보면 하강이 세 번 이루어진다. 대단히 느린 성격이다. 이는 세 번은 먼저 양보하고 그 다음에 이기는 감성을 나타낸다. 말투, 행동, 사고 모두에서 그렇다. 그러나 환경이 다른 경우는 느낌한글과 감성순환도 마음한글을 통해 이것을 알고 감성을 행한다면 좋을 것이다. 사람은 이김과 양보를 고르게 해야 한다. 또한 독립된 소우주로서 음양의 균형과 조화에 의해 이 감성의 내부에는 여성 태양화형성의 감성이 내재되어 있다. 따라서 외형적 감성을 그 사람 감성의 전부로 보지는 말아야 할 것이다. 이 감성은 앞의 남성 소음인 수형의 감성과 같기는 하지만 태음인으로서 포용하는 감성은 다르다.

≪≪≪ 남성성

남성성은 음성적이고 정적이다. 자연에 비유하면 추운 한대와 냉대, 가을과 겨울, 저녁과 밤, 문명에 비유하면 후진 문명과 고난의 역사, 어려운 생활 등의 특성을 갖는다. 따라서 하강, 수축, 저장, 수렴 및 구심적인 중심지향적 특성을 갖는다. 수직적이고 내장에 강하고 무거움, 집착, 폐쇄성, 계급성, 진지함도 남성성의 특징이다. 일에서는 조직을 선호하고 신중하며 지구력이 있다. 과거와 미래 목표 등의 대상을 우선시하며 사고를 통한 논리와 분석에 강하다. 부분적이고 구체적이며 내편 중심의 절대적 사고를 한다. 우주의 순환 및 상대성원리에 의해 먼저 남성성이 드러나고 나중에 여성성이 드러난다. 그와 같음이 자연스러움이다.

≪≪≪ 태음인의 특성

몸통을 기준으로 한 오장육부의 구조적인 감수성으로써 음의 시작이고 정적이다. 기가 하강되어 하체와 허리부위와 뼈대가 굵고 뚱뚱한 사람이 많다. 이목구비가 뚜렷하고 손발이 크며 입술과 피부가 두텁고 턱이 두툼하며 걸음은 안정감이 있다. 몸체가 넓고 커 위엄과 법도가 있으며 정적이라 일을 끝까지 하는 지구력과 깊게 생각하고 이해하며 인내심이 강하고 신중하다. 식성이 좋다. 겁이 많고 보수적이며 고집이 세다. 간(대) 폐(소)의 체질로 느리며 인을 알면 마음이 좋고 기가 하강되어 땀이 소통이 잘되면 건강하다. 우주의 순환 및 상대성원리에 의해 먼저 태음성이 드러나고 나중에 태양성이 드러난다. 그와 같음이 자연스러움이다.

≪≪≪ 수형의 특성

얼굴과 머리 · 오장육부의 질적인 감수성으로써 음의 결말이고 양의 내재며 정적이고 연하다. 자연에 비유하여 '기후의 이동순서'로 보면 기후로는 한대의, 계절로는 겨울의, 하루로는 밤의, 일의 과정에서는 마무리와 휴식의, 인생에서는 노년기의 특성을 갖는다. 따라서 수가 가진 연함과 은은함 · 내장감 등과 겨울과 노년의 특성인 교교함과 지혜 · 밤과 마무리의 특성인 포용력과 양보심 · 저장성이 있다. 생식능력이 좋다. 오장육부 기운의 질적인 비율 중 신방(다) 심소(소)로 얼굴형은 삼각형의 모양이다. 우주의 순환 및 상대성원리에 의해 수의 특성이 먼저 드러나고 나중에 화의 특성이 드러난다. 그와 같음이 자연스러움이다.

18 남성 태음인 표준인

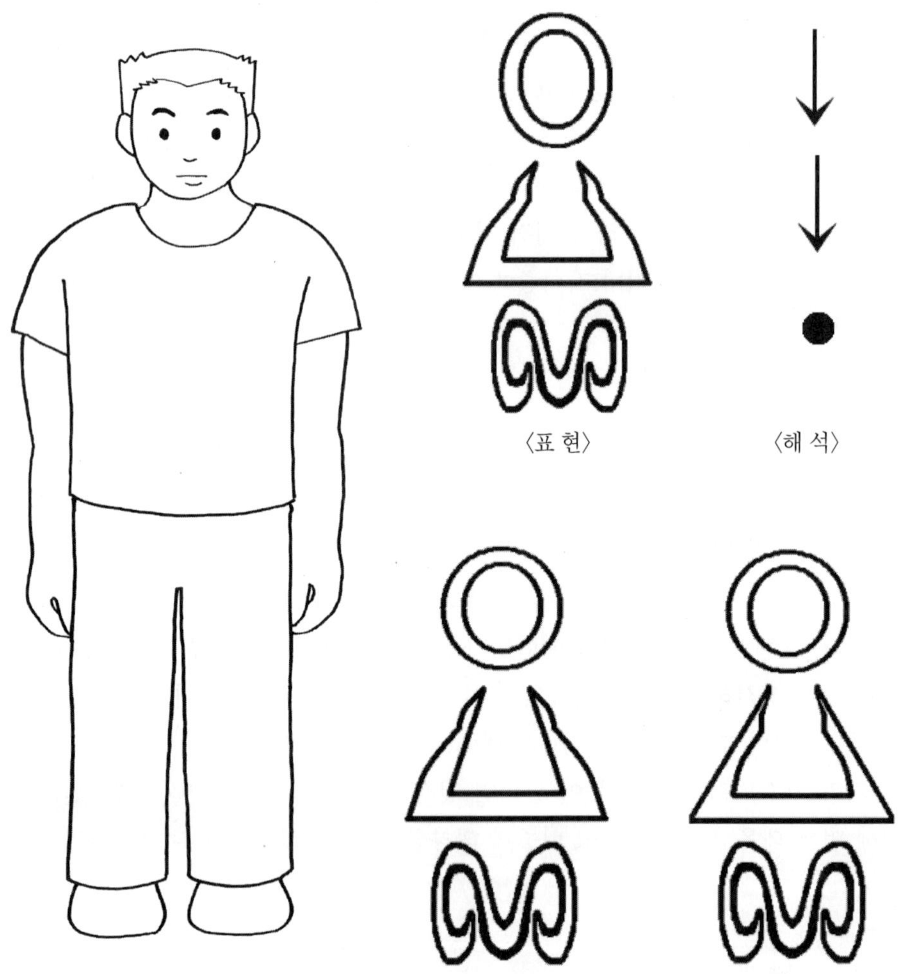

⟪⟪ 느낌한글 해석

해석자를 보면 하강이 두 번 이루어지고 그 다음은 점이다. 느린 성격이다. 이는 두 번은 먼저 양보가 가능하고 그 다음에는 무난하지만 때로는 예측을 넘는 감성을 나타내기도 한다. 말투, 행동, 사고 모두에서 그렇다. 그러나 환경이 다른 경우는 느낌한글과 감성순환도 마음한글을 통해 이것을 알고 감성을 행한다면 보다 좋을 것이다. 사람은 이김과 양보를 고르게 해야 한다. 또한 독립된 소우주로서 음양의 균형과 조화에 의해 이 감성의 내부에는 여성 태양인표준성의 감성이 내재되어 있다. 따라서 외형적 감성을 그 사람 감성의 전부로 보지는 말아야 할 것이다. 이 감성은 남성 소음인 표준형과 같기는 하지만 태음인으로서 포용력은 다르다.

<<< 남성성

남성성은 음성적이고 정적이다. 자연에 비유하면 추운 한대와 냉대, 가을과 겨울, 저녁과 밤, 문명에 비유하면 후진 문명과 고난의 역사, 어려운 생활 등의 특성을 갖는다. 따라서 하강, 수축, 저장, 수렴 및 구심적인 중심지향적 특성을 갖는다. 수직적이고 내장에 강하고 무거움, 집착, 폐쇄성, 계급성, 진지함도 남성성의 특징이다. 일에서는 조직을 선호하고 신중하며 지구력이 있다. 과거와 미래 목표 등의 대상을 우선시하며 사고를 통한 논리와 분석에 강하다. 부분적이고 구체적이며 내편 중심의 절대적 사고를 한다. 우주의 순환 및 상대성원리에 의해 먼저 남성성이 드러나고 나중에 여성성이 드러난다. 그와 같음이 자연스러움이다.

<<< 태음인의 특성

몸통을 기준으로 한 오장육부의 구조적인 감수성으로써 음의 시작이고 정적이다. 기가 하강되어 하체와 허리부위와 뼈대가 굵고 뚱뚱한 사람이 많다. 이목구비가 뚜렷하고 손발이 크며 입술과 피부가 두텁고 턱이 두툼하며 걸음은 안정감이 있다. 몸체가 넓고 커 위엄과 법도가 있으며 정적이라 일을 끝까지 하는 지구력과 깊게 생각하고 이해하며 인내심이 강하고 신중하다. 식성이 좋다. 겁이 많고 보수적이며 고집이 세다. 간(대) 폐(소)의 체질로 느리며 인을 알면 마음이 좋고 기가 하강되어 땀이 소통이 잘되면 건강하다. 우주의 순환 및 상대성원리에 의해 먼저 태음성이 드러나고 나중에 태양성이 드러난다. 그와 같음이 자연스러움이다.

<<< 표준인의 특성

얼굴과 머리를 기준으로 한 오장육부의 질적인 감수성으로써 오행 표준형은 오행의 균형과 조화로움이 특성이다. 자연에 비유하면 열대 · 아열대 · 온대 · 냉대 · 한대의 특성을 고루 갖췄으며 계절로는 봄 · 여름 · 한여름 · 가을 · 겨울의 특성을, 일의 과정에서는 시작에서 휴식까지의, 인생에서는 유아에서 노년까지의 특성을 고루 갖춘 형이다. 따라서 얼굴의 감수성을 기준으로 모든 것이 균형과 조화를 이루어 팔방미인으로 모든 것을 고루 잘하되 특별하지 않고 아름다움과 추함, 빈부에서도 원만하다. 오장육부 기운의 질적인 조화로 얼굴형은 달걀형의 모양이며 삶에 대한 태도가 비교적 자연스러운 생태특성을 갖춘 형이다.

19 남성 소음인 목형

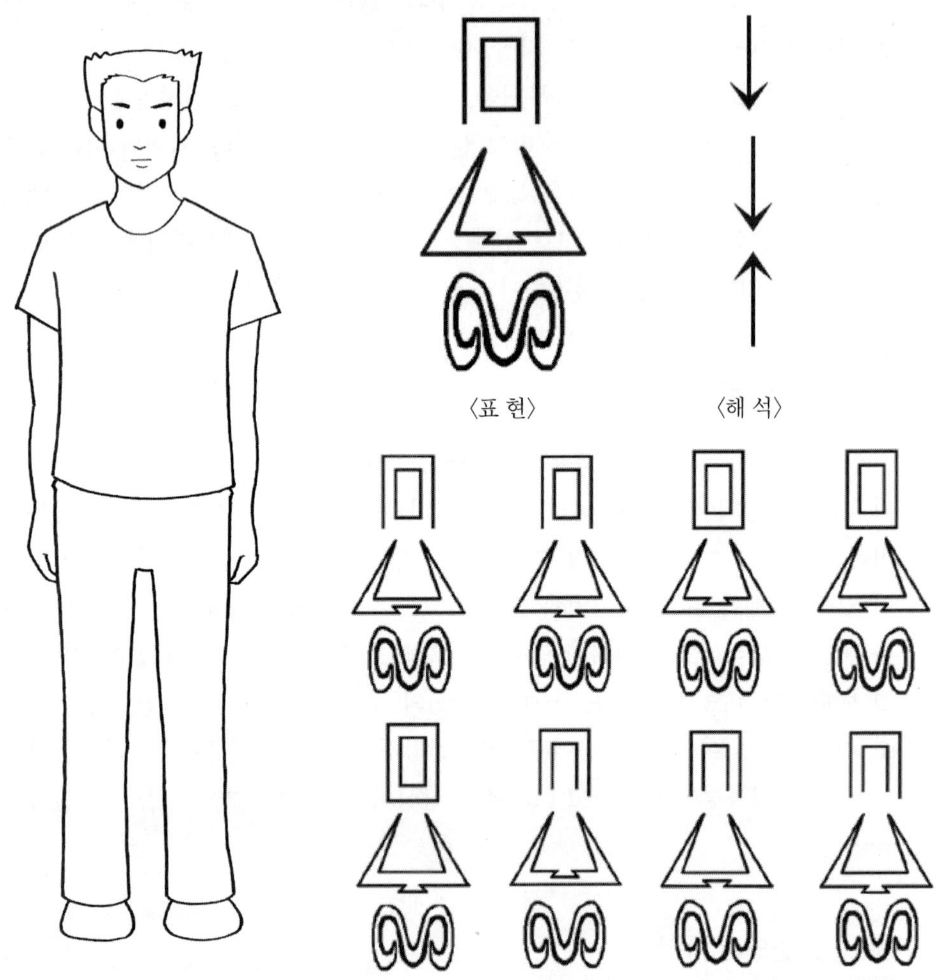

≪≪≪ 느낌한글 해석

해석자를 보면 하강이 두 번 이루어지고 상승이 이루어진다. 정말 느린 성격이다. 이는 두 번 먼저 양보를 할 수 있고 그 다음에는 이기는 감성을 나타낸다. 말투, 행동, 사고 모두에서 그렇다. 그러나 환경이 다른 경우는 느낌한글과 감성순환도 마음한글을 통해 이것을 알고 자신의 감성을 행한다면 보다 좋을 것이다. 사람은 이김과 양보를 고르게 해야 한다. 또한 독립된 소우주로서 음양의 균형과 조화에 의해 이 감성의 내부에는 여성 소양토형성의 감성이 내재되어 있다. 따라서 외형적 감성을 그 사람 감성의 전부로 보지는 말아야 할 것이다. 이 감성은 남성 태음인 목형의 감성과 같기는 하지만 소음인으로서 수렴적 감성은 다르다.

〈〈〈 남성성

남성성은 음성적이고 정적이다. 자연에 비유하면 추운 한대와 냉대, 가을과 겨울, 저녁과 밤, 문명에 비유하면 후진 문명과 고난의 역사, 어려운 생활 등의 특성을 갖는다. 따라서 하강, 수축, 저장, 수렴 및 구심적인 중심지향적 특성을 갖는다. 수직적이고 내장에 강하고 무거움, 집착, 폐쇄성, 계급성, 진지함도 남성성의 특징이다. 일에서는 조직을 선호하고 신중하며 지구력이 있다. 과거와 미래 목표 등의 대상을 우선시하며 사고를 통한 논리와 분석에 강하다. 부분적이고 구체적이며 내편 중심의 절대적 사고를 한다. 우주의 순환 및 상대성원리에 의해 먼저 남성성이 드러나고 나중에 여성성이 드러난다. 그와 같음이 자연스러움이다.

〈〈〈 소음인의 특성

몸통을 기준으로 한 오장육부의 구조적인 감수성으로써 음의 수렴이고 정적이다. 기가 아래로 수렴되어 골반과 둔부 등 하체가 실하며 걸을 때 숙여지는 경향이 있다. 다정하고 섬세하며 정확하고 논리적이며 작은 일에도 정성을 다한다. 일에서는 좋고 싫음보다 이해를 우선시하고 매사를 정확히 하려다 보니 추진력이 떨어지고 마음이 편치 않으며 상대에게 원하는 것이 많으면서 관용이 적어 부딪치기도 한다. 신(대) 비(소)의 체질로 의를 알면 마음이 좋고 소화기가 약하고 앞으로 구부러져 압박되므로 소화가 잘되면 건강하다. 우주의 순환 및 상대성원리에 의해 소음성이 먼저 드러나고 나중에 소양성이 드러난다. 그와 같음이 자연스러움이다.

〈〈〈 목형의 특성

얼굴과 머리 · 오장육부의 질적인 감수성으로써 양의 시작이고 동적이며 부드럽다. 자연에 비유하여 '기후의 이동순서' 로 보면 적도에서 남북 방향으로 약간 이동한 지역에 속하며, 계절로는 봄, 하루로는 새벽, 일의 과정에서는 시작, 인생에서는 유아와 어린이의 특성을 갖는다. 따라서 목이 가진 부드러움과 온화함 · 인자함 등과 봄과 유아 · 어린이의 특성인 생기발랄하고 천진난만하며, 새벽과 일의 시작의 특성인 희망의 분위기와 행동을 한다. 오장육부 기운의 질적인 비율 중 간담(다) 비위(소)로 얼굴형은 직사각형을 세워놓은 모양이다. 우주의 순환 및 상대성원리에 의해 목의 특성이 먼저 드러나고 나중에 토의 특성이 드러난다. 그와 같음이 자연스러움이다.

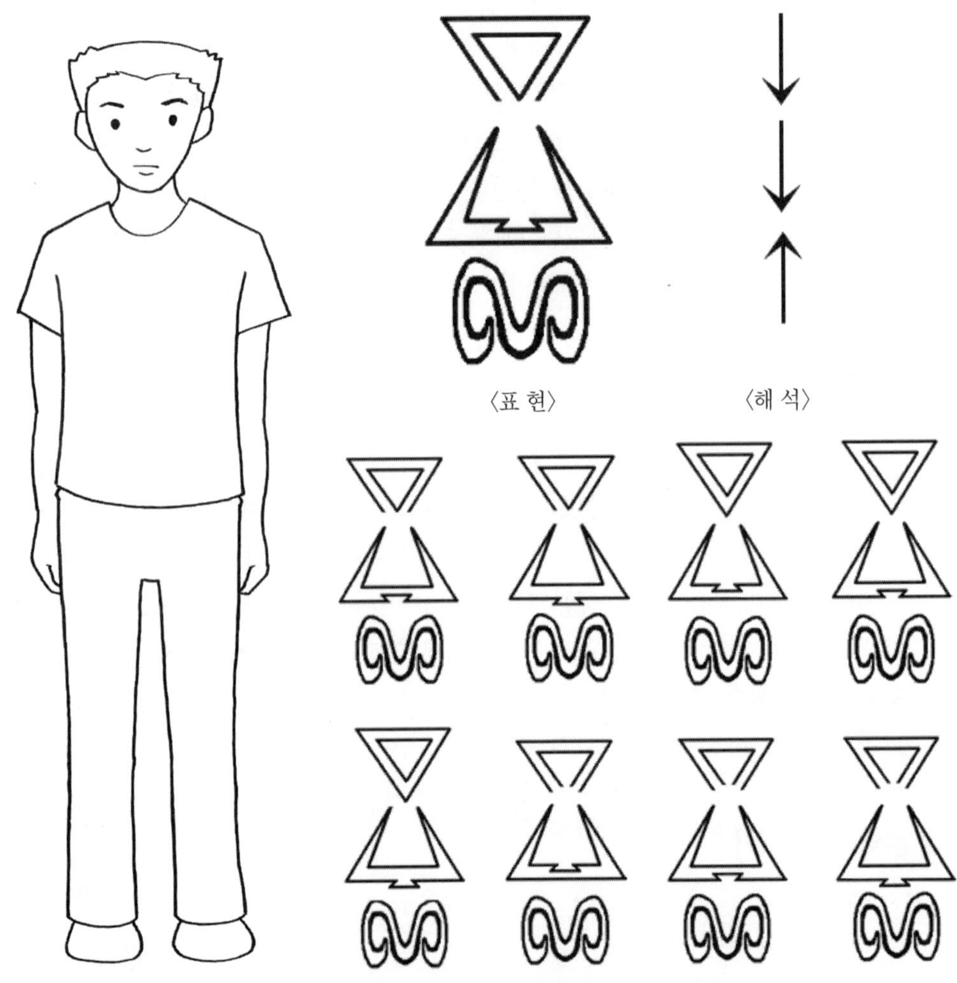

해석자를 보면 하강이 두 번 이루어지고 상승이 이루어진다. 매우 느린 성격이다. 이는 두 번 먼저 양보하고 그 다음에 이기는 감성을 나타낸다. 말투, 행동, 사고 모두에서 그렇다. 그러나 환경이 다른 경우는 느낌한글과 감성순환도 마음한글을 통해 이것을 알고 자신의 감성을 행한다면 보다 좋을 것이다. 사람은 이김과 양보를 고르게 해야 한다. 또한 독립된 소우주로서 음양의 균형과 조화에 의해 이 감성의 내부에는 여성 소양금형성의 감성이 내재되어 있다. 따라서 외형적 감성을 그 사람 감성의 전부로 보지는 말아야 할 것이다. 이 감성은 남성 태음인 화형의 감성과 같기는 하지만 소음인으로서 수렴적 감성은 다르다.

<<< 남성성

남성성은 음성적이고 정적이다. 자연에 비유하면 추운 한대와 냉대, 가을과 겨울, 저녁과 밤, 문명에 비유하면 후진 문명과 고난의 역사, 어려운 생활 등의 특성을 갖는다. 따라서 하강, 수축, 저장, 수렴 및 구심적인 중심지향적 특성을 갖는다. 수직적이고 내장에 강하고 무거움, 집착, 폐쇄성, 계급성, 진지함도 남성성의 특징이다. 일에서는 조직을 선호하고 신중하며 지구력이 있다. 과거와 미래 목표 등의 대상을 우선시하며 사고를 통한 논리와 분석에 강하다. 부분적이고 구체적이며 내편 중심의 절대적 사고를 한다. 우주의 순환 및 상대성원리에 의해 먼저 남성성이 드러나고 나중에 여성성이 드러난다. 그와 같음이 자연스러움이다.

<<< 소음인의 특성

몸통을 기준으로 한 오장육부의 구조적인 감수성으로써 음의 수렴이고 정적이다. 기가 아래로 수렴되어 골반과 둔부 등 하체가 실하며 걸을 때 숙여지는 경향이 있다. 다정하고 섬세하며 정확하고 논리적이며 작은 일에도 정성을 다한다. 일에서는 좋고 싫음보다 이해를 우선시하고 매사를 정확히 하려다 보니 추진력이 떨어지고 마음이 편치 않으며 상대에게 원하는 것이 많으면서 관용이 적어 부딪치기도 한다. 신(대) 비(소)의 체질로 의를 알면 마음이 좋고 소화기가 약하고 앞으로 구부러져 압박되므로 소화가 잘되면 건강하다. 우주의 순환 및 상대성원리에 의해 소음성이 먼저 드러나고 나중에 소양성이 드러난다. 그와 같음이 자연스러움이다.

<<< 화형의 특성

얼굴과 머리 · 오장육부의 질적인 감수성으로써 양의 확산이고 동적이며 폭발적이다. 자연에 비유하여 '기후의 이동순서'로 보면 아열대지역에 속한다. 계절로는 여름, 하루로는 아침과 오전, 일의 과정에서는 전개와 갈등, 인생에서는 청소년기에 속한다. 따라서 화가 가진 확산력과 열정 · 산화력 등과 여름과 청소년기의 특성인 명랑함과 진취성, 구속에의 거부와 오전과 일의 전개의 특성인 폭발력과 희생적 특성이 있다. 육감이 예민하고 사교성이 뛰어나다. 오장육부의 질적인 비율 중 심소(다) 폐대(소)로 얼굴형은 역삼각형이다. 우주의 순환 및 상대성원리에 의해 화의 특성이 먼저 드러나고 나중에 금의 특성이 드러난다. 그와 같음이 자연스러움이다.

21 남성 소음인 토형

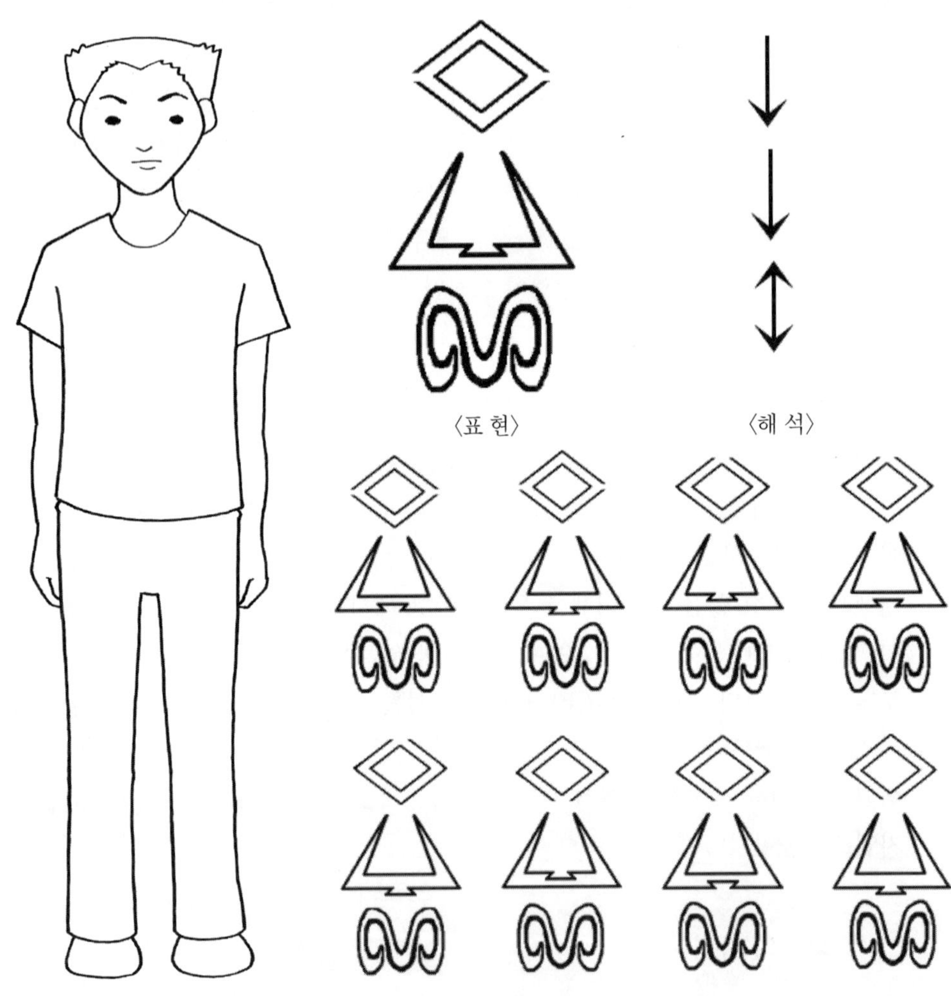

<<< 느낌한글 해석

해석자를 보면 하강이 두 번 이루어지고 상승과 하강이 균형을 이룬다. 대단히 느린 성격이다. 이는 두 번 먼저 양보가 가능하고 그 다음에 잠시 머무는 감성을 나타낸다. 말투, 행동, 사고 모두에서 그렇다. 그러나 환경이 다른 경우는 느낌한글과 감성순환도 마음한글을 통해 이것을 알고 자신의 감성을 행한다면 보다 좋을 것이다. 사람은 이김과 양보를 고르게 해야 한다. 또한 독립된 소우주로서 음양의 균형과 조화에 의해 이 감성의 내부에는 여성 소양수형성의 감성이 내재되어 있다. 따라서 외형적 감성을 그 사람 감성의 전부로 보지는 말아야 할 것이다. 이 감성은 남성 태음인 토형과 같기는 하지만 소음인으로서 수렴적 감성은 다르다.

《《《 남성성

남성성은 음성적이고 정적이다. 자연에 비유하면 추운 한대와 냉대, 가을과 겨울, 저녁과 밤, 문명에 비유하면 후진 문명과 고난의 역사, 어려운 생활 등의 특성을 갖는다. 따라서 하강, 수축, 저장, 수렴 및 구심적인 중심지향적 특성을 갖는다. 수직적이고 내장에 강하고 무거움, 집착, 폐쇄성, 계급성, 진지함도 남성성의 특징이다. 일에서는 조직을 선호하고 신중하며 지구력이 있다. 과거와 미래 목표 등의 대상을 우선시하며 사고를 통한 논리와 분석에 강하다. 부분적이고 구체적이며 내편 중심의 절대적 사고를 한다. 우주의 순환 및 상대성원리에 의해 먼저 남성성이 드러나고 나중에 여성성이 드러난다. 그와 같음이 자연스러움이다.

《《《 소음인의 특성

몸통을 기준으로 한 오장육부의 구조적인 감수성으로써 음의 수렴이고 정적이다. 기가 아래로 수렴되어 골반과 둔부 등 하체가 실하며 걸을 때 숙여지는 경향이 있다. 다정하고 섬세하며 정확하고 논리적이며 작은 일에도 정성을 다한다. 일에서는 좋고 싫음보다 이해를 우선시하고 매사를 정확히 하려다 보니 추진력이 떨어지고 마음이 편치 않으며 상대에게 원하는 것이 많으면서 관용이 적어 부딪치기도 한다. 신(대) 비(소)의 체질로 의를 알면 마음이 좋고 소화기가 약하고 앞으로 구부러져 압박되므로 소화가 잘되면 건강하다. 우주의 순환 및 상대성원리에 의해 소음성이 먼저 드러나고 나중에 소양성이 드러난다. 그와 같음이 자연스러움이다.

《《《 토형의 특성

얼굴과 머리 · 오장육부의 질적인 감수성으로써 토형은 양의 정점과 음의 내재가 묶여 고정됨의 특성이 있다. 자연에 비유하여 '기후의 이동순서'로 보면 온대지역에 속하며 계절로는 한여름, 하루로는 정오, 일의 과정에서는 절정, 인생에서는 결혼의 시기에 속한다. 따라서 토가 가진 화합함과 한결같음, 굳건함 등과 한여름과 결혼의 특성인 확실함과 철저함 · 결합력과 신용 · 안정감과 통일감을 준다. 또한 정오와 절정의 특성인 여유와 한가함의 특성이 있다. 오장육부의 기운 중 비위(다) 신방(소)으로 얼굴형은 마름모형이다. 우주의 순환 및 상대성원리에 의해 토의 특성이 먼저 드러나고 나중에 수의 특성이 드러난다. 그와 같음이 자연스러움이다.

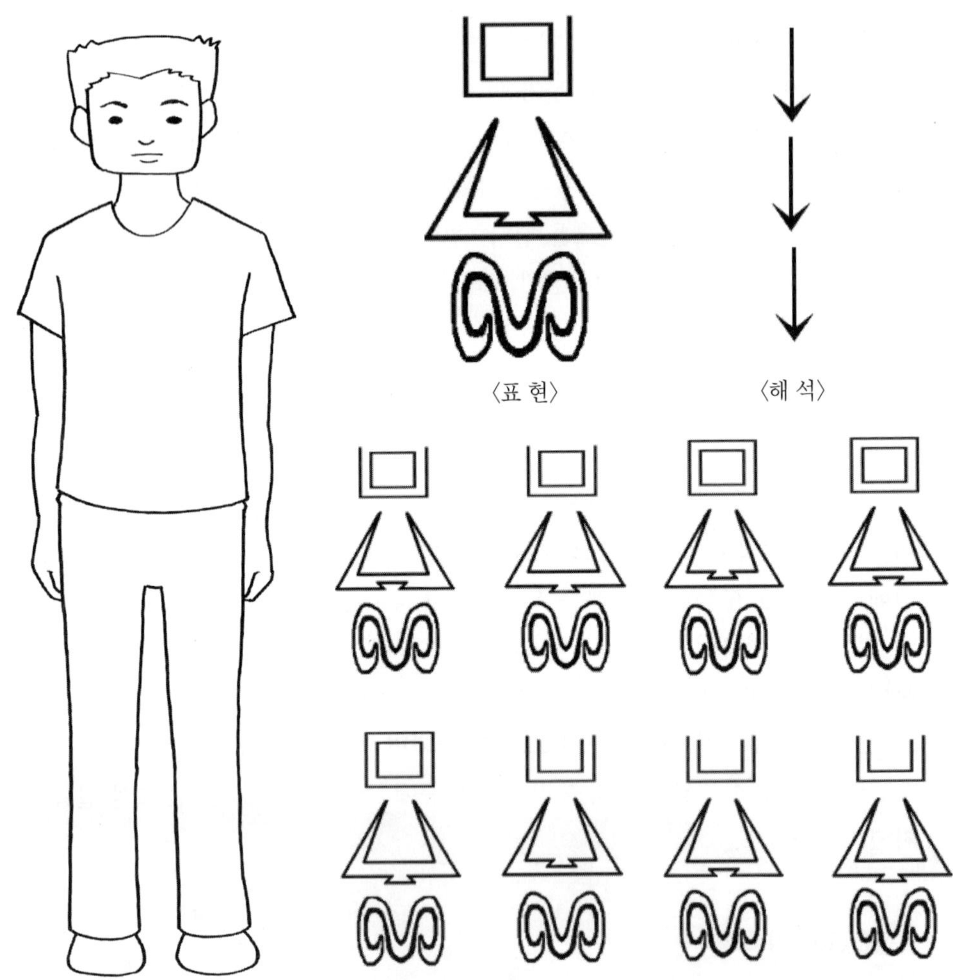

<<< 느낌한글 해석

해석자를 보면 하강이 세 번 이루어진다. 너무 느린 성격이다. 이는 세 번은 먼저 양보가 가능하고 그 다음에 이기는 감성을 나타낸다. 말투, 행동, 사고 모두에서 그렇다. 그러나 환경이 다른 경우는 느낌한글과 감성순환도 마음한글을 통해 이것을 알고 자신의 감성을 행한다면 보다 좋을 것이다. 사람은 이김과 양보를 고르게 해야 한다. 또한 독립된 소우주로서 음양의 균형과 조화에 의해 이 감성의 내부에는 여성 소양목형성의 감성이 내재되어 있다. 따라서 외형적 감성을 그 사람 감성의 전부로 보지는 말아야 할 것이다. 이 감성은 남성 태음인 금형의 감성과 같기는 하지만 소음인으로서 수렴적 감성은 다르다.

‹‹‹ 남성성

남성성은 음성적이고 정적이다. 자연에 비유하면 추운 한대와 냉대, 가을과 겨울, 저녁과 밤, 문명에 비유하면 후진 문명과 고난의 역사, 어려운 생활 등의 특성을 갖는다. 따라서 하강, 수축, 저장, 수렴 및 구심적인 중심지향적 특성을 갖는다. 수직적이고 내장에 강하고 무거움, 집착, 폐쇄성, 계급성, 진지함도 남성성의 특징이다. 일에서는 조직을 선호하고 신중하며 지구력이 있다. 과거와 미래 목표 등의 대상을 우선시하며 사고를 통한 논리와 분석에 강하다. 부분적이고 구체적이며 내편 중심의 절대적 사고를 한다. 우주의 순환 및 상대성원리에 의해 먼저 남성성이 드러나고 나중에 여성성이 드러난다. 그와 같음이 자연스러움이다.

‹‹‹ 소음인의 특성

몸통을 기준으로 한 오장육부의 구조적인 감수성으로써 음의 수렴이고 정적이다. 기가 아래로 수렴되어 골반과 둔부 등 하체가 실하며 걸을 때 숙여지는 경향이 있다. 다정하고 섬세하며 정확하고 논리적이며 작은 일에도 정성을 다한다. 일에서는 좋고 싫음보다 이해를 우선시하고 매사를 정확히 하려다 보니 추진력이 떨어지고 마음이 편치 않으며 상대에게 원하는 것이 많으면서 관용이 적어 부딪치기도 한다. 신(대) 비(소)의 체질로 의를 알면 마음이 좋고 소화기가 약하고 앞으로 구부려져 압박되므로 소화가 잘되면 건강하다. 우주의 순환 및 상대성원리에 의해 소음성이 먼저 드러나고 나중에 소양성이 드러난다. 그와 같음이 자연스러움이다.

‹‹‹ 금형의 특성

얼굴과 머리 · 오장육부의 질적인 감수성으로써 음의 시작이며 정적이고 긴장감을 준다. 자연에 비유하여 '기후의 이동순서'로 보면 냉대지역에 속한다. 계절로는 가을의, 하루로는 오후와 저녁의, 일의 과정에서는 결말의, 인생에서는 중 · 장년기에 속한다. 따라서 금이 가진 긴장감과 흡입력 · 구심력 등과 가을과 중년의 특성인 숙살과 의리 · 지도력과 포용력, 저녁과 일의 결말의 정리와 결실력이 있고 자존심이 강하다. 오장육부 기운의 질적인 비율 중 폐대(다) 간담(소)으로 얼굴형은 정사각형 모양이다. 우주의 순환 및 상대성원리에 의해 금의 특성이 먼저 드러나고 나중에 목의 특성이 드러난다. 그와 같음이 자연스러움이다.

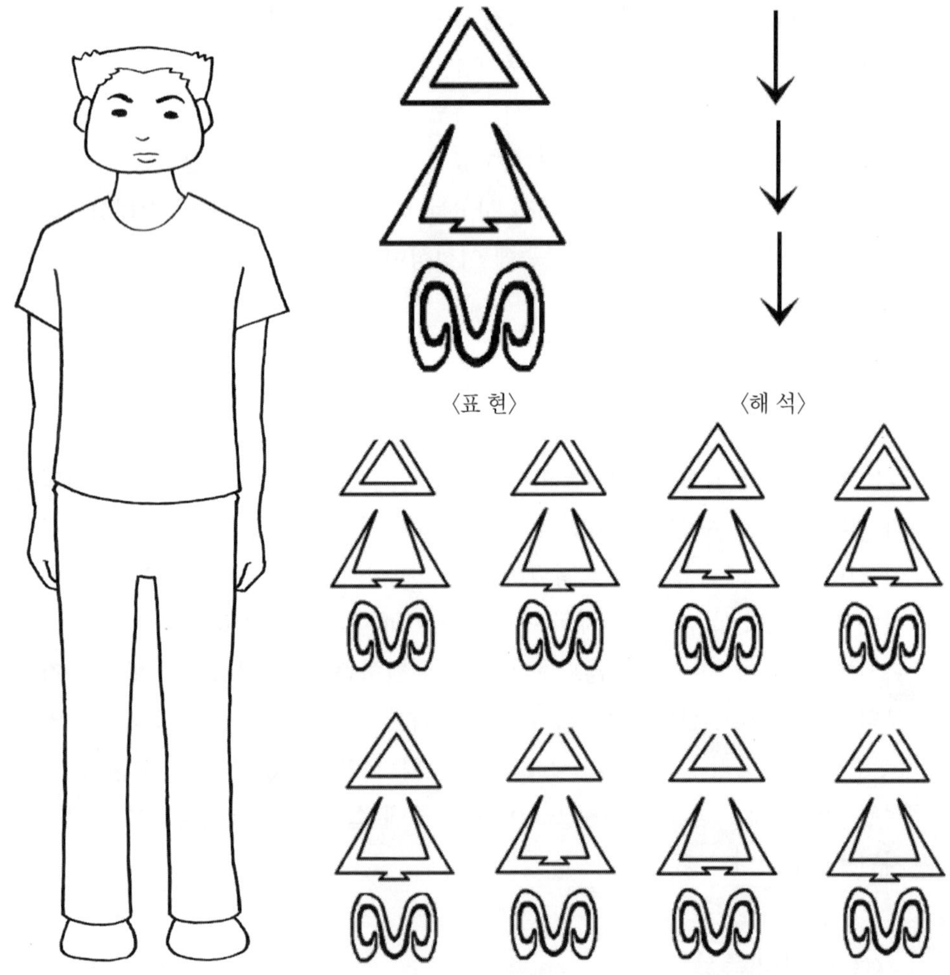

⟪⟪ 느낌한글 해석

해석자를 보면 하강이 세 번 이루어진다. 아주 느린 성격이다. 이는 세 번은 먼저 양보가 가능하고 그 다음에는 이기는 감성을 나타낸다. 말투, 행동, 사고 모두에서 그렇다. 그러나 환경이 다른 경우는 느낌한글을 통해 이것을 알고 자신의 감성을 행한다면 보다 좋을 것이다. 사람은 이김과 양보를 고르게 해야 한다. 또한 독립된 소우주로서 음양의 균형과 조화에 의해 이 감성의 내부에는 여성 소양화형성의 감성이 내재되어 있다. 따라서 외형적 감성을 그 사람 감성의 전부로 보지는 말아야 할 것이다. 이 감성은 앞의 남성 태음인 수형감성과 같기는 하지만 소음인으로서 수렴적 감성은 다르다.

<<< 남성성

남성성은 음성적이고 정적이다. 자연에 비유하면 추운 한대와 냉대, 가을과 겨울, 저녁과 밤, 문명에 비유하면 후진 문명과 고난의 역사, 어려운 생활 등의 특성을 갖는다. 따라서 하강, 수축, 저장, 수렴 및 구심적인 중심지향적 특성을 갖는다. 수직적이고 내장에 강하고 무거움, 집착, 폐쇄성, 계급성, 진지함도 남성성의 특징이다. 일에서는 조직을 선호하고 신중하며 지구력이 있다. 과거와 미래 목표 등의 대상을 우선시하며 사고를 통한 논리와 분석에 강하다. 부분적이고 구체적이며 내편 중심의 절대적 사고를 한다. 우주의 순환 및 상대성원리에 의해 먼저 남성성이 드러나고 나중에 여성성이 드러난다. 그와 같음이 자연스러움이다.

<<< 소음인의 특성

몸통을 기준으로 한 오장육부의 구조적인 감수성으로써 음의 수렴이고 정적이다. 기가 아래로 수렴되어 골반과 둔부 등 하체가 실하고 걸을 때 숙여지는 경향이 있다. 다정하고 섬세하며 정확하고 논리적이며 작은 일에도 정성을 다한다. 일에서는 좋고 싫음보다 이해를 우선시하고 매사를 정확히 하려다 보니 추진력이 떨어지고 마음이 편치 않으며 상대에게 원하는 것이 많으면서 관용이 적어 부딪치기도 한다. 신(대) 비(소)의 체질로 의를 알면 마음이 좋고 소화기가 약하고 앞으로 구부러져 압박되므로 소화가 잘되면 건강하다. 우주의 순환 및 상대성원리에 의해 소음성이 먼저 드러나고 나중에 소양성이 드러난다. 그와 같음이 자연스러움이다.

<<< 수형의 특성

얼굴과 머리 · 오장육부의 질적인 감수성으로써 음의 결말이고 양의 내재며 정적이고 연하다. 자연에 비유하여 '기후의 이동순서'로 보면 기후로는 한대의, 계절로는 겨울의, 하루로는 밤의, 일의 과정에서는 마무리와 휴식의, 인생에서는 노년기의 특성을 갖는다. 따라서 수가 가진 연함과 은은함 · 내장감 등과 겨울과 노년의 특성인 교교함과 지혜 · 밤과 마무리의 특성인 포용력과 양보심 · 저장성이 있다. 생식능력이 좋다. 오장육부 기운의 질적인 비율 중 신방(다) 심소(소)로 얼굴형은 삼각형의 모양이다. 우주의 순환 및 상대성원리에 의해 수의 특성이 먼저 드러나고 나중에 화의 특성이 드러난다. 그와 같음이 자연스러움이다.

24 남성 소음인 표준인

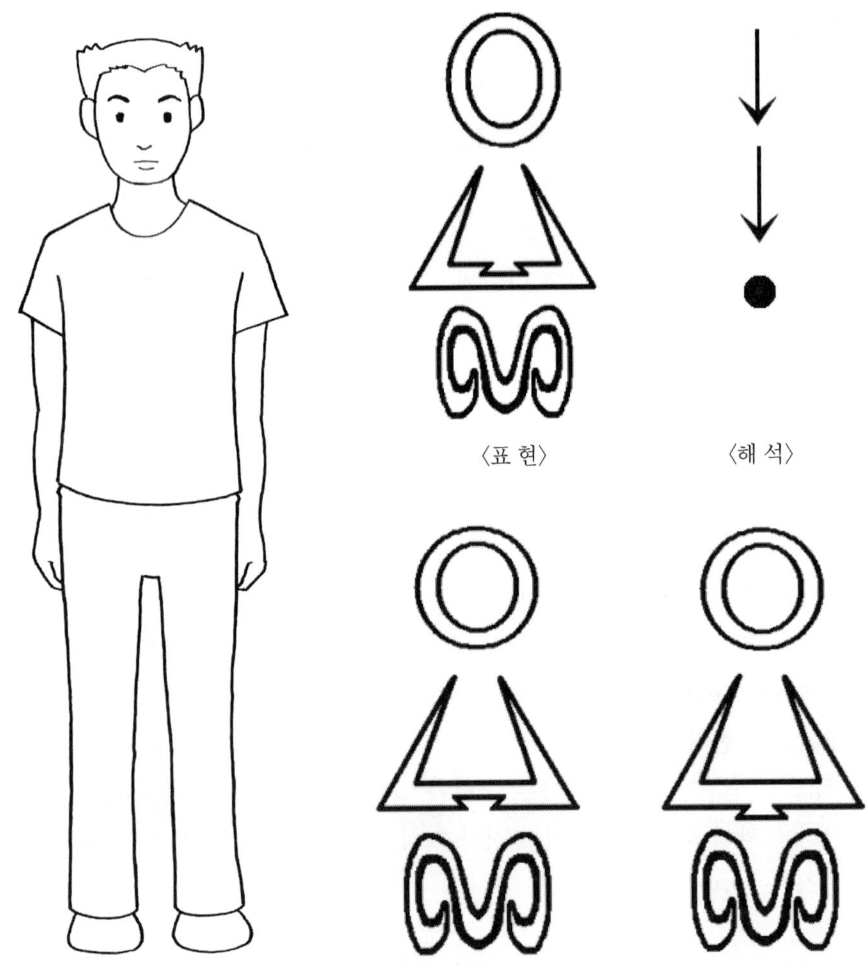

<<< 느낌한글 해석

해석자를 보면 하강이 두 번 이루어지고 그 다음에는 점이다. 느린 성격이다. 이는 두 번은 먼저 양보를 할 수 있고 그 다음에는 무난하지만 때로는 예측을 넘는 감성을 나타내는 감성이기도 하다. 말투, 행동, 사고 모두에서 그렇다. 그러나 환경이 다른 경우는 느낌한글과 감성순환도 마음한글을 통해 이것을 알고 자신의 감성을 행한다면 보다 좋을 것이다. 사람은 이김과 양보를 고르게 해야 한다. 또한 독립된 소우주로서 음양의 균형과 조화에 의해 이 감성의 내부에는 여성 소양인표준형성의 감성이 내재되어 있다. 따라서 외형적 감성을 그 사람 감성의 전부로 보지는 말아야 할 것이다. 이 감성은 남성 태음인 표준형과 같기는 하지만 소음인으로서 수렴적 감성은 다르다.

⟪⟪ 남성성

남성성은 음성적이고 정적이다. 자연에 비유하면 추운 한대와 냉대, 가을과 겨울, 저녁과 밤, 문명에 비유하면 후진 문명과 고난의 역사, 어려운 생활 등의 특성을 갖는다. 따라서 하강, 수축, 저장, 수렴 및 구심적인 중심지향적 특성을 갖는다. 수직적이고 내장에 강하고 무거움, 집착, 폐쇄성, 계급성, 진지함도 남성성의 특징이다. 일에서는 조직을 선호하고 신중하며 지구력이 있다. 과거와 미래 목표 등의 대상을 우선시하며 사고를 통한 논리와 분석에 강하다. 부분적이고 구체적이며 내편 중심의 절대적 사고를 한다. 우주의 순환 및 상대성원리에 의해 먼저 남성성이 드러나고 나중에 여성성이 드러난다. 그와 같음이 자연스러움이다.

⟪⟪ 소음인의 특성

몸통을 기준으로 한 오장육부의 구조적인 감수성으로써 음의 수렴이고 정적이다. 기가 아래로 수렴되어 골반과 둔부 등 하체가 실하고 걸을 때 숙여지는 경향이 있다. 다정하고 섬세하며 정확하고 논리적이며 작은 일에도 정성을 다한다. 일에서는 좋고 싫음보다 이해를 우선시하고 매사를 정확히 하려다 보니 추진력이 떨어지고 마음이 편치 않으며 상대에게 원하는 것이 많으면서 관용이 적어 부딪치기도 한다. 신(대) 비(소)의 체질로 의를 알면 마음이 좋고 소화기가 약하고 앞으로 구부러져 압박되므로 소화가 잘되면 건강하다. 우주의 순환 및 상대성원리에 의해 소음성이 먼저 드러나고 나중에 소양성이 드러난다. 그와 같음이 자연스러움이다.

⟪⟪ 표준인의 특성

얼굴과 머리를 기준으로 한 오장육부의 질적인 감수성으로써 오행 표준형은 오행의 균형과 조화로움이 특성이다. 자연에 비유하면 열대 · 아열대 · 온대 · 냉대 · 한대의 특성을 고루 갖췄으며 계절로는 봄 · 여름 · 한여름 · 가을 · 겨울의 특성을, 일의 과정에서는 시작에서 휴식까지의, 인생에서는 유아에서 노년까지의 특성을 고루 갖춘 형이다. 따라서 얼굴의 감수성을 기준으로 모든 것이 균형과 조화를 이루어 팔방미인으로 모든 것을 고루 잘하되 특별하지 않고 아름다움과 추함, 빈부에서도 원만하다. 오장육부 기운의 질적인 조화로 얼굴형은 달걀형의 모양이며 삶에 대한 태도가 비교적 자연스러운 생태특성을 갖춘 형이다.

25 여성 태양인 목형

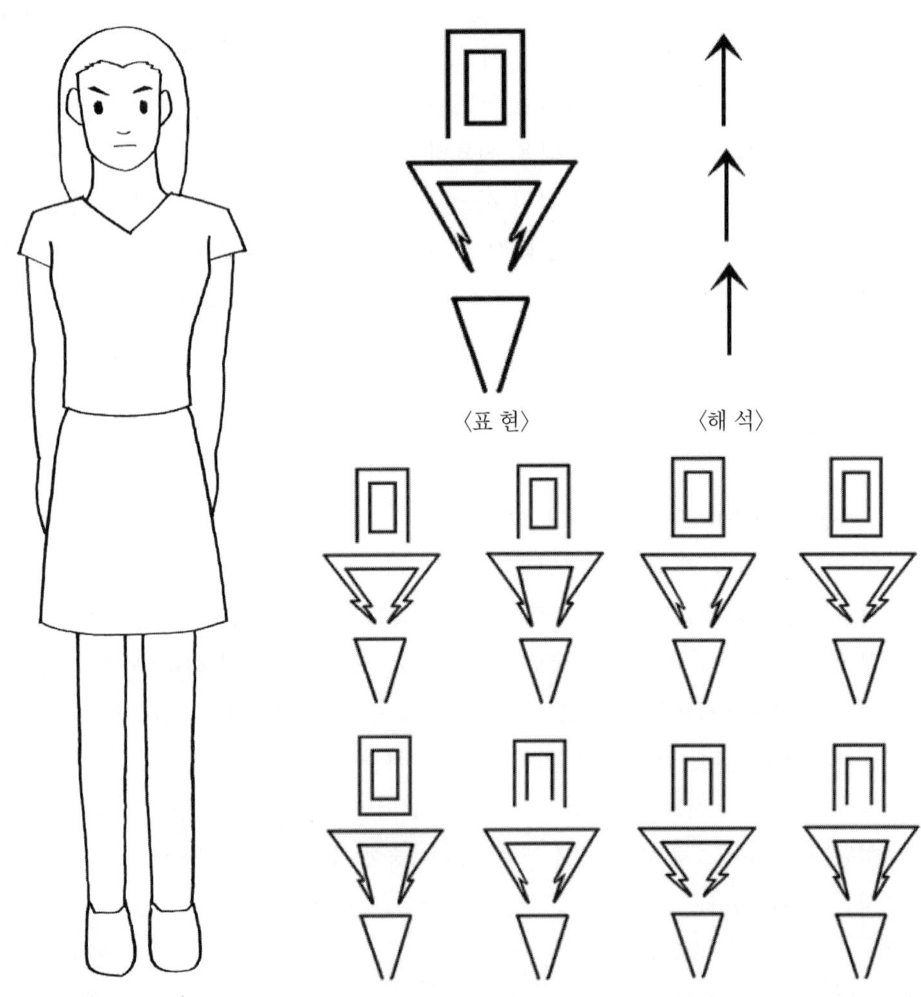

<<< 느낌한글 해석

해석자를 보면 상승이 세 번 이루어진다. 너무 급한 성격이다. 이는 세 번을 먼저 이기고 비로소 지거나 양보하는 감성이다. 말투, 행동, 사고 모두에서 그렇다. 그러나 환경이 다른 경우는 느낌한글과 감성순환도 마음한글을 통해 이것을 알고 자신의 감성을 행한다면 보다 좋을 것이다. 사람은 이김과 양보를 고르게 해야 한다. 또한 독립된 소우주로서 음양의 균형과 조화에 의해 이 감성의 내부에는 남성 태양금형성의 감성이 내재되어 있다. 따라서 외형적 감성을 그 사람 감성의 전부로 보지는 말아야 할 것이다. 이 감성은 여성 소양인 목형의 감성과 같기는 하지만 태양인으로서 저돌적인 감성은 다르다.

<<< 여성성

여성성은 양성적이고 동적이다. 자연에 비유하면 더운 열대와 아열대, 봄과 여름, 새벽과 낮, 문명에 비유하면 선진 문명과 번영의 역사, 윤택한 생활 등의 특성을 갖는다. 따라서 상승, 확산, 배출, 발산 및 원심적인 주변지향적 특성을 갖는다. 수평적이고 표현에 강하며 경쾌함, 방치, 개방성, 평등성, 자유분방함도 여성성의 특징이다. 일에서는 개별성을 선호하고 씩씩하며 순발력이 있다. 현실과 상황과 역할 등을 우선시하고 감성을 통한 유머와 관찰에 강하고 전체적이고 포괄적이며 나 중심의 상대적 사고를 한다. 우주의 순환 및 상대성원리에 의해 먼저 여성성이 드러나고 나중에 남성성이 드러난다. 그와 같음이 자연스러움이다.

<<< 태양인의 특성

몸통 기준의 오장육부의 구조적인 감수성으로써 양의 시작이고 동적이다. 기가 상승되어 머리 목덜미가 발달하고 이마가 넓으며 눈에 광채가 있고 살이 찌지 않으며 걸음이 씩씩하다. 건장하고 과단성이 있고 진취적이며 당당한 태도를 갖고 동적이라 한 번 정한 일은 물러서지 않고 추진력과 영웅심이 강하며 창의력이 있고 관찰력과 식견이 뛰어나되 남을 무시하는 경향이 있으며 일이 안 되면 심한 분노를 나타낸다. 폐(대) 간(소)의 체질로 오래 걷거나 서 있기가 힘들다. 예를 알면 자연스러워지고 소변량이 많고 잘 나오면 건강하다. 우주의 순환 및 상대성원리에 의해 먼저 태양성이 드러나고 나중에 태음성이 드러난다. 그와 같음이 자연스러움이다.

<<< 목형의 특성

얼굴과 머리 · 오장육부의 질적인 감수성으로써 양의 시작이고 동적이며 부드럽다. 자연에 비유하여 '기후의 이동순서'로 보면 적도에서 남북 방향으로 약간 이동한 지역에 속하며 계절로는 봄, 하루로는 새벽, 일의 과정에서는 시작, 인생에서는 유아와 어린이의 특성을 갖는다. 따라서 목이 가진 부드러움과 온화함 · 인자함 등과 봄과 유아 · 어린이의 특성인 생기발랄하고 천진난만하며, 새벽과 일의 시작의 특성인 희망의 분위기를 띠며 행동을 한다. 오장육부 기운의 질적인 비율 중 간담(다) 비위(소)로 얼굴형은 직사각형을 세워놓은 모양이다. 우주의 순환 및 상대성원리에 의해 목의 특성이 먼저 드러나고 나중에 토의 특성이 드러난다. 그와 같음이 자연스러움이다.

26 여성 태양인 화형

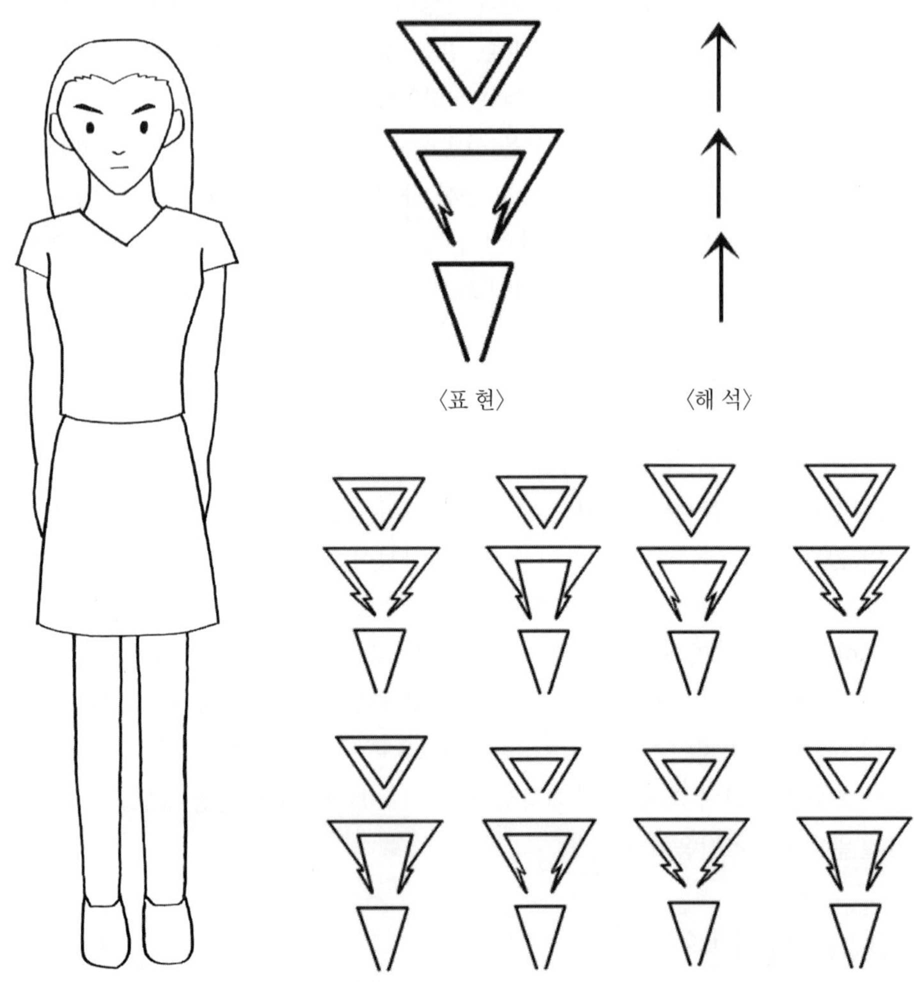

<<< 느낌한글 해석

해석자를 보면 상승이 세 번 이루어진다. 대단히 급한 성격이다. 이는 세 번을 먼저 이기고 양보나 지는 것이 가능한 감성이다. 말투, 행동, 사고 모두에서 그렇다. 그러나 그럴 수 없는 환경에 있는 사람은 느낌한글과 감성순환도 마음한글을 통해 이것을 알고 자신의 감성을 행한다면 보다 좋을 것이다. 사람은 이김과 양보를 고르게 해야 한다. 또한 독립된 소우주로서 음양의 균형과 조화에 의해 이 감성의 내부에는 남성 태음수형성의 감성이 내재되어 있다. 따라서 외형적 감성을 그 사람 감성의 전부로 보지는 말아야 할 것이다. 이 감성은 여성 소양인 화형의 감성과 같기는 하지만 태양인으로서 저돌적인 감성은 다르다.

《《《 여성성

여성성은 양성적이고 동적이다. 자연에 비유하면 더운 열대와 아열대, 봄과 여름, 새벽과 낮, 문명에 비유하면 선진 문명과 번영의 역사, 윤택한 생활 등의 특성을 갖는다. 따라서 상승, 확산, 배출, 발산 및 원심적인 주변지향적 특성을 갖는다. 수평적이고 표현에 강하며 경쾌함, 방치, 개방성, 평등성, 자유분방함도 여성성의 특징이다. 일에서는 개별성을 선호하고 씩씩하며 순발력이 있다. 현실과 상황과 역할 등을 우선시하고 감성을 통한 유머와 관찰에 강하고 전체적이고 포괄적이며 나 중심의 상대적 사고를 한다. 우주의 순환 및 상대성원리에 의해 먼저 여성성이 드러나고 나중에 남성성이 드러난다. 그와 같음이 자연스러움이다.

《《《 태양인의 특성

몸통 기준의 오장육부의 구조적인 감수성으로써 양의 시작이고 동적이다. 기가 상승되어 머리 목덜미가 발달하고 이마가 넓으며 눈에 광채가 있고 살이 찌지 않으며 걸음이 씩씩하다. 건장하고 과단성이 있고 진취적이며 당당한 태도를 갖고 동적이라 한 번 정한 일은 물러서지 않고 추진력과 영웅심이 강하며 창의력이 있고 관찰력과 식견이 뛰어나되 남을 무시하는 경향이 있고 일이 안 되면 심한 분노를 나타낸다. 폐(대) 간(소)의 체질로 오래 걷거나 서 있기가 힘들다. 예를 알면 자연스러워지고 소변량이 많고 잘 나오면 건강하다. 우주의 순환 및 상대성원리에 의해 먼저 태양성이 드러나고 나중에 태음성이 드러난다. 그와 같음이 자연스러움이다.

《《《 화형의 특성

얼굴과 머리 · 오장육부의 질적인 감수성으로써 양의 확산이고 동적이고 폭발적이다. 자연에 비유하여 '기후의 이동순서'로 보면 아열대지역에 속한다. 계절로는 여름, 하루로는 아침과 오전, 일의 과정에서는 전개와 갈등, 인생에서는 청소년기에 속한다. 따라서 화가 가진 확산력과 열정 · 산화력 등과 여름과 청소년기의 특성인 명랑함과 진취성 · 구속에의 거부와 오전과 일의 전개의 특성인 폭발력과 희생적 특성이 있다. 육감이 예민하고 사교성이 뛰어나다. 오장육부의 질적인 비율 중 심소(다) 폐대(소)로 얼굴형은 역삼각형이다. 우주의 순환 및 상대성원리에 의해 화의 특성이 먼저 드러나고 나중에 금의 특성이 드러난다. 그와 같음이 자연스러움이다.

27 여성 태양인 토형

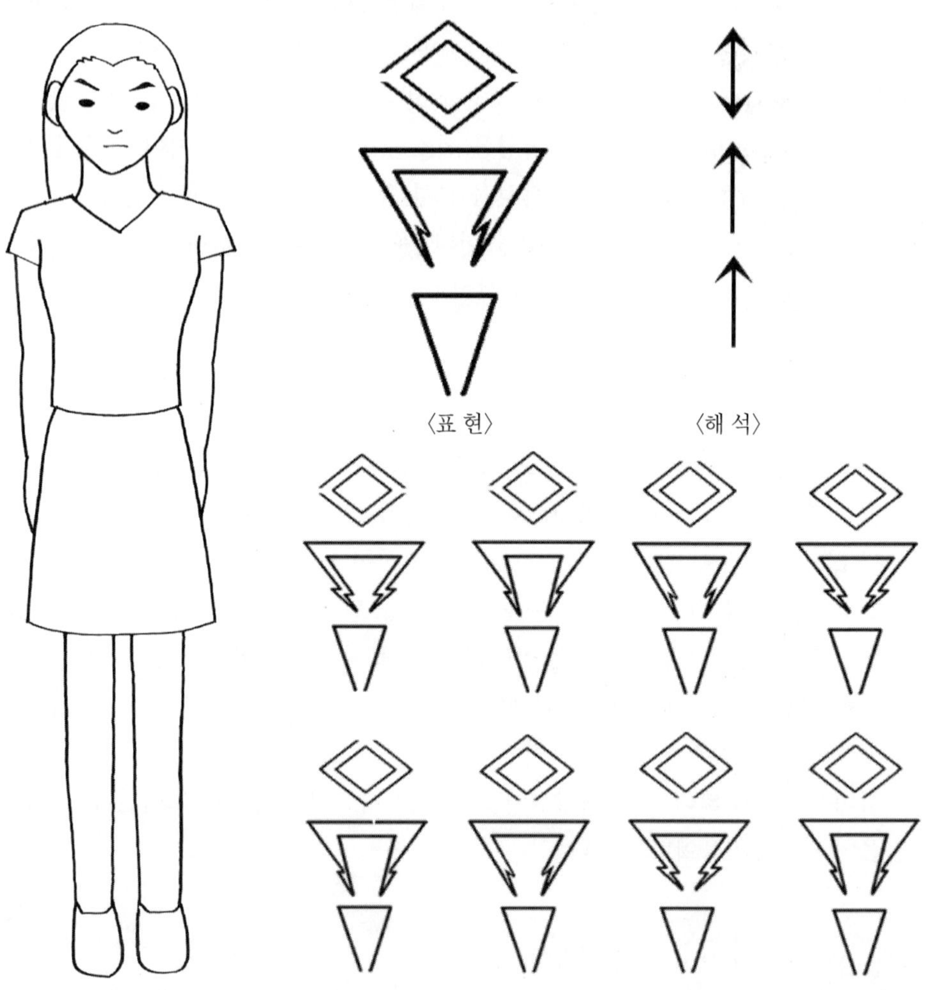

<<< 느낌한글 해석

해석자를 보면 상승이 두 번 이루어지고 하강 상승이 균형을 이룬다. 아주 급한 성격이다. 이는 두 번을 먼저 이기고 잠시 그대로 있는 다음에야 양보가 가능하다. 말투, 행동, 사고 모두에서 그렇다. 그러나 환경이 다른 경우는 느낌한글과 감성순환도 마음한글을 통해 이것을 알고 자신의 감성을 행한다면 보다 좋을 것이다. 사람은 이김과 양보를 고르게 해야 한다. 또한 독립된 소우주로서 음양의 균형과 조화에 의해 이 감성의 내부에는 남성 태음목형성의 감성이 내재되어 있다. 따라서 외형적 감성을 그 사람 감성의 전부로 보지는 말아야 할 것이다. 이 감성은 여성 소양인 토형의 감성과 같기는 하지만 태양인으로서 저돌적인 감성은 다르다.

〈〈〈 여성성

여성성은 양성적이고 동적이다. 자연에 비유하면 더운 열대와 아열대, 봄과 여름, 새벽과 낮, 문명에 비유하면 선진 문명과 번영의 역사, 윤택한 생활 등의 특성을 갖는다. 따라서 상승, 확산, 배출, 발산 및 원심적인 주변지향적 특성을 갖는다. 수평적이고 표현에 강하며 경쾌함, 방치, 개방성, 평등성, 자유분방함도 여성성의 특징이다. 일에서는 개별성을 선호하고 씩씩하며 순발력이 있다. 현실과 상황과 역할 등을 우선시하고 감성을 통한 유머와 관찰에 강하고 전체적이고 포괄적이며 나 중심의 상대적 사고를 한다. 우주의 순환 및 상대성원리에 의해 먼저 여성성이 드러나고 나중에 남성성이 드러난다. 그와 같음이 자연스러움이다.

〈〈〈 태양인의 특성

몸통 기준의 오장육부의 구조적인 감수성으로써 양의 시작이고 동적이다. 기가 상승되어 머리 목덜미가 발달하고 이마가 넓으며 눈에 광채가 있고 살이 찌지 않으며 걸음이 씩씩하다. 건장하고 과단성이 있고 진취적이며 당당한 태도를 갖고 동적이라 한 번 정한 일은 물러서지 않고 추진력과 영웅심이 강하며 창의력이 있고 관찰력과 식견이 뛰어나되 남을 무시하는 경향이 있고 일이 안 되면 심한 분노를 나타낸다. 폐(대) 간(소)의 체질로 오래 걷거나 서 있기가 힘들다. 예를 알면 자연스러워지고 소변량이 많고 잘 나오면 건강하다. 우주의 순환 및 상대성원리에 의해 먼저 태양성이 드러나고 나중에 태음성이 드러난다. 그와 같음이 자연스러움이다.

〈〈〈 토형의 특성

얼굴과 머리 · 오장육부의 질적인 감수성으로써 토형은 양의 정점과 음의 내재가 묶여 고정됨의 특성이 있다. 자연에 비유하여 '기후의 이동순서'로 보면 온대지역에 속하며 계절로는 한여름, 하루로는 정오, 일의 과정에서는 절정, 인생에서는 결혼의 시기에 속한다. 따라서 토가 가진 화합함과 한결같음, 굳건함 등과 한여름과 결혼의 특성인 확실함과 철저함 · 결합력과 신용 · 안정감과 통일감을 준다. 또한 정오와 절정의 특성인 여유와 한가함의 특성이 있다. 오장육부의 기운 중 비위(대) 신방(소)으로 얼굴형은 마름모형이다. 우주의 순환 및 상대성원리에 의해 토의 특성이 먼저 드러나고 나중에 수의 특성이 드러난다. 그와 같음이 자연스러움이다.

28 여성 태양인 금형

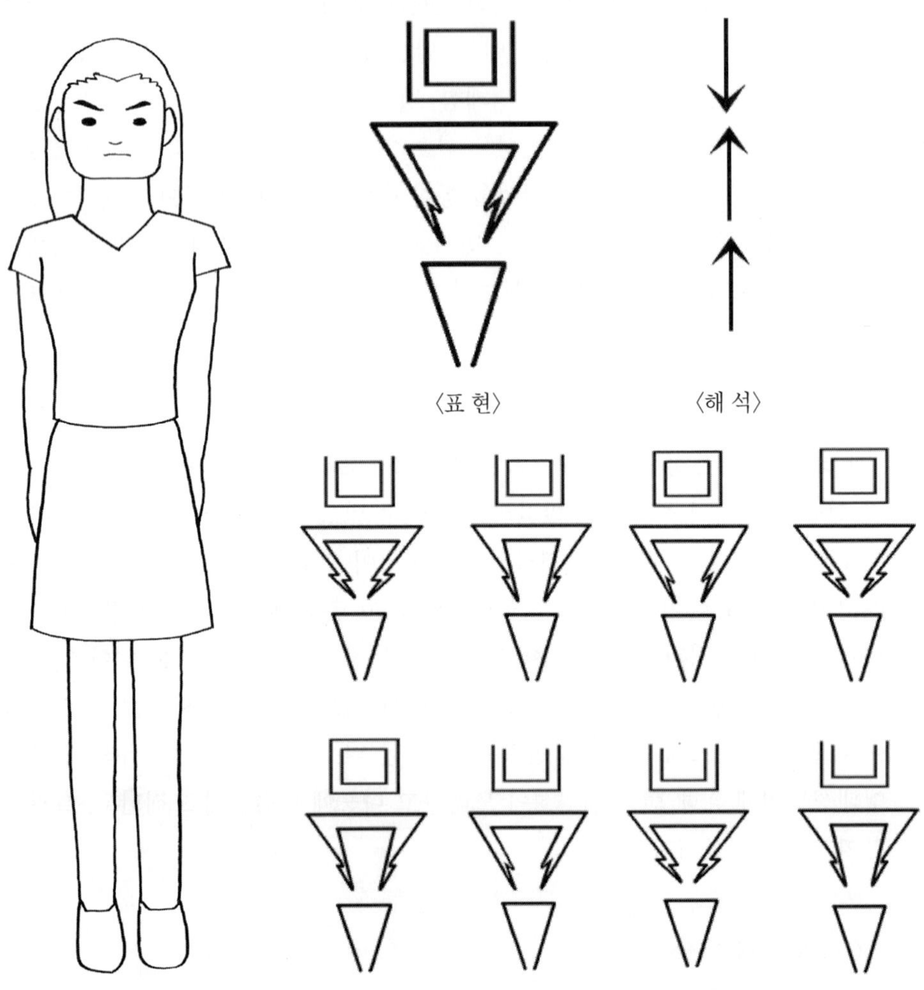

《《《 느낌한글 해석

해석자를 보면 상승이 두 번 이루어지고 하강이 이루어진다. 정말 급한 성격이다. 이는 두 번을 먼저 이긴 다음에 양보가 가능한 감성이다. 말투, 행동, 사고 모두에서 그렇다. 그러나 환경이 다른 경우는 느낌한글과 감성순환도 마음한글을 통해 이것을 알고 자신의 감성을 행한다면 보다 좋을 것이다. 사람은 이김과 양보를 고르게 해야 한다. 또한 독립된 소우주로서 음양의 균형과 조화에 의해 이 감성의 내부에는 남성 태음화형성의 감성이 내재되어 있다. 따라서 외형적 감성을 그 사람 감성의 전부로 보지는 말아야 할 것이다. 이 감성은 여성 소양인 금형의 감성과 같기는 하지만 태양인으로서 저돌적인 감성은 다르다.

〈〈〈 여성성

여성성은 양성적이고 동적이다. 자연에 비유하면 더운 열대와 아열대, 봄과 여름, 새벽과 낮, 문명에 비유하면 선진 문명과 번영의 역사, 윤택한 생활 등의 특성을 갖는다. 따라서 상승, 확산, 배출, 발산 및 원심적인 주변지향적 특성을 갖는다. 수평적이고 표현에 강하며 경쾌함, 방치, 개방성, 평등성, 자유분방함도 여성성의 특징이다. 일에서는 개별성을 선호하고 씩씩하며 순발력이 있다. 현실과 상황과 역할 등을 우선시하고 감성을 통한 유머와 관찰에 강하고 전체적이고 포괄적이며 나 중심의 상대적 사고를 한다. 우주의 순환 및 상대성원리에 의해 먼저 여성성이 드러나고 나중에 남성성이 드러난다. 그와 같음이 자연스러움이다.

〈〈〈 태양인의 특성

몸통 기준의 오장육부의 구조적인 감수성으로써 양의 시작이고 동적이다. 기가 상승되어 머리 목덜미가 발달하고 이마가 넓으며 눈에 광채가 있고 살이 찌지 않으며 걸음이 씩씩하다. 건장하고 과단성이 있고 진취적이며 당당한 태도를 갖고 동적이라 한 번 정한 일은 물러서지 않고 추진력과 영웅심이 강하며 창의력이 있고 관찰력과 식견이 뛰어나되 남을 무시하는 경향이 있고 일이 안 되면 심한 분노를 나타낸다. 폐(대) 간(소)의 체질로 오래 걷거나 서 있기가 힘들다. 예를 알면 자연스러워지고 소변량이 많고 잘 나오면 건강하다. 우주의 순환 및 상대성원리에 의해 먼저 태양성이 드러나고 나중에 태음성이 드러난다. 그와 같음이 자연스러움이다.

〈〈〈 금형의 특성

얼굴과 머리 · 오장육부의 질적인 감수성으로써 음의 시작이며 정적이고 긴장감을 준다. 자연에 비유하여 '기후의 이동순서'로 보면 냉대지역에 속한다. 계절로는 가을의, 하루로는 오후와 저녁의, 일의 과정에서는 결말의, 인생에서는 중 · 장년기에 속한다. 따라서 금이 가진 긴장감과 흡입력 · 구심력 등과 가을과 중년의 특성인 숙살과 의리 · 지도력과 포용력, 저녁과 일의 결말의 정리와 결실력이 있고 자존심이 강하다. 오장육부 기운의 질적인 비율 중 폐대(다) 간담(소)으로 얼굴형은 정사각형 모양이다. 우주의 순환 및 상대성원리에 의해 금의 특성이 먼저 드러나고 나중에 목의 특성이 드러난다. 그와 같음이 자연스러움이다.

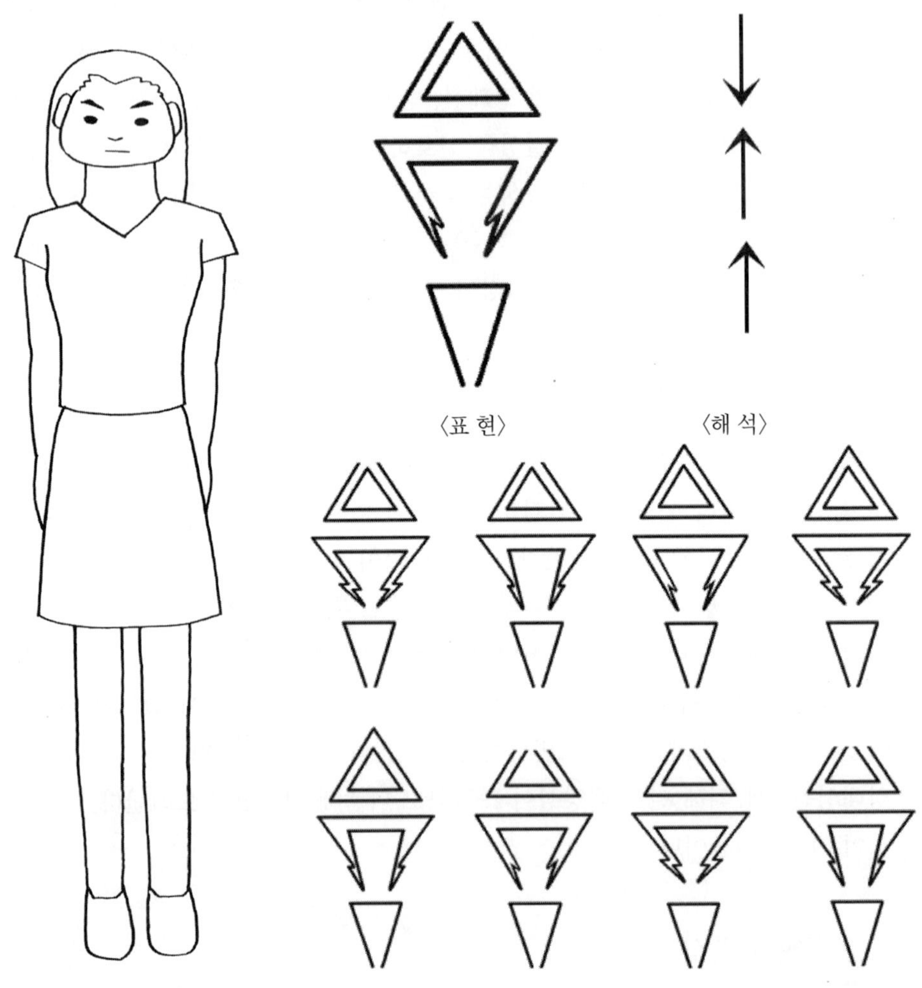

해석자를 보면 상승이 두 번 이루어지고 하강이 이어진다. 매우 급한 성격이다. 이는 두 번을 먼저 이기고 그 다음에야 양보가 가능한 감성이다. 말투, 행동, 사고 모두에서 그렇다. 그러나 환경이 다른 경우는 느낌한글과 감성순환도 마음한글을 통해 이것을 알고 자신의 감성을 행한다면 보다 좋을 것이다. 사람은 이김과 양보를 고르게 해야 한다. 또한 독립된 소우주로서 음양의 균형과 조화에 의해 이 감성의 내부에는 남성 태음토형성의 감성이 내재되어 있다. 따라서 외형적 감성을 그 사람 감성의 전부로 보지는 말아야 할 것이다. 이 감성은 여성 소양인 수형의 감성과 같기는 하지만 태양인으로서 저돌적인 감성은 다르다.

《《《 여성성

여성성은 양성적이고 동적이다. 자연에 비유하면 더운 열대와 아열대, 봄과 여름, 새벽과 낮, 문명에 비유하면 선진 문명과 번영의 역사, 윤택한 생활 등의 특성을 갖는다. 따라서 상승, 확산, 배출, 발산 및 원심적인 주변지향적 특성을 갖는다. 수평적이고 표현에 강하며 경쾌함, 방치, 개방성, 평등성, 자유분방함도 여성성의 특징이다. 일에서는 개별성을 선호하고 씩씩하며 순발력이 있다. 현실과 상황과 역할 등을 우선시하고 감성을 통한 유머와 관찰에 강하고 전체적이고 포괄적이며 나 중심의 상대적 사고를 한다. 우주의 순환 및 상대성원리에 의해 먼저 여성성이 드러나고 나중에 남성성이 드러난다. 그와 같음이 자연스러움이다.

《《《 태양인의 특성

몸통 기준의 오장육부의 구조적인 감수성으로써 양의 시작이고 동적이다. 기가 상승되어 머리 목덜미가 발달하고 이마가 넓으며 눈에 광채가 있고 살이 찌지 않으며 걸음이 씩씩하다. 건장하고 과단성이 있고 진취적이며 당당한 태도를 갖고 동적이라 한 번 정한 일은 물러서지 않고 추진력과 영웅심이 강하며 창의력이 있고 관찰력과 식견이 뛰어나되 남을 무시하는 경향이 있고 일이 안 되면 심한 분노를 나타낸다. 폐(대) 간(소)의 체질로 오래 걷거나 서 있기가 힘들다. 예를 알면 자연스러워지고 소변량이 많고 잘 나오면 건강하다. 우주의 순환 및 상대성원리에 의해 먼저 태양성이 드러나고 나중에 태음성이 드러난다. 그와 같음이 자연스러움이다.

《《《 수형의 특성

얼굴과 머리 · 오장육부의 질적인 감수성으로써 음의 결말이고 양의 내재며 정적이고 연하다. 자연에 비유하여 '기후의 이동순서'로 보면 기후로는 한대의, 계절로는 겨울의, 하루로는 밤의, 일의 과정에서는 마무리와 휴식의, 인생에서는 노년기의 특성을 갖는다. 따라서 수가 가진 연함과 은은함 · 내장감 등과 겨울과 노년의 특성인 교교함과 지혜 · 밤과 마무리의 특성인 포용력과 양보심 · 저장성이 있다. 생식능력이 좋다. 오장육부 기운의 질적인 비율 중 신방(다) 심소(소)로 얼굴형은 삼각형의 모양이다. 우주의 순환 및 상대성원리에 의해 수의 특성이 먼저 드러나고 나중에 화의 특성이 드러난다. 그와 같음이 자연스러움이다.

30 여성 태양인 표준인

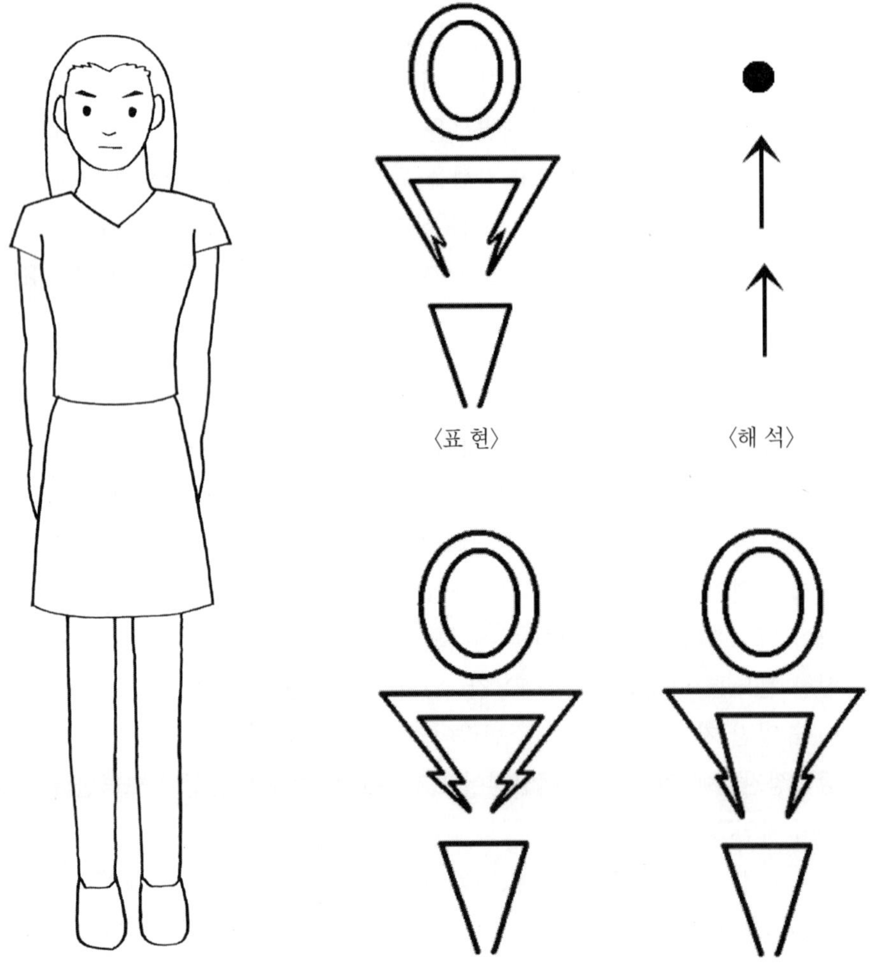

<<< 느낌한글 해석

해석자를 보면 상승이 두 번 이루어지고 그 다음에는 점이다. 급한 성격이다. 이는 두 번을 먼저 이기고 그 다음에는 무난하지만 때로는 예측을 넘는 감성을 나타내는 감성이기도 하다. 말투, 행동, 사고 모두에서 그렇다. 그러나 환경이 다른 경우는 느낌한글과 감성순환도 마음한글을 통해 이것을 알고 자신의 감성을 행한다면 보다 좋을 것이다. 사람은 이김과 양보를 고르게 해야 한다. 또한 독립된 소우주로서 음양의 균형과 조화에 의해 이 감성의 내부에는 남성 태음 표준형성의 감성이 내재되어 있다. 따라서 외형적 감성을 그 사람 감성의 전부로 보지는 말아야 할 것이다. 이 감성은 여성 소양인 표준형의 감성과 같기는 하지만 태양인으로서 저돌적인 감성은 다르다.

<<< 여성성

여성성은 양성적이고 동적이다. 자연에 비유하면 더운 열대와 아열대, 봄과 여름, 새벽과 낮, 문명에 비유하면 선진 문명과 번영의 역사, 윤택한 생활 등의 특성을 갖는다. 따라서 상승, 확산, 배출, 발산 및 원심적인 주변지향적 특성을 갖는다. 수평적이고 표현에 강하며 경쾌함, 방치, 개방성, 평등성, 자유분방함도 여성성의 특징이다. 일에서는 개별성을 선호하고 씩씩하며 순발력이 있다. 현실과 상황과 역할 등을 우선시하고 감성을 통한 유머와 관찰에 강하고 전체적이고 포괄적이며 나 중심의 상대적 사고를 한다. 우주의 순환 및 상대성원리에 의해 먼저 여성성이 드러나고 나중에 남성성이 드러난다. 그와 같음이 자연스러움이다.

<<< 태양인의 특성

몸통 기준의 오장육부의 구조적인 감수성으로써 양의 시작이고 동적이다. 기가 상승되어 머리 목덜미가 발달하고 이마가 넓으며 눈에 광채가 있고 살이 찌지 않으며 걸음이 씩씩하다. 건장하고 과단성이 있고 진취적이며 당당한 태도를 갖고 동적이라 한 번 정한 일은 물러서지 않고 추진력과 영웅심이 강하며 창의력이 있고 관찰력과 식견이 뛰어나되 남을 무시하는 경향이 있고 일이 안 되면 심한 분노를 나타낸다. 폐(대) 간(소)의 체질로 오래 걷거나 서 있기가 힘들다. 예를 알면 자연스러워지고 소변량이 많고 잘 나오면 건강하다. 우주의 순환 및 상대성원리에 의해 먼저 태양성이 드러나고 나중에 태음성이 드러난다. 그와 같음이 자연스러움이다.

<<< 표준인의 특성

얼굴과 머리를 기준으로 한 오장육부의 질적인 감수성으로써 오행 표준형은 오행의 균형과 조화로움이 특성이다. 자연에 비유하면 열대 · 아열대 · 온대 · 냉대 · 한대의 특성을 고루 갖췄으며 계절로는 봄 · 여름 · 한여름 · 가을 · 겨울의 특성을, 일의 과정에서는 시작에서 휴식까지의, 인생에서는 유아에서 노년까지의 특성을 고루 갖춘 형이다. 따라서 얼굴의 감수성을 기준으로 모든 것이 균형과 조화를 이루어 팔방미인으로 모든 것을 고루 잘하되 특별하지 않고 아름다움과 추함, 빈부에서도 원만하다. 오장육부 기운의 질적인 조화로 얼굴형은 달걀형의 모양이며 삶에 대한 태도가 비교적 자연스러운 생태특성을 갖춘 형이다.

31 여성 소양인 목형

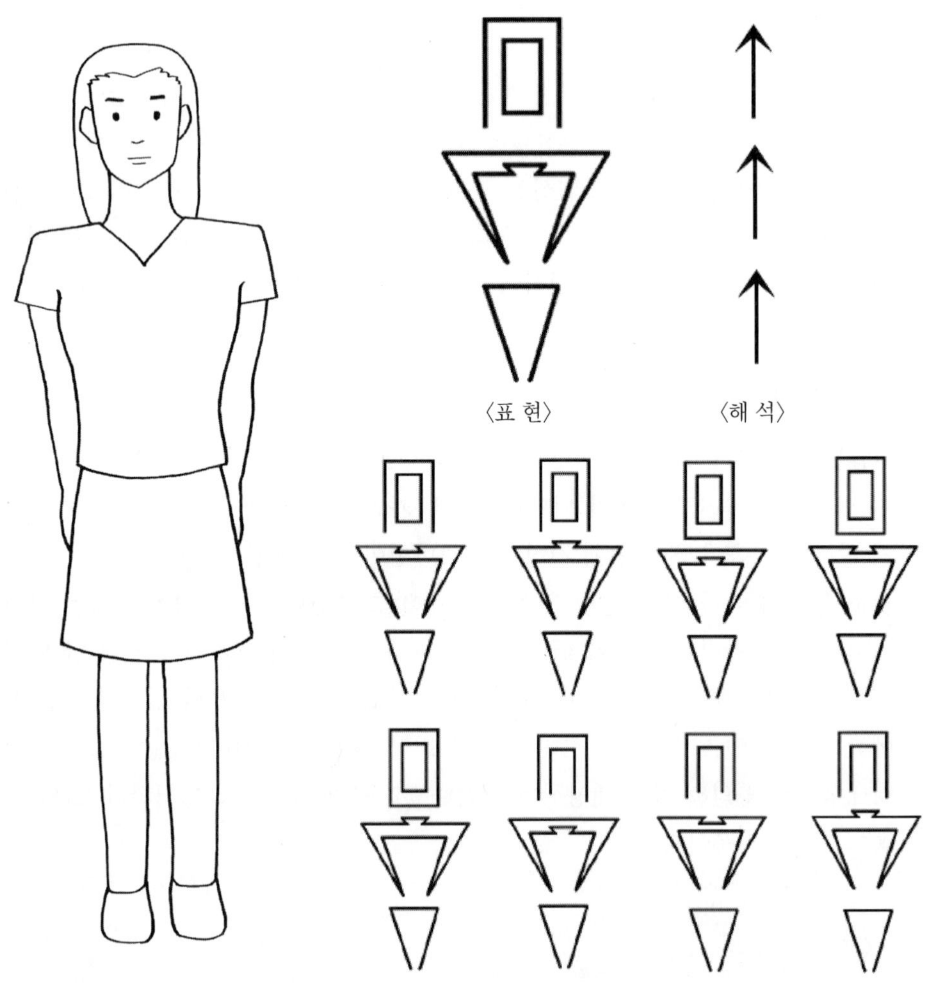

느낌한글 해석

느낌한글 해석

해석자를 보면 상승이 세 번 이루어진다. 너무 급한 성격이다. 이는 세 번을 먼저 이기고 양보가 가능한 감성이다. 말투, 행동, 사고 모두에서 그렇다. 그러나 환경이 다른 경우는 느낌한글과 감성순환도 마음한글을 통해 이것을 알고 자신의 감성을 행한다면 보다 좋을 것이다. 사람은 이김과 양보를 고르게 해야 한다. 또한 독립된 소우주로서 음양의 균형과 조화에 의해 이 감성의 내부에는 남성 소음금형성의 감성이 내재되어 있다. 따라서 외형적 감성을 그 사람 감성의 전부로 보지는 말아야 할 것이다. 이 감성은 여성 태양인 목형의 감성과 같기는 하지만 소양인으로서 확산하는 감성은 다르다.

《《《 여성성

여성성은 양성적이고 동적이다. 자연에 비유하면 더운 열대와 아열대, 봄과 여름, 새벽과 낮, 문명에 비유하면 선진 문명과 번영의 역사, 윤택한 생활 등의 특성을 갖는다. 따라서 상승, 확산, 배출, 발산 및 원심적인 주변지향적 특성을 갖는다. 수평적이고 표현에 강하며 경쾌함, 방치, 개방성, 평등성, 자유분방함도 여성성의 특징이다. 일에서는 개별성을 선호하고 씩씩하며 순발력이 있다. 현실과 상황과 역할 등을 우선시하고 감성을 통한 유머와 관찰에 강하고 전체적이고 포괄적이며 나 중심의 상대적 사고를 한다. 우주의 순환 및 상대성원리에 의해 먼저 여성성이 드러나고 나중에 남성성이 드러난다. 그와 같음이 자연스러움이다.

《《《 소양인의 특성

몸통 기준의 오장육부의 구조적인 감수성으로써 양의 확산이고 동적이다. 기가 위로 확산되어 가슴과 흉곽부위가 발달하고 상체가 실하며 입술이 얇고 걸음걸이가 빠르다. 경쾌하고 용감하며 솔직하고 열성적이며 강직하여 마음에 들지 않는 일은 참지 못한다. 일에서는 이해보다 좋고 싫음을 우선시하고 일을 벌이되 마무리를 못 하여 두려워하고 과시하는 것을 좋아하고 충동적이다. 비대(대)신소(소)의 체질로 생식력이 약한 측면이 있다. 지를 알면 마음이 좋고 대변이 잘 통하면 건강하다. 우주의 순환 및 상대성원리에 의해 먼저 소양성이 드러나고 나중에 소음성이 드러난다. 그와 같음이 자연스러움이다.

《《《 목형의 특성

얼굴과 머리 · 오장육부의 질적인 감수성으로써 양의 시작이고 동적이며 부드럽다. 자연에 비유하여 '기후의 이동순서'로 보면 적도에서 남북 방향으로 약간 이동한 지역에 속하며 계절로는 봄, 하루로는 새벽, 일의 과정에서는 시작, 인생에서는 유아와 어린이의 특성을 갖는다. 따라서 목이 가진 부드러움과 온화함 · 인자함 등과 봄과 유아 · 어린이의 특성인 생기발랄하고 천진난만하며, 새벽과 일의 시작의 특성인 희망의 분위기와 행동을 한다. 오장육부 기운의 질적인 비율 중 간담(다) 비위(소)로 얼굴형은 직사각형을 세워놓은 모양이다. 우주의 순환 및 상대성원리에 의해 목의 특성이 먼저 드러나고 나중에 토의 특성이 드러난다. 그와 같음이 자연스러움이다.

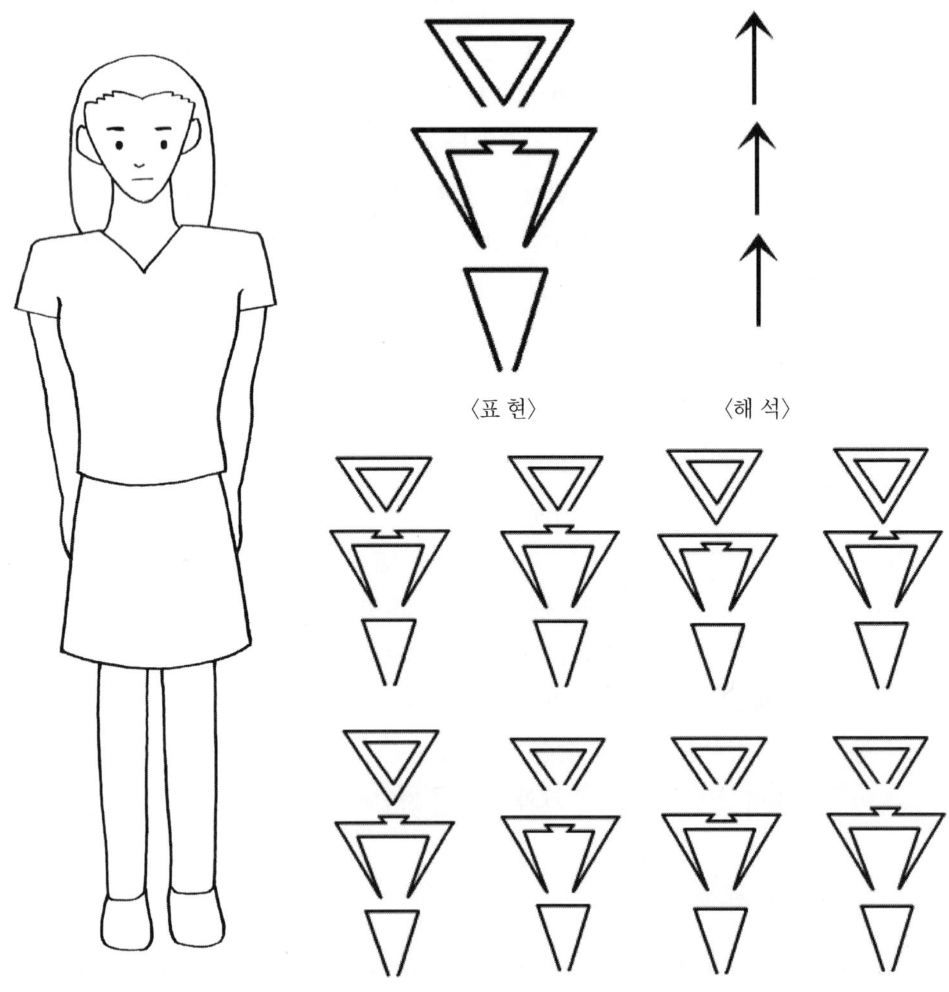

⟨⟨⟨ 느낌한글 해석

해석자를 보면 상승이 세 번 이루어진다. 대단히 급한 성격이다. 이는 세 번을 먼저 이기고 양보가 가능한 감성이다. 말투, 행동, 사고 모두에서 그렇다. 그러나 환경이 다른 경우는 느낌한글과 감성순환도 마음한글을 통해 이것을 알고 자신의 감성을 행한다면 보다 좋을 것이다. 사람은 이김과 양보를 고르게 해야 한다. 또한 독립된 소우주로서 음양의 균형과 조화에 의해 이 감성의 내부에는 남성 소음수형성의 감성이 내재되어 있다. 따라서 외형적 감성을 그 사람 감성의 전부로 보지는 말아야 할 것이다. 이 감성은 여성 태양인 화형의 감성과 같기는 하지만 소양인으로서 확산하는 감성은 다르다.

《《《 여성성

여성성은 양성적이고 동적이다. 자연에 비유하면 더운 열대와 아열대, 봄과 여름, 새벽과 낮, 문명에 비유하면 선진 문명과 번영의 역사, 윤택한 생활 등의 특성을 갖는다. 따라서 상승, 확산, 배출, 발산 및 원심적인 주변지향적 특성을 갖는다. 수평적이고 표현에 강하며 경쾌함, 방치, 개방성, 평등성, 자유분방함도 여성성의 특징이다. 일에서는 개별성을 선호하고 씩씩하며 순발력이 있다. 현실과 상황과 역할 등을 우선시하고 감성을 통한 유머와 관찰에 강하고 전체적이고 포괄적이며 나 중심의 상대적 사고를 한다. 우주의 순환 및 상대성원리에 의해 먼저 여성성이 드러나고 나중에 남성성이 드러난다. 그와 같음이 자연스러움이다.

《《《 소양인의 특성

몸통 기준의 오장육부의 구조적인 감수성으로써 양의 확산이고 동적이다. 기가 위로 확산되어 가슴과 흉곽부위가 발달하고 상체가 실하며 입술이 얇고 걸음걸이가 빠르다. 경쾌하고 용감하며 솔직하고 열성적이며 강직하여 마음에 들지 않는 일은 참지 못한다. 일에서는 이해보다 좋고 싫음을 우선시하고 일을 벌이되 마무리를 못 하여 두려워하고 과시하는 것을 좋아하고 충동적이다. 비대(대)신소(소)의 체질로 생식력이 약한 측면이 있다. 지를 알면 마음이 좋고 대변이 잘 통하면 건강하다. 우주의 순환 및 상대성원리에 의해 먼저 소양성이 드러나고 나중에 소음성이 드러난다. 그와 같음이 자연스러움이다.

《《《 화형의 특성

얼굴과 머리 · 오장육부의 질적인 감수성으로써 양의 확산이고 동적이고 폭발적이다. 자연에 비유하여 '기후의 이동순서'로 보면 아열대지역에 속한다. 계절로는 여름, 하루로는 아침과 오전, 일의 과정에서는 전개와 갈등, 인생에서는 청소년기에 속한다. 따라서 화가 가진 확산력과 열정 · 산화력 등과 여름과 청소년기의 특성인 명랑함과 진취성 · 구속에의 거부와 오전과 일의 전개의 특성인 폭발력과 희생적 특성이 있다. 육감이 예민하고 사교성이 뛰어나다. 오장육부의 질적인 비율 중 심소(다) 폐대(소)로 얼굴형은 역삼각형이다. 우주의 순환 및 상대성원리에 의해 화의 특성이 먼저 드러나고 나중에 금의 특성이 드러난다. 그와 같음이 자연스러움이다.

33 여성 소양인 토형

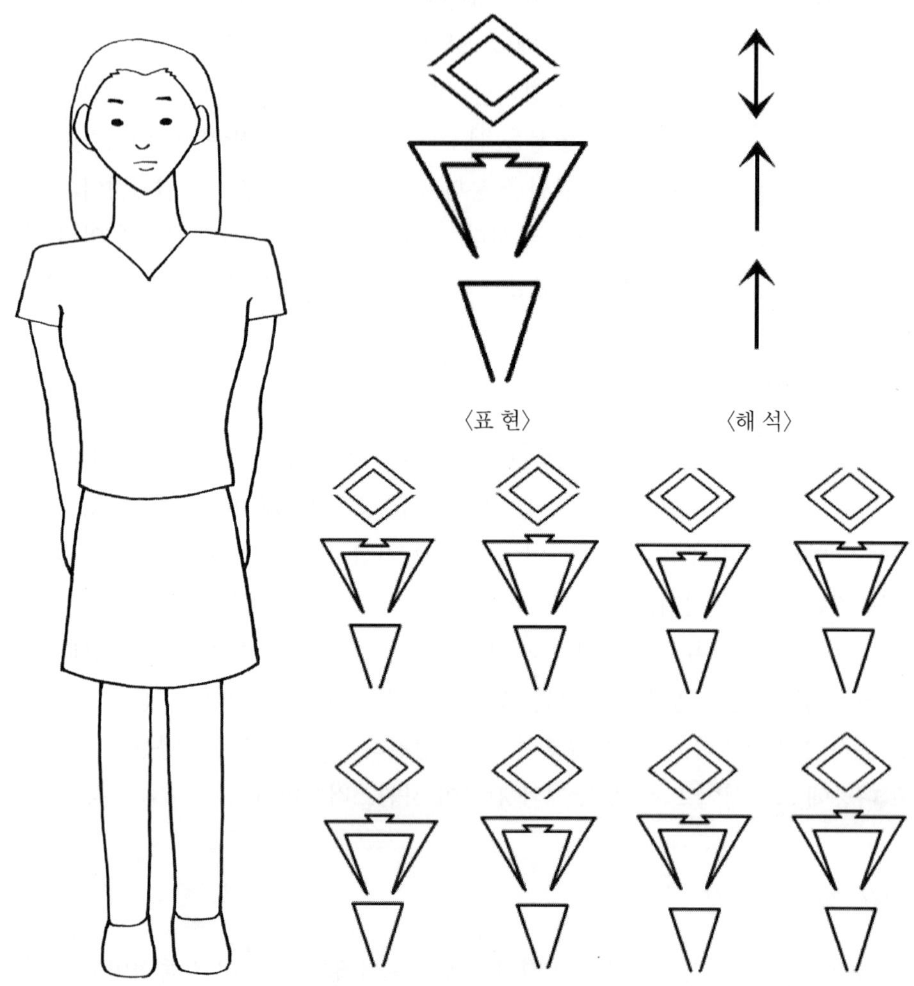

<<< 느낌한글 해석

해석자를 보면 상승이 두 번 이루어지고 상승 하강의 균형이다. 아주 급한 성격이다. 이는 두 번을 먼저 이기고 잠시 그대로 있는 다음에야 양보가 가능하다. 말투, 행동, 사고 모두에서 그렇다. 그러나 환경이 다른 경우는 느낌한글과 감성순환도 마음한글을 통해 이것을 알고 자신의 감성을 행한다면 보다 좋을 것이다. 사람은 이김과 양보를 고르게 해야 한다. 또한 독립된 소우주로서 음양의 균형과 조화에 의해 이 감성의 내부에는 남성 소음목형성의 감성이 내재되어 있다. 따라서 외형적 감성을 그 사람 감성의 전부로 보지는 말아야 할 것이다. 이 감성은 여성 태양인 토형의 감성과 같기는 하지만 소양인으로서 확산적 감성은 다르다.

〈〈〈 여성성

여성성은 양성적이고 동적이다. 자연에 비유하면 더운 열대와 아열대, 봄과 여름, 새벽과 낮, 문명에 비유하면 선진 문명과 번영의 역사, 윤택한 생활 등의 특성을 갖는다. 따라서 상승, 확산, 배출, 발산 및 원심적인 주변지향적 특성을 갖는다. 수평적이고 표현에 강하며 경쾌함, 방치, 개방성, 평등성, 자유분방함도 여성성의 특징이다. 일에서는 개별성을 선호하고 씩씩하며 순발력이 있다. 현실과 상황과 역할 등을 우선시하고 감성을 통한 유머와 관찰에 강하고 전체적이고 포괄적이며 나 중심의 상대적 사고를 한다. 우주의 순환 및 상대성원리에 의해 먼저 여성성이 드러나고 나중에 남성성이 드러난다. 그와 같음이 자연스러움이다.

〈〈〈 소양인의 특성

몸통 기준의 오장육부의 구조적인 감수성으로써 양의 확산이고 동적이다. 기가 위로 확산되어 가슴과 흉곽부위가 발달하고 상체가 실하며 입술이 얇고 걸음걸이가 빠르다. 경쾌하고 용감하며 솔직하고 열성적이며 강직하여 마음에 들지 않는 일은 참지 못한다. 일에서는 이해보다 좋고 싫음을 우선시하고 일을 벌이되 마무리를 못 하여 두려워하고 과시하는 것을 좋아하고 충동적이다. 비대(대) 신소(소)의 체질로 생식력이 약한 측면이 있다. 지를 알면 마음이 좋고 대변이 잘 통하면 건강하다. 우주의 순환 및 상대성원리에 의해 먼저 소양성이 드러나고 나중에 소음성이 드러난다. 그와 같음이 자연스러움이다.

〈〈〈 토형의 특성

얼굴과 머리 · 오장육부의 질적인 감수성으로써 토형은 양의 정점과 음의 내재가 묶여 고정됨의 특성이 있다. 자연에 비유하여 '기후의 이동순서'로 보면 온대지역에 속하며 계절로는 한여름, 하루로는 정오, 일의 과정에서는 절정, 인생에서는 결혼의 시기에 속한다. 따라서 토가 가진 화합함과 한결같음, 군건함 등과 한여름과 결혼의 특성인 확실함과 철저함 · 결합력과 신용 · 안정감과 통일감을 준다. 또한 정오와 절정의 특성인 여유와 한가함의 특성이 있다. 오장육부의 기운 중 비위(다) 신방(소)으로 얼굴형은 마름모형이다. 우주의 순환 및 상대성원리에 의해 토의 특성이 먼저 드러나고 나중에 수의 특성이 드러난다. 그와 같음이 자연스러움이다.

34 여성 소양인 금형

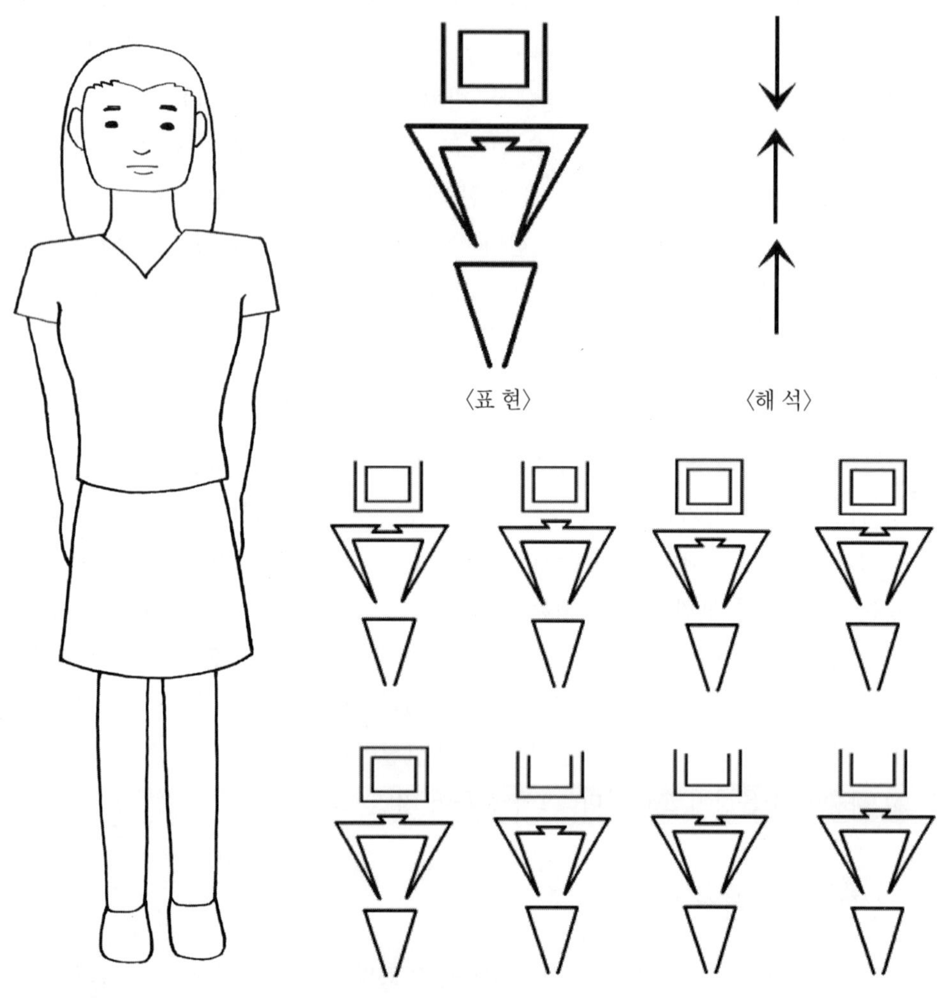

⟨⟨⟨ 느낌한글 해석

해석자를 보면 상승이 두 번 이루어지고 하강이 이루어진다. 정말 급한 성격이다. 이는 두 번을 먼저 이긴 다음에야 양보가 가능하다는 이야기다. 말투, 행동, 사고 모두에서 그렇다. 그러나 환경이 다른 경우는 느낌한글과 감성순환도 마음한글을 통해 이것을 알고 자신의 감성을 행한 다면 보다 좋을 것이다. 사람은 이김과 양보를 고르게 해야 한다. 또한 독립된 소우주로서 음양의 균형과 조화에 의해 이 감성의 내부에는 남성 소음화형성의 감성이 내재되어 있다. 따라서 외형적 감성을 그 사람 감성의 전부로 보지는 말아야 할 것이다. 이 감성은 여성 태양인 금형의 감성과 같기는 하지만 소양인으로서 확산적인 감성은 다르다.

《《《 여성성

여성성은 양성적이고 동적이다. 자연에 비유하면 더운 열대와 아열대, 봄과 여름, 새벽과 낮, 문명에 비유하면 선진 문명과 번영의 역사, 윤택한 생활 등의 특성을 갖는다. 따라서 상승, 확산, 배출, 발산 및 원심적인 주변지향적 특성을 갖는다. 수평적이고 표현에 강하며 경쾌함, 방치, 개방성, 평등성, 자유분방함도 여성성의 특징이다. 일에서는 개별성을 선호하고 씩씩하며 순발력이 있다. 현실과 상황과 역할 등을 우선시하고 감성을 통한 유머와 관찰에 강하고 전체적이고 포괄적이며 나 중심의 상대적 사고를 한다. 우주의 순환 및 상대성원리에 의해 먼저 여성성이 드러나고 나중에 남성성이 드러난다. 그와 같음이 자연스러움이다.

《《《 소양인의 특성

몸통 기준의 오장육부의 구조적인 감수성으로써 양의 확산이고 동적이다. 기가 위로 확산되어 가슴과 흉곽부위가 발달하고 상체가 실하며 입술이 얇고 걸음걸이가 빠르다. 경쾌하고 용감하며 솔직하고 열성적이며 강직하여 마음에 들지 않는 일은 참지 못한다. 일에서는 이해보다 좋고 싫음을 우선시하고 일을 벌이되 마무리를 못 하여 두려워하고 과시하는 것을 좋아하고 충동적이다. 비대(대) 신소(소)의 체질로 생식력이 약한 측면이 있다. 지를 알면 마음이 좋고 대변이 잘 통하면 건강하다. 우주의 순환 및 상대성원리에 의해 먼저 소양성이 드러나고 나중에 소음성이 드러난다. 그와 같음이 자연스러움이다.

《《《 금형의 특성

얼굴과 머리 · 오장육부의 질적인 감수성으로써 음의 시작이며 정적이고 긴장감을 준다. 자연에 비유하여 '기후의 이동순서'로 보면 냉대지역에 속한다. 계절로는 가을의, 하루로는 오후와 저녁의, 일의 과정에서는 결말의, 인생에서는 중 · 장년기에 속한다. 따라서 금이 가진 긴장감과 흡입력 · 구심력 등과 가을과 중년의 특성인 숙살과 의리 · 지도력과 포용력, 저녁과 일의 결말의 정리와 결실력이 있고 자존심이 강하다. 오장육부 기운의 질적인 비율 중 폐대(대) 간담(소)으로 얼굴형은 정사각형 모양이다. 우주의 순환 및 상대성원리에 의해 금의 특성이 먼저 드러나고 나중에 목의 특성이 드러난다. 그와 같음이 자연스러움이다.

35 여성 소양인 수형

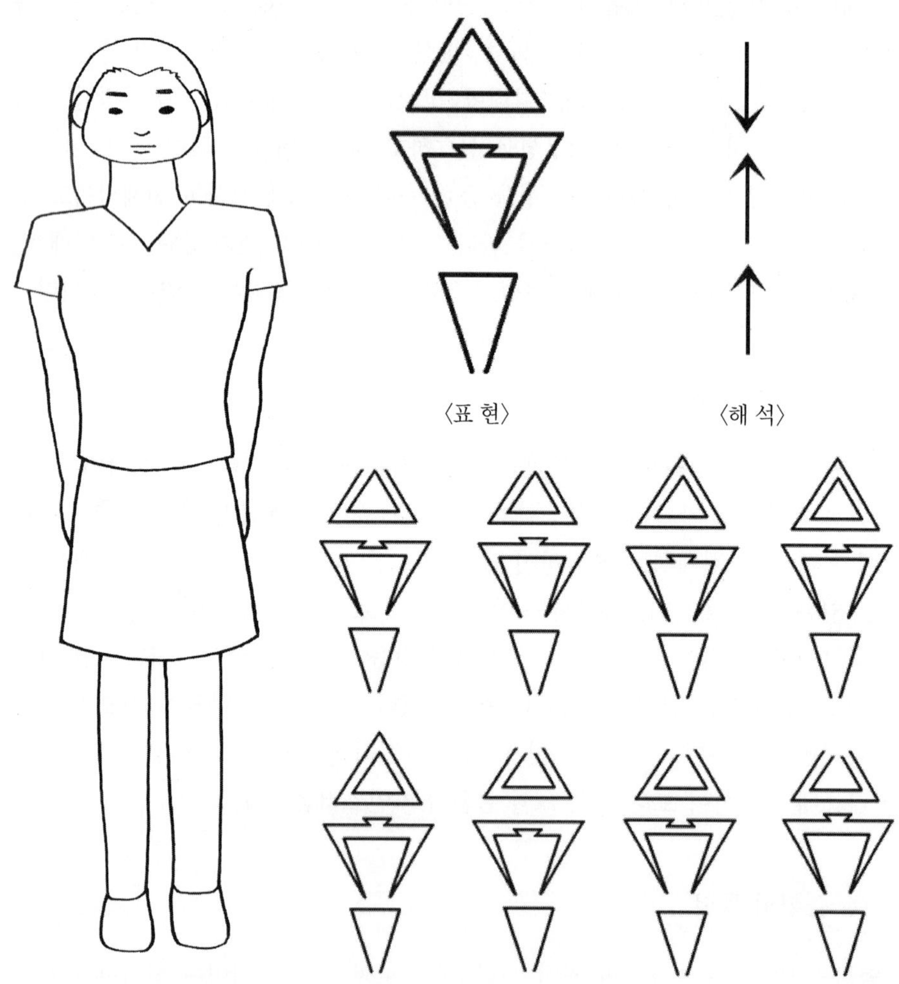

<<< 느낌한글 해석

해석자를 보면 상승이 두 번 이루어지고 하강이 이어진다. 매우 급한 성격이다. 이는 두 번을 먼저 이기고 그 다음에야 양보가 가능한 감성이다. 말투, 행동, 사고 모두에서 그렇다. 그러나 환경이 다른 경우는 느낌한글과 감성순환도 마음한글을 통해 이것을 알고 자신의 감성을 행한 다면 보다 좋을 것이다. 사람은 이김과 양보를 고르게 해야 한다. 또한 독립된 소우주로서 음양의 균형과 조화에 의해 이 감성의 내부에는 남성 소음토형성의 감성이 내재되어 있다. 따라서 외형적 감성을 그 사람 감성의 전부로 보지는 말아야 할 것이다. 이 감성은 여성 태양인 수형의 감성과 같기는 하지만 소양인으로서 확산적인 감성은 다르다.

≪≪ 여성성

여성성은 양성적이고 동적이다. 자연에 비유하면 더운 열대와 아열대, 봄과 여름, 새벽과 낮, 문명에 비유하면 선진 문명과 번영의 역사, 윤택한 생활 등의 특성을 갖는다. 따라서 상승, 확산, 배출, 발산 및 원심적인 주변지향적 특성을 갖는다. 수평적이고 표현에 강하며 경쾌함, 방치, 개방성, 평등성, 자유분방함도 여성성의 특징이다. 일에서는 개별성을 선호하고 씩씩하며 순발력이 있다. 현실과 상황과 역할 등을 우선시하고 감성을 통한 유머와 관찰에 강하고 전체적이고 포괄적이며 나 중심의 상대적 사고를 한다. 우주의 순환 및 상대성원리에 의해 먼저 여성성이 드러나고 나중에 남성성이 드러난다. 그와 같음이 자연스러움이다.

≪≪ 소양인의 특성

몸통 기준의 오장육부의 구조적인 감수성으로써 양의 확산이고 동적이다. 기가 위로 확산되어 가슴과 흉곽부위가 발달하고 상체가 실하며 입술이 얇고 걸음걸이가 빠르다. 경쾌하고 용감하며 솔직하고 열성적이며 강직하여 마음에 들지 않는 일은 참지 못한다. 일에서는 이해보다 좋고 싫음을 우선시하고 일을 벌이되 마무리를 못 하여 두려워하고 과시하는 것을 좋아하고 충동적이다. 비대(대) 신소(소)의 체질로 생식력이 약한 측면이 있다. 지를 알면 마음이 좋고 대변이 잘 통하면 건강하다. 우주의 순환 및 상대성원리에 의해 먼저 소양성이 드러나고 나중에 소음성이 드러난다. 그와 같음이 자연스러움이다.

≪≪ 수형의 특성

얼굴과 머리 · 오장육부의 질적인 감수성으로써 음의 결말이고 양의 내재며 정적이고 연하다. 자연에 비유하여 '기후의 이동순서'로 보면 기후로는 한대의, 계절로는 겨울의, 하루로는 밤의, 일의 과정에서는 마무리와 휴식의, 인생에서는 노년기의 특성을 갖는다. 따라서 수가 가진 연함과 은은함 · 내장감 등과 겨울과 노년의 특성인 교교함과 지혜 · 밤과 마무리의 특성인 포용력과 양보심 · 저장성이 있다. 생식능력이 좋다. 오장육부 기운의 질적인 비율 중 신방(다) 심소(소)로 얼굴형은 삼각형의 모양이다. 우주의 순환 및 상대성원리에 의해 수의 특성이 먼저 드러나고 나중에 화의 특성이 드러난다. 그와 같음이 자연스러움이다.

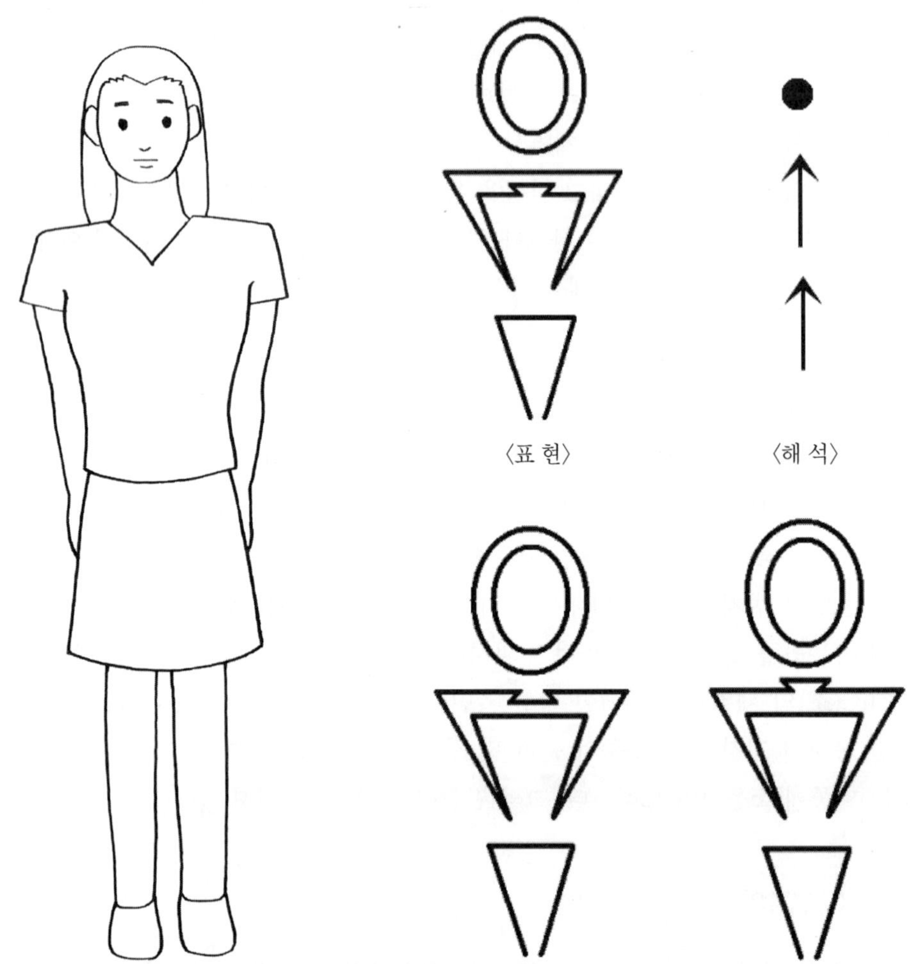

<<< 느낌한글 해석

해석자를 보면 상승이 두 번 이루어지고 그 다음에는 점이다. 급한 성격이다. 이는 두 번을 먼저 이기고 그 다음에는 무난하지만 때로는 예측을 넘는 감성을 나타내고 그 다음에 양보하는 감성이다. 말투, 행동, 사고 모두에서 그렇다. 그러나 환경이 다른 경우는 느낌한글과 감성순환도 마음한글을 통해 이것을 알고 감성을 행한다면 보다 좋을 것이다. 사람은 이김과 양보를 고르게 해야 한다. 또한 독립된 소우주로서 음양의 균형과 조화에 의해 이 감성의 내부에는 남성 소음표준성의 감성이 내재되어 있다. 따라서 외형적 감성을 그 사람 감성의 전부로 보지는 말아야 할 것이다. 이 감성은 여성 태양인 표준형의 감성과 같기는 하지만 소양인으로서 확산적인 감성은 다르다.

〈〈〈 여성성

여성성은 양성적이고 동적이다. 자연에 비유하면 더운 열대와 아열대, 봄과 여름, 새벽과 낮, 문명에 비유하면 선진 문명과 번영의 역사, 윤택한 생활 등의 특성을 갖는다. 따라서 상승, 확산, 배출, 발산 및 원심적인 주변지향적 특성을 갖는다. 수평적이고 표현에 강하며 경쾌함, 방치, 개방성, 평등성, 자유분방함도 여성성의 특징이다. 일에서는 개별성을 선호하고 씩씩하며 순발력이 있다. 현실과 상황과 역할 등을 우선시하고 감성을 통한 유머와 관찰에 강하고 전체적이고 포괄적이며 나 중심의 상대적 사고를 한다. 우주의 순환 및 상대성원리에 의해 먼저 여성성이 드러나고 나중에 남성성이 드러난다. 그와 같음이 자연스러움이다.

〈〈〈 소양인의 특성

몸통 기준의 오장육부의 구조적인 감수성으로써 양의 확산이고 동적이다. 기가 위로 확산되어 가슴과 흉곽부위가 발달하고 상체가 실하며 입술이 얇고 걸음걸이가 빠르다. 경쾌하고 용감하며 솔직하고 열성적이며 강직하여 마음에 들지 않는 일은 참지 못한다. 일에서는 이해보다 좋고 싫음을 우선시하고 일을 벌이되 마무리를 못 하여 두려워하고 과시하는 것을 좋아하고 충동적이다. 비대(대)신소(소)의 체질로 생식력이 약한 측면이 있다. 지를 알면 마음이 좋고 대변이 잘 통하면 건강하다. 우주의 순환 및 상대성원리에 의해 먼저 소양성이 드러나고 나중에 소음성이 드러난다. 그와 같음이 자연스러움이다.

〈〈〈 표준인의 특성

얼굴과 머리를 기준으로 한 오장육부의 질적인 감수성으로써 오행 표준형은 오행의 균형과 조화로움이 특성이다. 자연에 비유하면 열대 · 아열대 · 온대 · 냉대 · 한대의 특성을 고루 갖췄으며 계절로는 봄 · 여름 · 한여름 · 가을 · 겨울의 특성을, 일의 과정에서는 시작에서 휴식까지의, 인생에서는 유아에서 노년까지의 특성을 고루 갖춘 형이다. 따라서 얼굴의 감수성을 기준으로 모든 것이 균형과 조화를 이루어 팔방미인으로 모든 것을 고루 잘하되 특별하지 않고 아름다움과 추함, 빈부에서도 원만하다. 오장육부 기운의 질적인 조화로 얼굴형은 달걀형의 모양이며 삶에 대한 태도가 비교적 자연스러운 생태특성을 갖춘 형이다.

37 여성 태음인 목형

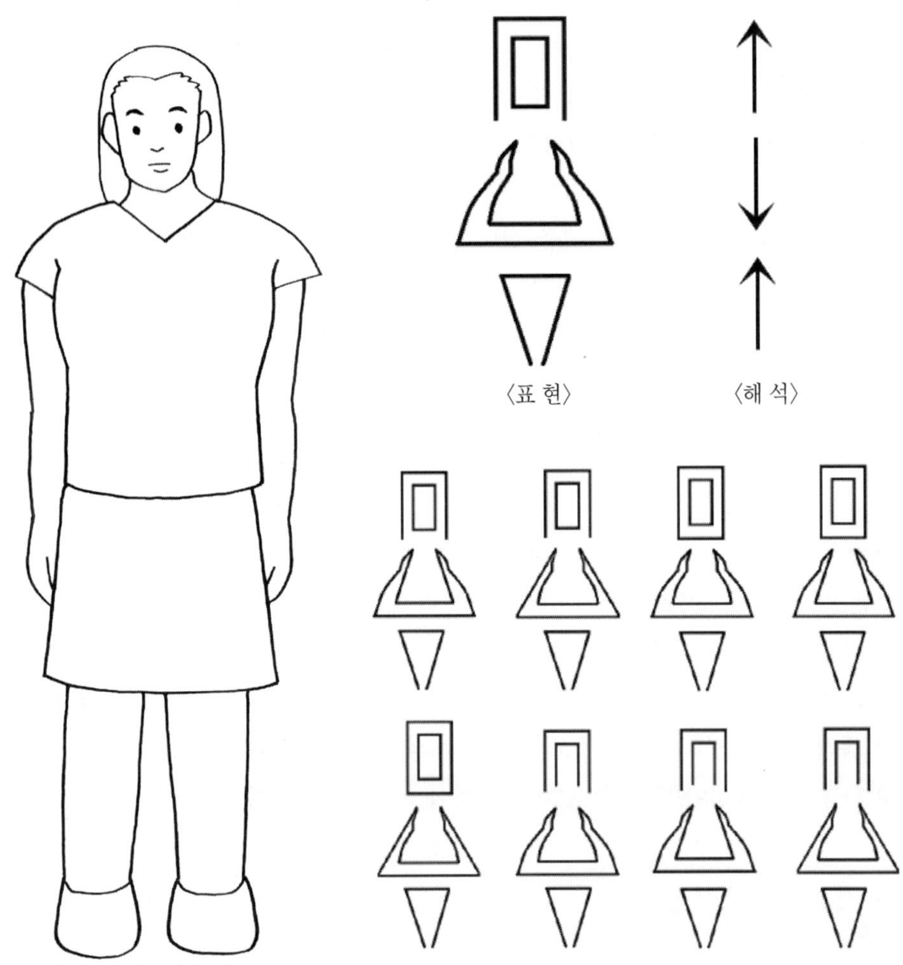

‹‹‹ 느낌한글 해석

해석자를 보면 상승이 먼저 한 번 이루어지고 하강이 이어진 다음 상승이 이어진다. 조금 느린 성격이다. 이는 먼저 한 번을 이기고 그 다음에 양보가 가능하고 또 이겨야 하는 감성이다. 말투, 행동, 사고 모두에서 그렇다. 그러나 환경이 다른 경우는 느낌한글과 감성순환도 마음한글을 통해 이것을 알고 자신의 감성을 행한다면 보다 좋을 것이다. 사람은 이김과 양보를 고르게 해야 한다. 또한 독립된 소우주로서 음양의 균형과 조화에 의해 이 감성의 내부에는 남성 태양금형성의 감성이 내재되어 있다. 따라서 외형적 감성을 그 사람 감성의 전부로 보지는 말아야 할 것이다. 이 감성은 여성 소음인 목형의 감성과 같기는 하지만 태음인으로서 포용적인 감성은 다르다.

⟪⟪ 여성성

여성성은 양성적이고 동적이다. 자연에 비유하면 더운 열대와 아열대, 봄과 여름, 새벽과 낮, 문명에 비유하면 선진 문명과 번영의 역사, 윤택한 생활 등의 특성을 갖는다. 따라서 상승, 확산, 배출, 발산 및 원심적인 주변지향적 특성을 갖는다. 수평적이고 표현에 강하며 경쾌함, 방치, 개방성, 평등성, 자유분방함도 여성성의 특징이다. 일에서는 개별성을 선호하고 씩씩하며 순발력이 있다. 현실과 상황과 역할 등을 우선시하고 감성을 통한 유머와 관찰에 강하고 전체적이고 포괄적이며 나 중심의 상대적 사고를 한다. 우주의 순환 및 상대성원리에 의해 먼저 여성성이 드러나고 나중에 남성성이 드러난다. 그와 같음이 자연스러움이다.

⟪⟪ 태음인의 특성

몸통을 기준으로 한 오장육부의 구조적인 감수성으로써 음의 시작이고 정적이다. 기가 하강되어 하체와 허리부위와 뼈대가 굵고 뚱뚱한 사람이 많다. 이목구비가 뚜렷하고 손발이 크며 입술과 피부가 두텁고 턱이 두툼하며 걸음은 안정감이 있다. 몸체가 넓고 커 위엄과 법도가 있으며 정적이라 일을 끝까지 하는 지구력이 있으며 깊게 생각하고 이해하며 인내심이 강하고 신중하다. 식성이 좋다. 겁이 많고 보수적이며 고집이 세다. 간(대) 폐(소)의 체질로 느리며 인을 알면 마음이 좋고 기가 하강되어 땀이 소통이 잘되면 건강하다. 우주의 순환 및 상대성원리에 의해 먼저 태음성이 드러나고 나중에 태양성이 드러난다. 그와 같음이 자연스러움이다.

⟪⟪ 목형의 특성

얼굴과 머리 · 오장육부의 질적인 감수성으로써 양의 시작이고 동적이며 부드럽다. 자연에 비유하여 '기후의 이동순서'로 보면 적도에서 남북 방향으로 약간 이동한 지역에 속하며 계절로는 봄, 하루로는 새벽, 일의 과정에서는 시작, 인생에서는 유아와 어린이의 특성을 갖는다. 따라서 목이 가진 부드러움과 온화함 · 인자함 등과 봄과 유아 · 어린이의 특성인 생기발랄하고 천진난만하며, 새벽과 일의 시작의 특성인 희망의 분위기를 띠며 행동을 한다. 오장육부 기운의 질적인 비율 중 간담(다) 비위(소)로 얼굴형은 직사각형을 세워놓은 모양이다. 우주의 순환 및 상대성원리에 의해 목의 특성이 먼저 드러나고 나중에 토의 특성이 드러난다. 그와 같음이 자연스러움이다.

38 여성 태음인 화형

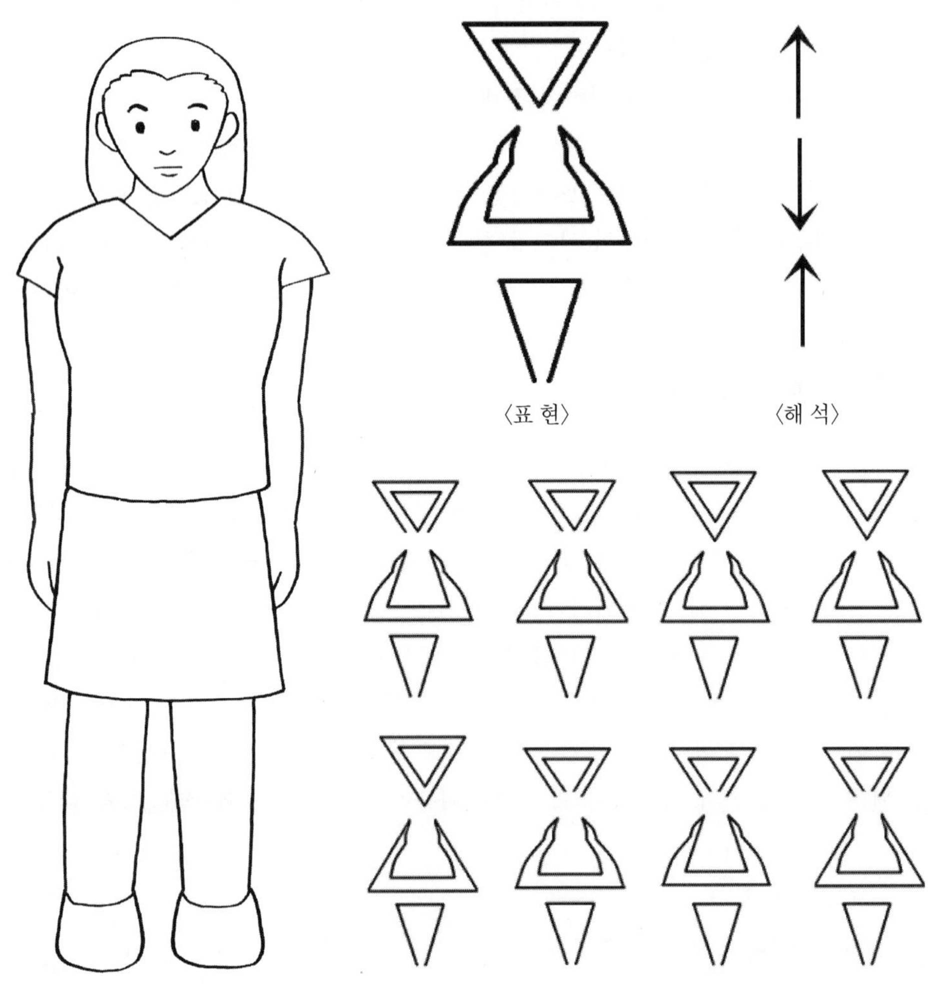

⟨⟨⟨ 느낌한글 해석

해석자를 보면 상승이 한 번 이루어지고 하강이 이어진 다음 다시 상승이 이어진다. 느린 성격이다. 이는 한 번을 먼저 이기고 그 다음에는 양보하고 그 다음에는 다시 이기는 감성이다. 말투, 행동, 사고 모두에서 그렇다. 그러나 환경이 다른 경우는 느낌한글과 감성순환도 마음한글을 통해 이것을 알고 자신의 감성을 행한다면 보다 좋을 것이다. 사람은 이김과 양보를 고르게 해야 한다. 또한 독립된 소우주로서 음양의 균형과 조화에 의해 이 감성의 내부에는 남성 태양수형성의 감성이 내재되어 있다. 따라서 외형적 감성을 그 사람 감성의 전부로 보지는 말아야 할 것이다. 이 감성은 여성 소음인 화형의 감성과 같기는 하지만 태음인으로서 포용적인 감성은 다르다.

〈〈〈 여성성

여성성은 양성적이고 동적이다. 자연에 비유하면 더운 열대와 아열대, 봄과 여름, 새벽과 낮, 문명에 비유하면 선진 문명과 번영의 역사, 윤택한 생활 등의 특성을 갖는다. 따라서 상승, 확산, 배출, 발산 및 원심적인 주변지향적 특성을 갖는다. 수평적이고 표현에 강하며 경쾌함, 방치, 개방성, 평등성, 자유분방함도 여성성의 특징이다. 일에서는 개별성을 선호하고 씩씩하며 순발력이 있다. 현실과 상황과 역할 등을 우선시하고 감성을 통한 유머와 관찰에 강하고 전체적이고 포괄적이며 나 중심의 상대적 사고를 한다. 우주의 순환 및 상대성원리에 의해 먼저 여성성이 드러나고 나중에 남성성이 드러난다. 그와 같음이 자연스러움이다.

〈〈〈 태음인의 특성

몸통을 기준으로 한 오장육부의 구조적인 감수성으로써 음의 시작이고 정적이다. 기가 하강되어 하체와 허리부위와 뼈대가 굵고 뚱뚱한 사람이 많다. 이목구비가 뚜렷하고 손발이 크며 입술과 피부가 두텁고 턱이 두툼하며 걸음은 안정감이 있다. 몸체가 넓고 커 위엄과 법도가 있으며 정적이라 일을 끝까지 하는 지구력이 있으며 깊게 생각하고 이해하며 인내심이 강하고 신중하다. 식성이 좋다. 겁이 많고 보수적이며 고집이 세다. 간(대) 폐(소)의 체질로 느리며 인을 알면 마음이 좋고 기가 하강되어 땀이 소통이 잘되면 건강하다. 우주의 순환 및 상대성원리에 의해 먼저 태음성이 드러나고 나중에 태양성이 드러난다. 그와 같음이 자연스러움이다.

〈〈〈 화형의 특성

얼굴과 머리 · 오장육부의 질적인 감수성으로써 양의 확산이고 동적이고 폭발적이다. 자연에 비유하여 '기후의 이동순서'로 보면 아열대지역에 속한다. 계절로는 여름, 하루로는 아침과 오전, 일의 과정에서는 전개와 갈등, 인생에서는 청소년기에 속한다. 따라서 화가 가진 확산력과 열정 · 산화력 등과 여름과 청소년기의 특성인 명랑함과 진취성 · 구속에의 거부와 오전과 일의 전개의 특성인 폭발력과 희생적 특성이 있다. 육감이 예민하고 사교성이 뛰어나다. 오장육부의 질적인 비율 중 심소(다) 폐대(소)로 얼굴형은 역삼각형이다. 우주의 순환 및 상대성원리에 의해 화의 특성이 먼저 드러나고 나중에 금의 특성이 드러난다. 그와 같음이 자연스러움이다.

39 여성 태음인 토형

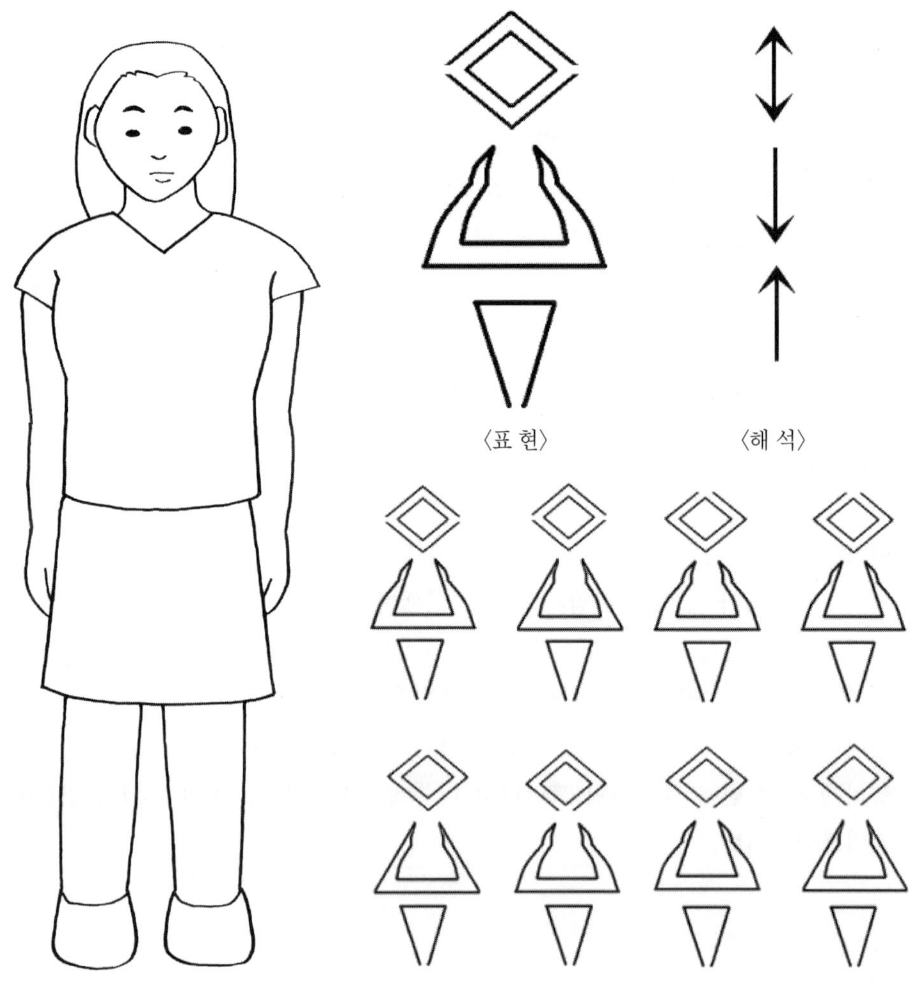

<<< 느낌한글 해석

해석자를 보면 상승이 두 번 이루어지고 하강이 이어진다. 느린 성격이다. 이는 한 번을 먼저 이기고 그 다음에야 양보하고 그 다음에는 머무는 감성이다. 말투, 행동, 사고 모두에서 그렇다. 그러나 환경이 다른 경우는 느낌한글과 감성순환도 마음한글을 통해 이것을 알고 자신의 감성을 행한다면 보다 좋을 것이다. 사람은 이김과 양보를 고르게 해야 한다. 또한 독립된 소우주로서 음양의 균형과 조화에 의해 이 감성의 내부에는 남성 태양목형성의 감성이 내재되어 있다. 따라서 외형적 감성을 그 사람 감성의 전부로 보지는 말아야 할 것이다. 이 감성은 여성 소음인 토형의 감성과 같기는 하지만 태음인으로서 포용적인 감성은 다르다.

<<< 여성성

여성성은 양성적이고 동적이다. 자연에 비유하면 더운 열대와 아열대, 봄과 여름, 새벽과 낮, 문명에 비유하면 선진 문명과 번영의 역사, 윤택한 생활 등의 특성을 갖는다. 따라서 상승, 확산, 배출, 발산 및 원심적인 주변지향적 특성을 갖는다. 수평적이고 표현에 강하며 경쾌함, 방치, 개방성, 평등성, 자유분방함도 여성성의 특징이다. 일에서는 개별성을 선호하고 씩씩하며 순발력이 있다. 현실과 상황과 역할 등을 우선시하고 감성을 통한 유머와 관찰에 강하고 전체적이고 포괄적이며 나 중심의 상대적 사고를 한다. 우주의 순환 및 상대성원리에 의해 먼저 여성성이 드러나고 나중에 남성성이 드러난다. 그와 같음이 자연스러움이다.

<<< 태음인의 특성

몸통을 기준으로 한 오장육부의 구조적인 감수성으로써 음의 시작이고 정적이다. 기가 하강되어 하체와 허리부위와 뼈대가 굵고 뚱뚱한 사람이 많다. 이목구비가 뚜렷하고 손발이 크며 입술과 피부가 두텁고 턱이 두툼하며 걸음은 안정감이 있다. 몸체가 넓고 커 위엄과 법도가 있으며 정적이라 일을 끝까지 하는 지구력이 있으며 깊게 생각하고 이해하며 인내심이 강하고 신중하다. 식성이 좋다. 겁이 많고 보수적이며 고집이 세다. 간(대) 폐(소)의 체질로 느리며 인을 알면 마음이 좋고 기가 하강되어 땀이 소통이 잘되면 건강하다. 우주의 순환 및 상대성원리에 의해 먼저 태음성이 드러나고 나중에 태양성이 드러난다. 그와 같음이 자연스러움이다.

<<< 토형의 특성

얼굴과 머리 · 오장육부의 질적인 감수성으로써 토형은 양의 정점과 음의 내재가 묶여 고정됨의 특성이 있다. 자연에 비유하여 '기후의 이동순서'로 보면 온대지역에 속하며 계절로는 한여름, 하루로는 정오, 일의 과정에서는 절정, 인생에서는 결혼의 시기에 속한다. 따라서 토가 가진 화합함과 한결같음, 굳건함 등과 한여름과 결혼의 특성인 확실함과 철저함 · 결합력과 신용 · 안정감과 통일감을 준다. 또한 정오와 절정의 특성인 여유와 한가함의 특성이 있다. 오장육부의 기운 중 비위(다) 신방(소)으로 얼굴형은 마름모형이다. 우주의 순환 및 상대성원리에 의해 토의 특성이 먼저 드러나고 나중에 수의 특성이 드러난다. 그와 같음이 자연스러움이다.

40　여성 태음인 금형

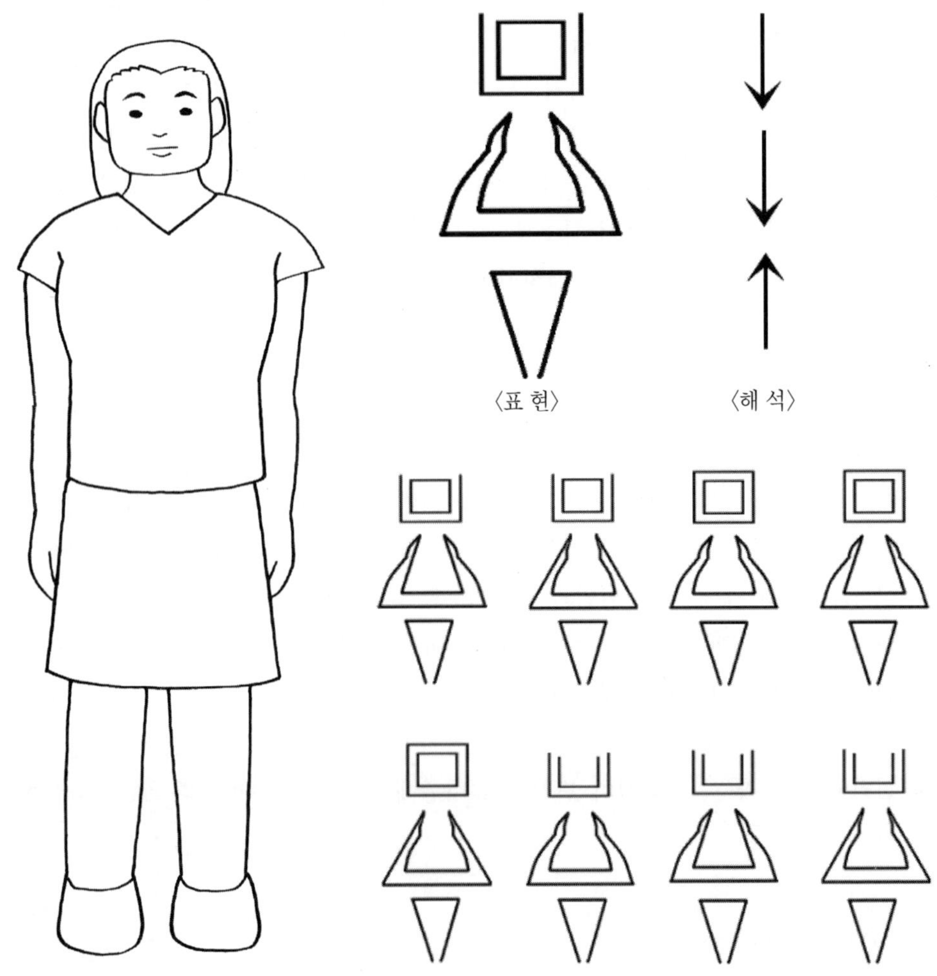

⟪⟪ 느낌한글 해석

해석자를 보면 상승이 한 번 이루어지고 하강이 두 번 이어진다. 매우 느린 성격이다. 이는 한 번을 먼저 이기고 그 다음 두 번은 양보가 가능한 감성이다. 말투, 행동, 사고 모두에서 그렇다. 그러나 환경이 다른 경우는 느낌한글과 감성순환도 마음한글을 통해 이것을 알고 자신의 감성을 행한다면 보다 좋을 것이다. 사람은 이김과 양보를 고르게 해야 한다. 또한 독립된 소우주로서 음양의 균형과 조화에 의해 이 감성의 내부에는 남성 태양화형성의 감성이 내재되어 있다. 따라서 외형적 감성을 그 사람 감성의 전부로 보지는 말아야 할 것이다. 이 감성은 여성 소음인 금형의 감성과 같기는 하지만 태음인으로서 포용적인 감성은 다르다.

<<< 여성성

여성성은 양성적이고 동적이다. 자연에 비유하면 더운 열대와 아열대, 봄과 여름, 새벽과 낮, 문명에 비유하면 선진 문명과 번영의 역사, 윤택한 생활 등의 특성을 갖는다. 따라서 상승, 확산, 배출, 발산 및 원심적인 주변지향적 특성을 갖는다. 수평적이고 표현에 강하며 경쾌함, 방치, 개방성, 평등성, 자유분방함도 여성성의 특징이다. 일에서는 개별성을 선호하고 씩씩하며 순발력이 있다. 현실과 상황과 역할 등을 우선시하고 감성을 통한 유머와 관찰에 강하고 전체적이고 포괄적이며 나 중심의 상대적 사고를 한다. 우주의 순환 및 상대성원리에 의해 먼저 여성성이 드러나고 나중에 남성성이 드러난다. 그와 같음이 자연스러움이다.

<<< 태음인의 특성

몸통을 기준으로 한 오장육부의 구조적인 감수성으로써 음의 시작이고 정적이다. 기가 하강되어 하체와 허리부위와 뼈대가 굵고 뚱뚱한 사람이 많다. 이목구비가 뚜렷하고 손발이 크며 입술과 피부가 두텁고 턱이 두툼하며 걸음은 안정감이 있다. 몸체가 넓고 커 위엄과 법도가 있으며 정적이라 일을 끝까지 하는 지구력이 있으며 깊게 생각하고 이해하며 인내심이 강하고 신중하다. 식성이 좋다. 겁이 많고 보수적이며 고집이 세다. 간(대) 폐(소)의 체질로 느리며 인을 알면 마음이 좋고 기가 하강되어 땀이 소통이 잘되면 건강하다. 우주의 순환 및 상대성원리에 의해 먼저 태음성이 드러나고 나중에 태양성이 드러난다. 그와 같음이 자연스러움이다.

<<< 금형의 특성

얼굴과 머리 · 오장육부의 질적인 감수성으로써 음의 시작이며 정적이고 긴장감을 준다. 자연에 비유하여 '기후의 이동순서'로 보면 냉대지역에 속한다. 계절로는 가을의, 하루로는 오후와 저녁의, 일의 과정에서는 결말의, 인생에서는 중 · 장년기에 속한다. 따라서 금이 가진 긴장감과 흡입력 · 구심력 등과 가을과 중년의 특성인 숙살과 의리 · 지도력과 포용력, 저녁과 일의 결말의 정리와 결실력이 있고 자존심이 강하다. 오장육부 기운의 질적인 비율 중 폐대(다) 간담(소)으로 얼굴형은 정사각형 모양이다. 우주의 순환 및 상대성원리에 의해 금의 특성이 먼저 드러나고 나중에 목의 특성이 드러난다. 그와 같음이 자연스러움이다.

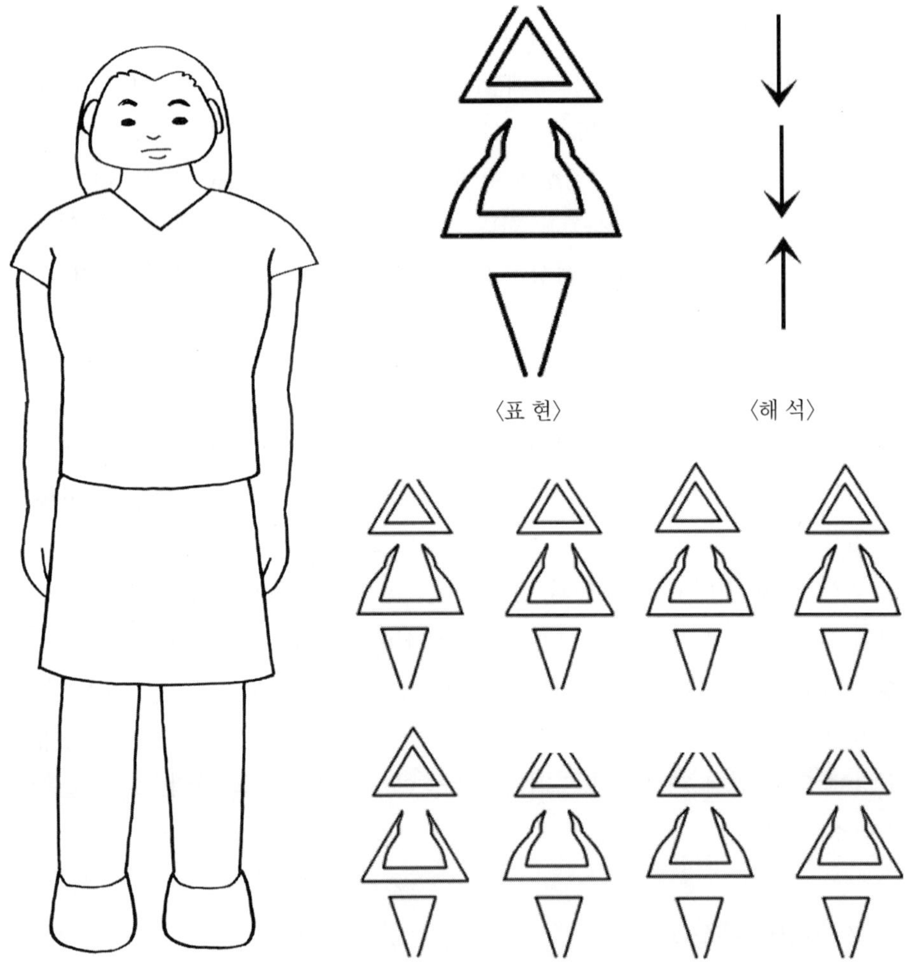

해석자를 보면 상승이 한 번 이루어지고 하강이 두 번 이어진다. 느린 성격이다. 이는 한 번을 먼저 이기고 그 다음에 두 번은 양보가 가능한 감성이다. 말투, 행동, 사고 모두에서 그렇다. 그러나 환경이 다른 경우는 느낌한글과 감성순환도 마음한글을 통해 이것을 알고 자신의 감성을 행한다면 보다 좋을 것이다. 사람은 이김과 양보를 고르게 해야 한다. 또한 독립된 소우주로서 음양의 균형과 조화에 의해 이 감성의 내부에는 남성 태양토형성의 감성이 내재되어 있다. 따라서 외형적 감성을 그 사람 감성의 전부로 보지는 말아야 할 것이다. 이 감성은 여성 소음인 수형의 감성과 같기는 하지만 태음인으로서 포용적인 감성은 다르다.

《《《 여성성

여성성은 양성적이고 동적이다. 자연에 비유하면 더운 열대와 아열대, 봄과 여름, 새벽과 낮, 문명에 비유하면 선진 문명과 번영의 역사, 윤택한 생활 등의 특성을 갖는다. 따라서 상승, 확산, 배출, 발산 및 원심적인 주변지향적 특성을 갖는다. 수평적이고 표현에 강하며 경쾌함, 방치, 개방성, 평등성, 자유분방함도 여성성의 특징이다. 일에서는 개별성을 선호하고 씩씩하며 순발력이 있다. 현실과 상황과 역할 등을 우선시하고 감성을 통한 유머와 관찰에 강하고 전체적이고 포괄적이며 나 중심의 상대적 사고를 한다. 우주의 순환 및 상대성원리에 의해 먼저 여성성이 드러나고 나중에 남성성이 드러난다. 그와 같음이 자연스러움이다.

《《《 태음인의 특성

몸통을 기준으로 한 오장육부의 구조적인 감수성으로써 음의 시작이고 정적이다. 기가 하강되어 하체와 허리부위와 뼈대가 굵고 뚱뚱한 사람이 많다. 이목구비가 뚜렷하고 손발이 크며 입술과 피부가 두텁고 턱이 두툼하며 걸음은 안정감이 있다. 몸체가 넓고 커 위엄과 법도가 있으며 정적이라 일을 끝까지 하는 지구력이 있으며 깊게 생각하고 이해하며 인내심이 강하고 신중하다. 식성이 좋다. 겁이 많고 보수적이며 고집이 세다. 간(대) 폐(소)의 체질로 느리며 인을 알면 마음이 좋고 기가 하강되어 땀이 소통이 잘되면 건강하다. 우주의 순환 및 상대성원리에 의해 먼저 태음성이 드러나고 나중에 태양성이 드러난다. 그와 같음이 자연스러움이다.

《《《 수형의 특성

얼굴과 머리 · 오장육부의 질적인 감수성으로써 음의 결말이고 양의 내재며 정적이고 연하다. 자연에 비유하여 '기후의 이동순서'로 보면 기후로는 한대의, 계절로는 겨울의, 하루로는 밤의, 일의 과정에서는 마무리와 휴식의, 인생에서는 노년기의 특성을 갖는다. 따라서 수가 가진 연함과 은은함 · 내장감 등과 겨울과 노년의 특성인 교교함과 지혜 · 밤과 마무리의 특성인 포용력과 양보심 · 저장성이 있다. 생식능력이 좋다. 오장육부 기운의 질적인 비율 중 신방(다) 심소(소)로 얼굴형은 삼각형의 모양이다. 우주의 순환 및 상대성원리에 의해 수의 특성이 먼저 드러나고 나중에 화의 특성이 드러난다. 그와 같음이 자연스러움이다.

42 여성 태음인 표준인

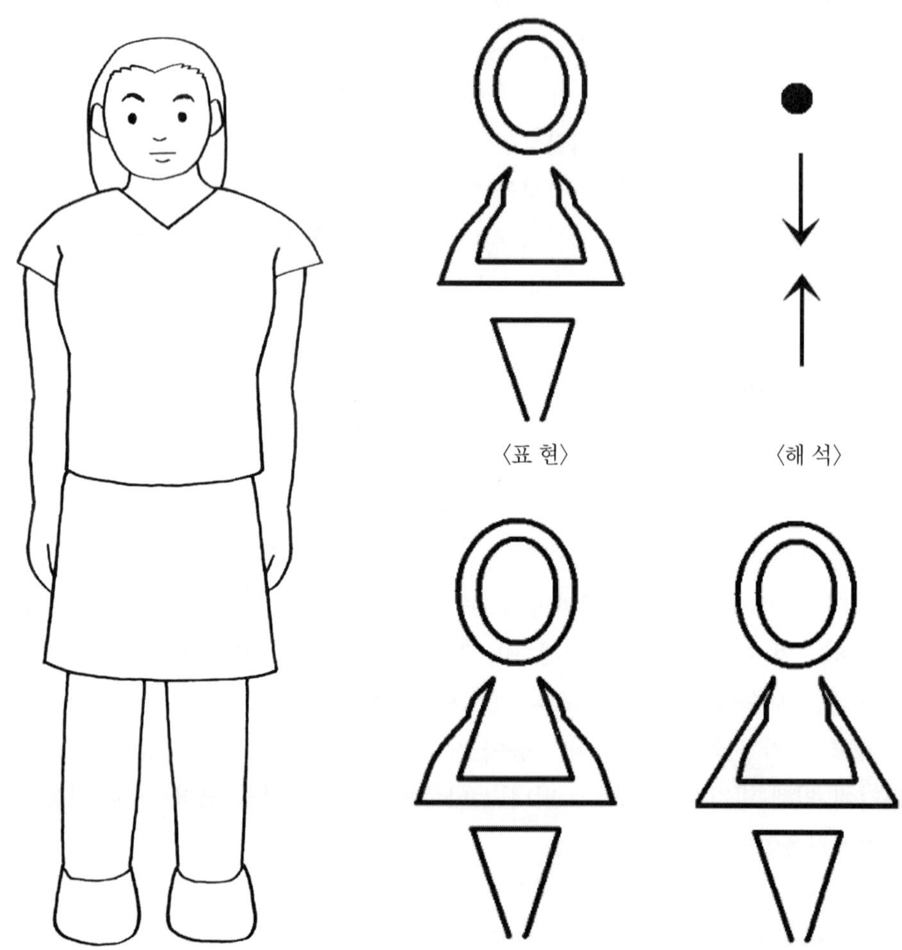

⟪⟪⟪ 느낌한글 해석

해석자를 보면 상승이 한 번 이루어지고 하강이 이루어진 다음 점이다. 아주 느린 성격이다. 이는 한 번을 먼저 이기고 그 다음에는 양보한 다음 무난하지만 때로는 예측을 넘는 감성을 나타내는 감성이기도 하다. 말투, 행동, 사고 모두에서 그렇다. 그러나 환경이 다른 경우는 느낌한글과 감성순환도 마음한글을 통해 이것을 알고 자신의 감성을 행한다면 보다 좋을 것이다. 사람은 이김과 양보를 고르게 해야 한다. 또한 독립된 소우주로서 음양의 균형과 조화에 의해 이 감성의 내부에는 남성 태양표준형성의 감성이 내재되어 있다. 따라서 외형적 감성을 그 사람 감성의 전부로 보지는 말아야 할 것이다. 이 감성은 여성 소음인 표준형의 감성과 같기는 하지만 태음인으로서 포용적인 감성은 다르다.

⟪⟪ 여성성

여성성은 양성적이고 동적이다. 자연에 비유하면 더운 열대와 아열대, 봄과 여름, 새벽과 낮, 문명에 비유하면 선진 문명과 번영의 역사, 윤택한 생활 등의 특성을 갖는다. 따라서 상승, 확산, 배출, 발산 및 원심적인 주변지향적 특성을 갖는다. 수평적이고 표현에 강하며 경쾌함, 방치, 개방성, 평등성, 자유분방함도 여성성의 특징이다. 일에서는 개별성을 선호하고 씩씩하며 순발력이 있다. 현실과 상황과 역할 등을 우선시하고 감성을 통한 유머와 관찰에 강하고 전체적이고 포괄적이며 나 중심의 상대적 사고를 한다. 우주의 순환 및 상대성원리에 의해 먼저 여성성이 드러나고 나중에 남성성이 드러난다. 그와 같음이 자연스러움이다.

⟪⟪ 태음인의 특성

몸통을 기준으로 한 오장육부의 구조적인 감수성으로써 음의 시작이고 정적이다. 기가 하강되어 하체와 허리부위와 뼈대가 굵고 뚱뚱한 사람이 많다. 이목구비가 뚜렷하고 손발이 크며 입술과 피부가 두텁고 턱이 두툼하며 걸음은 안정감이 있다. 몸체가 넓고 커 위엄과 법도가 있으며 정적이라 일을 끝까지 하는 지구력이 있으며 깊게 생각하고 이해하며 인내심이 강하고 신중하다. 식성이 좋다. 겁이 많고 보수적이며 고집이 세다. 간(대) 폐(소)의 체질로 느리며 인을 알면 마음이 좋고 기가 하강되어 땀이 소통이 잘되면 건강하다. 우주의 순환 및 상대성원리에 의해 먼저 태음성이 드러나고 나중에 태양성이 드러난다. 그와 같음이 자연스러움이다.

⟪⟪ 표준인의 특성

얼굴과 머리를 기준으로 한 오장육부의 질적인 감수성으로써 오행 표준형은 오행의 균형과 조화로움이 특성이다. 자연에 비유하면 열대 · 아열대 · 온대 · 냉대 · 한대의 특성을 고루 갖췄으며 계절로는 봄 · 여름 · 한여름 · 가을 · 겨울의 특성을, 일의 과정에서는 시작에서 휴식까지의, 인생에서는 유아에서 노년까지의 특성을 고루 갖춘 형이다. 따라서 얼굴의 감수성을 기준으로 모든 것이 균형과 조화를 이루어 팔방미인으로 모든 것을 고루 잘하되 특별하지 않고 아름다움과 추함, 빈부에서도 원만하다. 오장육부 기운의 질적인 조화로 얼굴형은 달걀형의 모양이며 삶에 대한 태도가 비교적 자연스러운 생태특성을 갖춘 형이다.

43 여성 소음인 목형

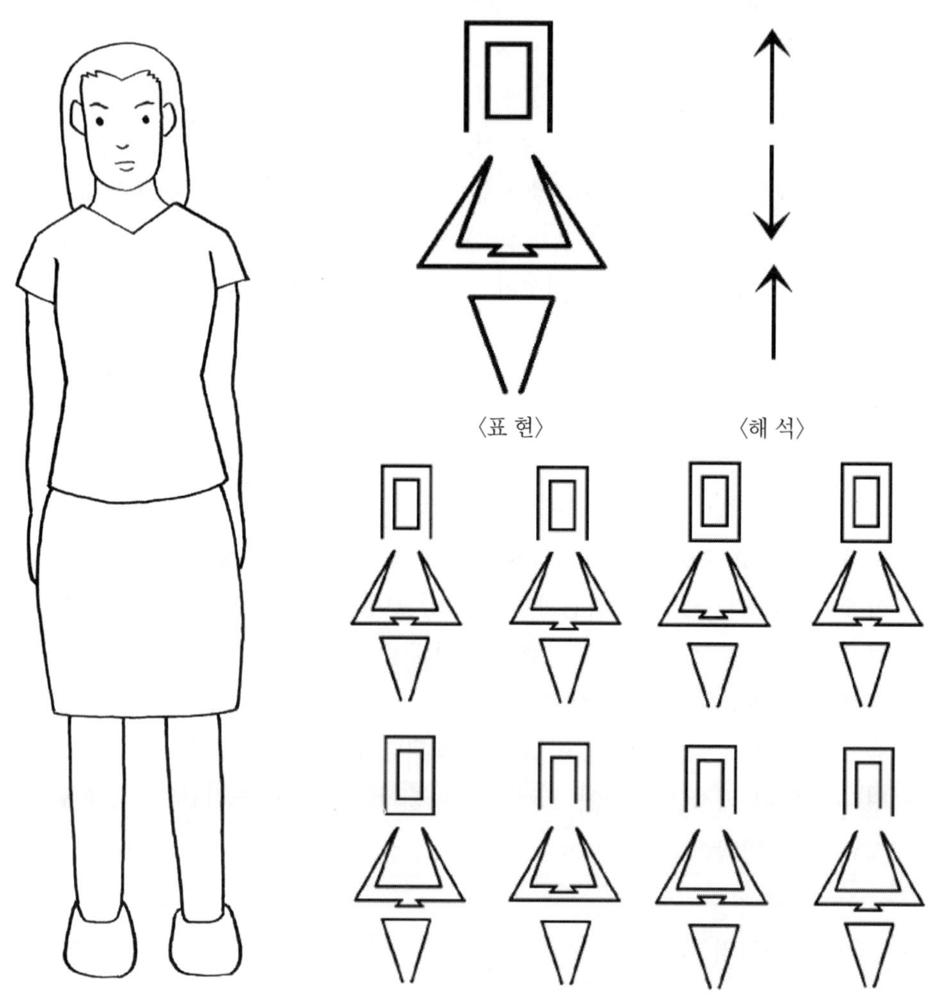

<<< 느낌한글 해석

해석자를 보면 상승이 한 번 이루어지고 하강이 이어진 다음 다시 상승이 이어진다. 보통의 성격이다. 이는 한 번을 먼저 이기고 그 다음에 양보한 다음 다시 이기는 감성이다. 말투, 행동, 사고 모두에서 그렇다. 그러나 환경이 다른 경우는 느낌한글과 감성순환도 마음한글을 통해 이것을 알고 자신의 감성을 행한다면 보다 좋을 것이다. 사람은 이김과 양보를 고르게 해야 한다. 또한 독립된 소우주로서 음양의 균형과 조화에 의해 이 감성의 내부에는 남성 소양금형성의 감성이 내재되어 있다. 따라서 외형적 감성을 그 사람 감성의 전부로 보지는 말아야 할 것이다. 이 감성은 여성 태음인 목형의 감성과 같기는 하지만 소음인으로서 수렴적인 감성은 다르다.

《《《 여성성

여성성은 양성적이고 동적이다. 자연에 비유하면 더운 열대와 아열대, 봄과 여름, 새벽과 낮, 문명에 비유하면 선진 문명과 번영의 역사, 윤택한 생활 등의 특성을 갖는다. 따라서 상승, 확산, 배출, 발산 및 원심적인 주변지향적 특성을 갖는다. 수평적이고 표현에 강하며 경쾌함, 방치, 개방성, 평등성, 자유분방함도 여성성의 특징이다. 일에서는 개별성을 선호하고 씩씩하며 순발력이 있다. 현실과 상황과 역할 등을 우선시하고 감성을 통한 유머와 관찰에 강하고 전체적이고 포괄적이며 나 중심의 상대적 사고를 한다. 우주의 순환 및 상대성원리에 의해 먼저 여성성이 드러나고 나중에 남성성이 드러난다. 그와 같음이 자연스러움이다.

《《《 소음인의 특성

몸통을 기준으로 한 오장육부의 구조적인 감수성으로써 음의 수렴이고 정적이다. 기가 아래로 수렴되어 골반과 둔부 등 하체가 실하고 걸을 때 숙여지는 경향이 있다. 다정하고 섬세하며 정확하고 논리적이며 작은 일에도 정성을 다한다. 일에서는 좋고 싫음보다 이해를 우선시하고 매사를 정확히 하려다 보니 추진력이 떨어지고 마음이 편치 않으며 상대에게 원하는 것이 많으면서 관용이 적어 부딪치기도 한다. 신(대) 비(소)의 체질로 의를 알면 마음이 좋고 소화기가 약하고 앞으로 구부러져 압박되므로 소화가 잘되면 건강하다. 우주의 순환 및 상대성원리에 의해 소음성이 먼저 드러나고 나중에 소양성이 드러난다. 그와 같음이 자연스러움이다.

《《《 목형의 특성

얼굴과 머리 · 오장육부의 질적인 감수성으로써 양의 시작이고 동적이며 부드럽다. 자연에 비유하여 '기후의 이동순서'로 보면 적도에서 남북 방향으로 약간 이동한 지역에 속하며, 계절로는 봄, 하루로는 새벽, 일의 과정에서는 시작, 인생에서는 유아와 어린이의 특성을 갖는다. 따라서 목이 가진 부드러움과 온화함 · 인자함 등과 봄과 유아 · 어린이의 특성인 생기발랄하고 천진난만하며, 새벽과 일의 시작의 특성인 희망의 분위기를 띠고 행동을 한다. 오장육부 기운의 질적인 비율 중 간담(다) 비위(소)로 얼굴형은 직사각형을 세워놓은 모양이다. 우주의 순환 및 상대성원리에 의해 목의 특성이 먼저 드러나고 나중에 토의 특성이 드러난다. 그와 같음이 자연스러움이다.

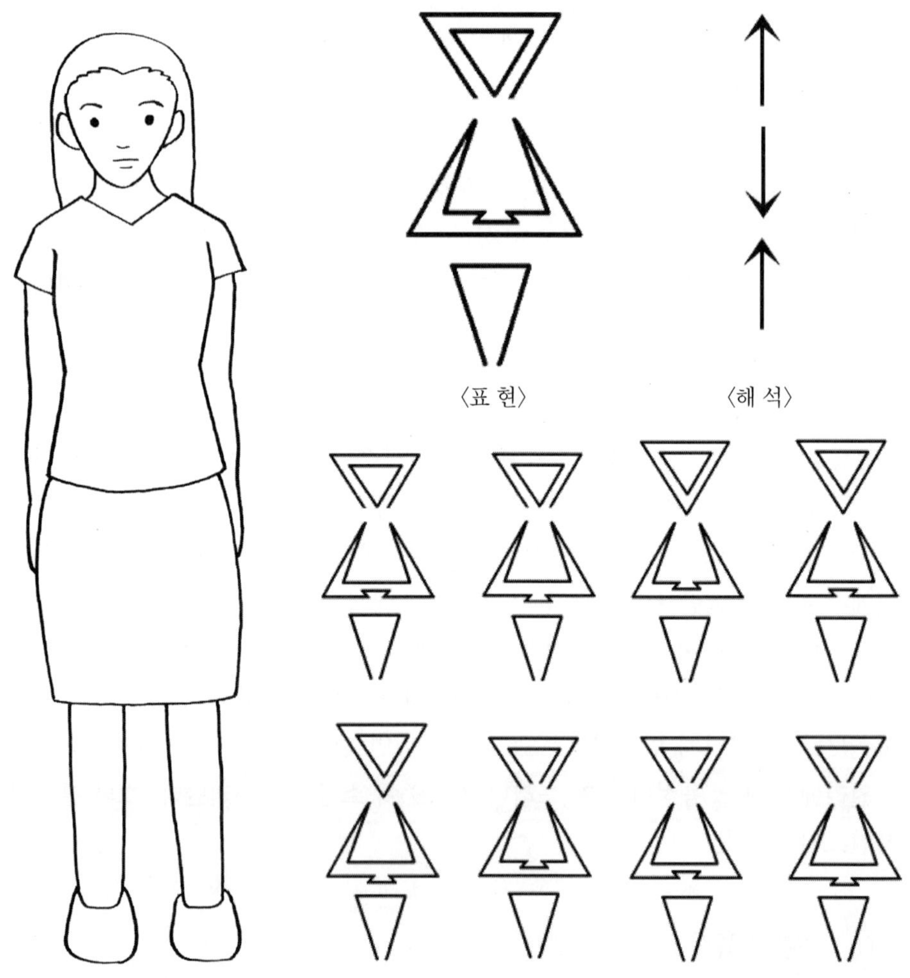

<<< 느낌한글 해석

해석자를 보면 상승이 한 번 이루어지고 하강이 이어지고 다시 상승이 이어진다. 이는 한 번을 먼저 이기고 그 다음에는 양보하고 그 다음에는 이기는 감성을 나타낸다. 보통의 성격이다. 말투, 행동, 사고 모두에서 그렇다. 그러나 환경이 다른 경우는 느낌한글과 감성순환도 마음한글을 통해 이것을 알고 자신의 감성을 행한다면 보다 좋을 것이다. 사람은 이김과 양보를 고르게 해야 한다. 또한 독립된 소우주로서 음양의 균형과 조화에 의해 이 감성의 내부에는 남성 소양수형성의 감성이 내재되어 있다. 따라서 외형적 감성을 그 사람 감성의 전부로 보지는 말아야 할 것이다. 이 감성은 여성 태음인 화형의 감성과 같기는 하지만 소음인으로서 수렴적인 감성은 다르다.

《《《 여성성

여성성은 양성적이고 동적이다. 자연에 비유하면 더운 열대와 아열대, 봄과 여름, 새벽과 낮, 문명에 비유하면 선진 문명과 번영의 역사, 윤택한 생활 등의 특성을 갖는다. 따라서 상승, 확산, 배출, 발산 및 원심적인 주변지향적 특성을 갖는다. 수평적이고 표현에 강하며 경쾌함, 방치, 개방성, 평등성, 자유분방함도 여성성의 특징이다. 일에서는 개별성을 선호하고 씩씩하며 순발력이 있다. 현실과 상황과 역할 등을 우선시하고 감성을 통한 유머와 관찰에 강하고 전체적이고 포괄적이며 나 중심의 상대적 사고를 한다. 우주의 순환 및 상대성원리에 의해 먼저 여성성이 드러나고 나중에 남성성이 드러난다. 그와 같음이 자연스러움이다.

《《《 소음인의 특성

몸통을 기준으로 한 오장육부의 구조적인 감수성으로써 음의 수렴이고 정적이다. 기가 아래로 수렴되어 골반과 둔부 등 하체가 실하고 걸을 때 숙여지는 경향이 있다. 다정하고 섬세하며 정확하고 논리적이며 작은 일에도 정성을 다한다. 일에서는 좋고 싫음보다 이해를 우선시하고 매사를 정확히 하려다 보니 추진력이 떨어지고 마음이 편치 않으며 상대에게 원하는 것이 많으면서 관용이 적어 부딪치기도 한다. 신(대) 비(소)의 체질로 의를 알면 마음이 좋고 소화기가 약하고 앞으로 구부러져 압박되므로 소화가 잘되면 건강하다. 우주의 순환 및 상대성원리에 의해 소음성이 먼저 드러나고 나중에 소양성이 드러난다. 그와 같음이 자연스러움이다.

《《《 화형의 특성

얼굴과 머리 · 오장육부의 질적인 감수성으로써 양의 확산이고 동적이고 폭발적이다. 자연에 비유하여 '기후의 이동순서' 로 보면 아열대지역에 속한다. 계절로는 여름, 하루로는 아침과 오전, 일의 과정에서는 전개와 갈등, 인생에서는 청소년기에 속한다. 따라서 화가 가진 확산력과 열정 · 산화력 등과 여름과 청소년기의 특성인 명랑함과 진취성 · 구속에의 거부와 오전과 일의 전개의 특성인 폭발력과 희생적 특성이 있다. 육감이 예민하고 사교성이 뛰어나다. 오장육부의 질적인 비율 중 심소(다) 폐대(소)로 얼굴형은 역삼각형이다. 우주의 순환 및 상대성원리에 의해 화의 특성이 먼저 드러나고 나중에 금의 특성이 드러난다. 그와 같음이 자연스러움이다.

45 여성 소음인 토형

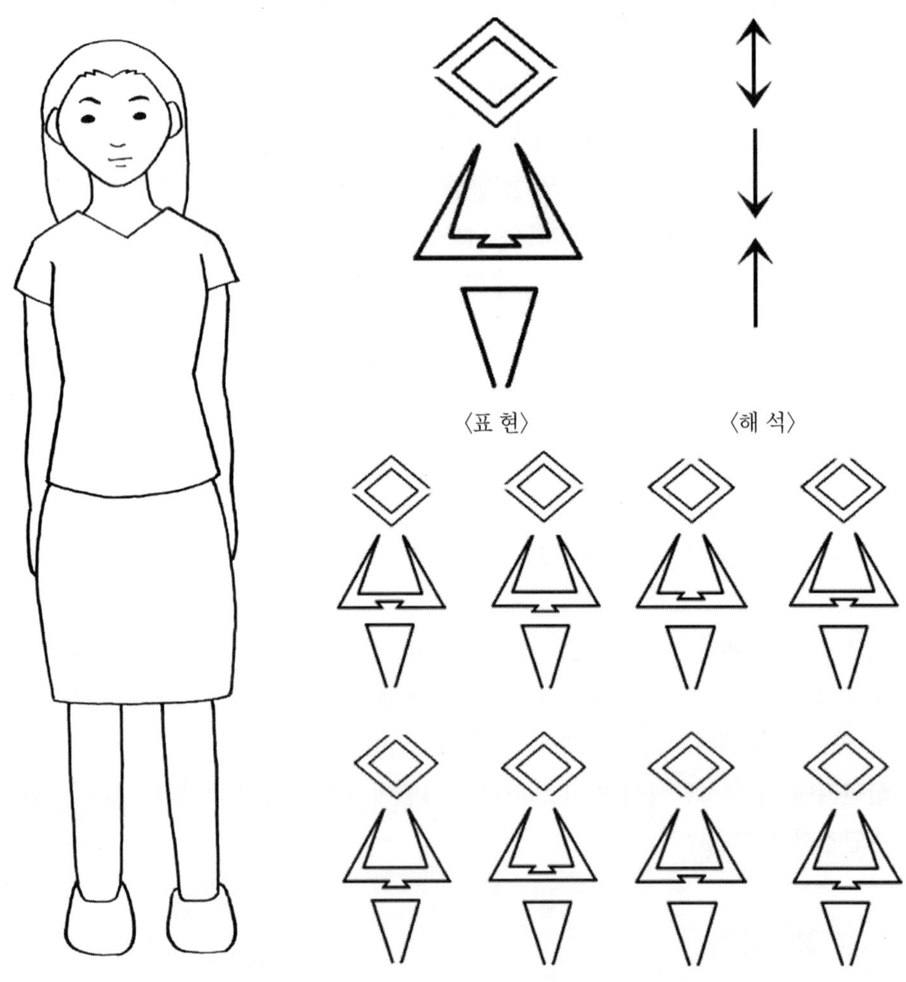

≪≪ 느낌한글 해석

해석자를 보면 상승이 한 번 이루어지고 하강이 이어진 다음 상승과 하강이 균형을 이룬다. 느린 성격이다. 이는 한 번을 먼저 이기고 그 다음에 양보한 다음 머무는 감성이다. 말투, 행동, 사고 모두에서 그렇다. 그러나 환경이 다른 경우는 느낌한글과 감성순환도 마음한글을 통해 이것을 알고 자신의 감성을 행한다면 보다 좋을 것이다. 사람은 이김과 양보를 고르게 해야 한다. 또한 독립된 소우주로서 음양의 균형과 조화에 의해 이 감성의 내부에는 남성 소양목형성의 감성이 내재되어 있다. 따라서 외형적 감성을 그 사람 감성의 전부로 보지는 말아야 할 것이다. 이 감성은 여성 태음인 화형의 감성과 같기는 하지만 소음인으로서 수렴적인 감성은 다르다.

〈〈〈 여성성

여성성은 양성적이고 동적이다. 자연에 비유하면 더운 열대와 아열대, 봄과 여름, 새벽과 낮, 문명에 비유하면 선진 문명과 번영의 역사, 윤택한 생활 등의 특성을 갖는다. 따라서 상승, 확산, 배출, 발산 및 원심적인 주변지향적 특성을 갖는다. 수평적이고 표현에 강하며 경쾌함, 방치, 개방성, 평등성, 자유분방함도 여성성의 특징이다. 일에서는 개별성을 선호하고 씩씩하며 순발력이 있다. 현실과 상황과 역할 등을 우선시하고 감성을 통한 유머와 관찰에 강하고 전체적이고 포괄적이며 나 중심의 상대적 사고를 한다. 우주의 순환 및 상대성원리에 의해 먼저 여성성이 드러나고 나중에 남성성이 드러난다. 그와 같음이 자연스러움이다.

〈〈〈 소음인의 특성

몸통을 기준으로 한 오장육부의 구조적인 감수성으로써 음의 수렴이고 정적이다. 기가 아래로 수렴되어 골반과 둔부 등 하체가 실하고 걸을 때 숙여지는 경향이 있다. 다정하고 섬세하며 정확하고 논리적이며 작은 일에도 정성을 다한다. 일에서는 좋고 싫음보다 이해를 우선시하고 매사를 정확히 하려다 보니 추진력이 떨어지고 마음이 편치 않으며 상대에게 원하는 것이 많으면서 관용이 적어 부딪치기도 한다. 신(대) 비(소)의 체질로 의를 알면 마음이 좋고 소화기가 약하고 앞으로 구부러져 압박되므로 소화가 잘되면 건강하다. 우주의 순환 및 상대성원리에 의해 소음성이 먼저 드러나고 나중에 소양성이 드러난다. 그와 같음이 자연스러움이다.

〈〈〈 토형의 특성

얼굴과 머리 · 오장육부의 질적인 감수성으로써 토형은 양의 정점과 음의 내재가 묶여 고정됨의 특성이 있다. 자연에 비유하여 '기후의 이동순서' 로 보면 온대지역에 속하며 계절로는 한여름, 하루로는 정오, 일의 과정에서는 절정, 인생에서는 결혼의 시기에 속한다. 따라서 토가 가진 화합함과 한결같음, 굳건함 등과 한여름과 결혼의 특성인 확실함과 철저함 · 결합력과 신용 · 안정감과 통일감을 준다. 또한 정오와 절정의 특성인 여유와 한가함의 특성이 있다. 오장육부의 기운 중 비위(다) 신방(소)으로 얼굴형은 마름모형이다. 우주의 순환 및 상대성원리에 의해 토의 특성이 먼저 드러나고 나중에 수의 특성이 드러난다. 그와 같음이 자연스러움이다.

46 여성 소음인 금형

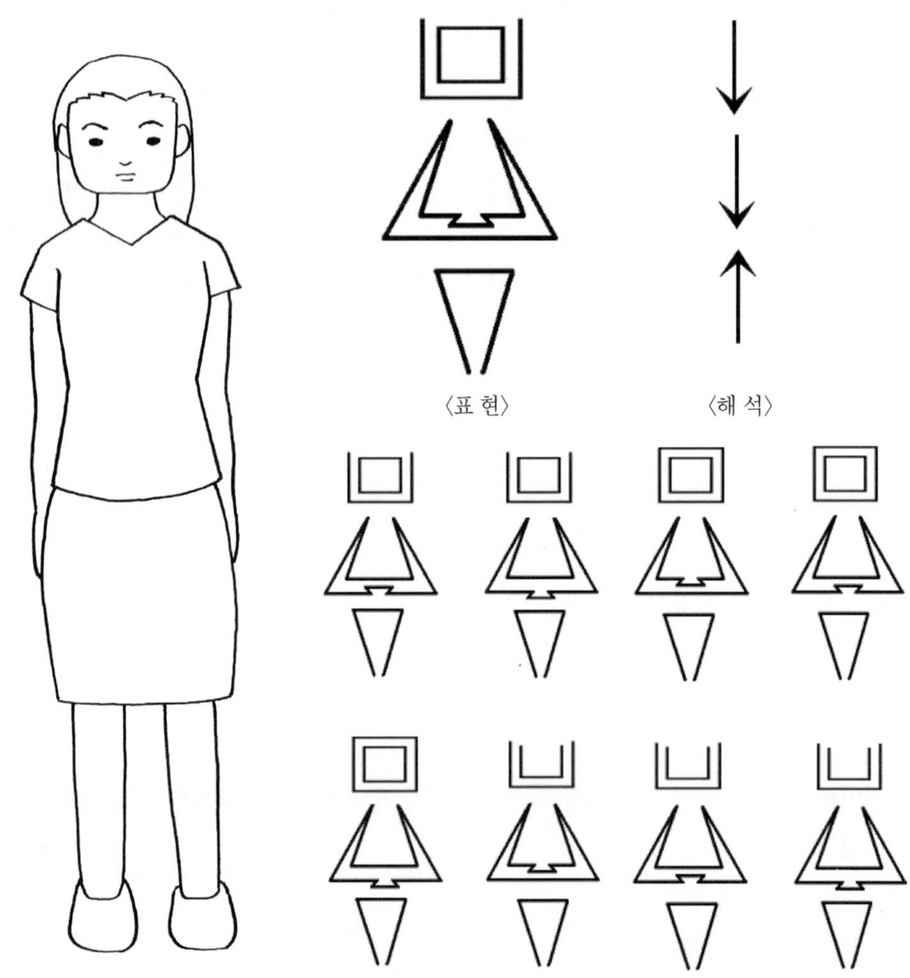

≪≪≪ 느낌한글 해석

해석자를 보면 상승이 한 번 이루어지고 하강이 두 번 이어진다. 느린 성격이다. 이는 한 번을 먼저 이기고 그 다음에 두 번은 양보가 가능한 감성이다. 말투, 행동, 사고 모두에서 그렇다. 그러나 환경이 다른 경우는 느낌한글과 감성순환도 마음한글을 통해 이것을 알고 자신의 감성을 행한다면 보다 좋을 것이다. 사람은 이김과 양보를 고르게 해야 한다. 또한 독립된 소우주로서 음양의 균형과 조화에 의해 이 감성의 내부에는 남성 소양화형성의 감성이 내재되어 있다. 따라서 외형적 감성을 그 사람 감성의 전부로 보지는 말아야 할 것이다. 이 감성은 여성 태음인 금형의 감성과 같기는 하지만 소음인으로서 수렴적인 감성은 다르다.

<<< 여성성

여성성은 양성적이고 동적이다. 자연에 비유하면 더운 열대와 아열대, 봄과 여름, 새벽과 낮, 문명에 비유하면 선진 문명과 번영의 역사, 윤택한 생활 등의 특성을 갖는다. 따라서 상승, 확산, 배출, 발산 및 원심적인 주변지향적 특성을 갖는다. 수평적이고 표현에 강하며 경쾌함, 방치, 개방성, 평등성, 자유분방함도 여성성의 특징이다. 일에서는 개별성을 선호하고 씩씩하며 순발력이 있다. 현실과 상황과 역할 등을 우선시하고 감성을 통한 유머와 관찰에 강하고 전체적이고 포괄적이며 나 중심의 상대적 사고를 한다. 우주의 순환 및 상대성원리에 의해 먼저 여성성이 드러나고 나중에 남성성이 드러난다. 그와 같음이 자연스러움이다.

<<< 소음인의 특성

몸통을 기준으로 한 오장육부의 구조적인 감수성으로써 음의 수렴이고 정적이다. 기가 아래로 수렴되어 골반과 둔부 등 하체가 실하고 걸을 때 숙여지는 경향이 있다. 다정하고 섬세하며 정확하고 논리적이며 작은 일에도 정성을 다한다. 일에서는 좋고 싫음보다 이해를 우선시하고 매사를 정확히 하려다 보니 추진력이 떨어지고 마음이 편치 않으며 상대에게 원하는 것이 많으면서 관용이 적어 부딪치기도 한다. 신(대) 비(소)의 체질로 의를 알면 마음이 좋고 소화기가 약하고 앞으로 구부러져 압박되므로 소화가 잘되면 건강하다. 우주의 순환 및 상대성원리에 의해 소음성이 먼저 드러나고 나중에 소양성이 드러난다. 그와 같음이 자연스러움이다.

<<< 금형의 특성

얼굴과 머리 · 오장육부의 질적인 감수성으로써 음의 시작이며 정적이고 긴장감을 준다. 자연에 비유하여 '기후의 이동순서'로 보면 냉대지역에 속한다. 계절로는 가을의, 하루로는 오후와 저녁의, 일의 과정에서는 결말의, 인생에서는 중 · 장년기에 속한다. 따라서 금이 가진 긴장감과 흡입력 · 구심력 등과 가을과 중년의 특성인 숙살과 의리 · 지도력과 포용력, 저녁과 일의 결말의 정리와 결실력이 있고 자존심이 강하다. 오장육부 기운의 질적인 비율 중 폐대(다) 간담(소)으로 얼굴형은 정사각형 모양이다. 우주의 순환 및 상대성원리에 의해 금의 특성이 먼저 드러나고 나중에 목의 특성이 드러난다. 그와 같음이 자연스러움이다.

47 여성 소음인 수형

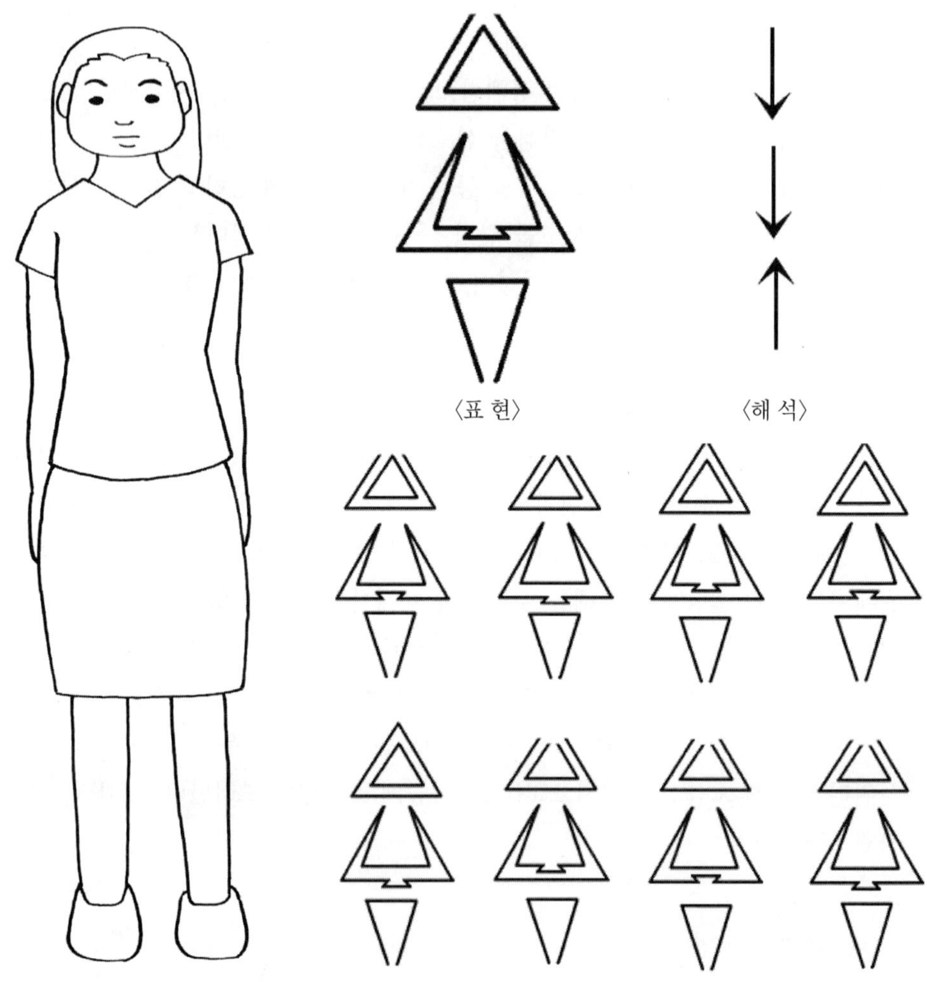

≪≪ 느낌한글 해석

해석자를 보면 상승이 한 번 이루어지고 하강이 두 번 이어진다. 느린 성격이다. 이는 한 번을 먼저 이기고 그 다음에 두 번은 양보하는 감성이다. 말투, 행동, 사고 모두에서 그렇다. 그러나 환경이 다른 경우는 느낌한글과 감성순환도 마음한글을 통해 이것을 알고 자신의 감성을 행한다면 보다 좋을 것이다. 사람은 이김과 양보를 고르게 해야 한다. 또한 독립된 소우주로서 음양의 균형과 조화에 의해 이 감성의 내부에는 남성 소양토형성의 감성이 내재되어 있다. 따라서 외형적 감성을 그 사람 감성의 전부로 보지는 말아야 할 것이다. 이 감성은 여성 태음인 수형의 감성과 같기는 하지만 소음인으로서 수렴적인 감성은 다르다.

《《《 여성성

여성성은 양성적이고 동적이다. 자연에 비유하면 더운 열대와 아열대, 봄과 여름, 새벽과 낮, 문명에 비유하면 선진 문명과 번영의 역사, 윤택한 생활 등의 특성을 갖는다. 따라서 상승, 확산, 배출, 발산 및 원심적인 주변지향적 특성을 갖는다. 수평적이고 표현에 강하며 경쾌함, 방치, 개방성, 평등성, 자유분방함도 여성성의 특징이다. 일에서는 개별성을 선호하고 씩씩하며 순발력이 있다. 현실과 상황과 역할 등을 우선시하고 감성을 통한 유머와 관찰에 강하고 전체적이고 포괄적이며 나 중심의 상대적 사고를 한다. 우주의 순환 및 상대성원리에 의해 먼저 여성성이 드러나고 나중에 남성성이 드러난다. 그와 같음이 자연스러움이다.

《《《 소음인의 특성

몸통을 기준으로 한 오장육부의 구조적인 감수성으로써 음의 수렴이고 정적이다. 기가 아래로 수렴되어 골반과 둔부 등 하체가 실하고 걸을 때 숙여지는 경향이 있다. 다정하고 섬세하며 정확하고 논리적이며 작은 일에도 정성을 다한다. 일에서는 좋고 싫음보다 이해를 우선시하고 매사를 정확히 하려다 보니 추진력이 떨어지고 마음이 편치 않으며 상대에게 원하는 것이 많으면서 관용이 적어 부딪치기도 한다. 신(대) 비(소)의 체질로 의를 알면 마음이 좋고 소화기가 약하고 앞으로 구부러져 압박되므로 소화가 잘되면 건강하다. 우주의 순환 및 상대성원리에 의해 소음성이 먼저 드러나고 나중에 소양성이 드러난다. 그와 같음이 자연스러움이다.

《《《 수형의 특성

얼굴과 머리 · 오장육부의 질적인 감수성으로써 음의 결말이고 양의 내재이며 정적이고 연하다. 자연에 비유하여 '기후의 이동순서'로 보면 기후로는 한대의, 계절로는 겨울의, 하루로는 밤의, 일의 과정에서는 마무리와 휴식의, 인생에서는 노년기의 특성을 갖는다. 따라서 수가 가진 연함과 은은함 · 내장감 등과 겨울과, 노년의 특성인 교교함과 지혜 · 밤과 마무리의 특성인 포용력과 양보심 · 저장성이 있다. 생식능력이 좋다. 오장육부 기운의 질적인 비율 중 신방(다) 심소(소)로 얼굴형은 삼각형의 모양이다. 우주의 순환 및 상대성원리에 의해 수의 특성이 먼저 드러나고 나중에 화의 특성이 드러난다. 그와 같음이 자연스러움이다.

48 여성 소음인 표준인

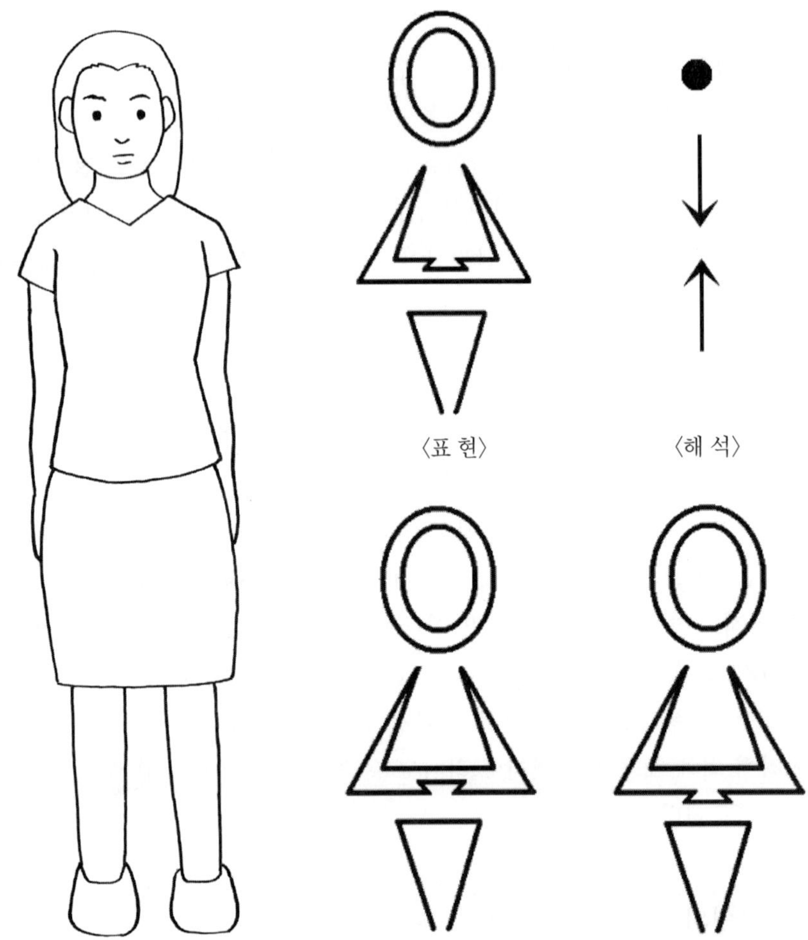

<<< 느낌한글 해석

해석자를 보면 상승이 한 번 이루어지고 하강이 이루어진 다음 점이다. 보통의 성격이다. 이는 한 번을 먼저 이기고 그 다음에는 양보한 다음 무난하지만 때로는 예측을 넘는 감성을 나타낸다. 말투, 행동, 사고 모두에서 그렇다. 그러나 환경이 다른 경우는 느낌한글과 감성순환도 마음한글을 통해 이것을 알고 감성을 행한다면 보다 좋을 것이다. 사람은 이김과 양보를 고르게 해야 한다. 또한 독립된 소우주로서 음양의 균형과 조화에 의해 이 감성의 내부에는 남성 소양 표준형성의 감성이 내재되어 있다. 따라서 외형적 감성을 그 사람 감성의 전부로 보지는 말아야 할 것이다. 이 감성은 여성 태음인 표준형의 감성과 같기는 하지만 소음인으로서 수렴적인 감성은 다르다.

<<< 여성성

여성성은 양성적이고 동적이다. 자연에 비유하면 더운 열대와 아열대, 봄과 여름, 새벽과 낮, 문명에 비유하면 선진 문명과 번영의 역사, 윤택한 생활 등의 특성을 갖는다. 따라서 상승, 확산, 배출, 발산 및 원심적인 주변지향적 특성을 갖는다. 수평적이고 표현에 강하며 경쾌함, 방치, 개방성, 평등성, 자유분방함도 여성성의 특징이다. 일에서는 개별성을 선호하고 씩씩하며 순발력이 있다. 현실과 상황과 역할 등을 우선시하고 감성을 통한 유머와 관찰에 강하고 전체적이고 포괄적이며 나 중심의 상대적 사고를 한다. 우주의 순환 및 상대성원리에 의해 먼저 여성성이 드러나고 나중에 남성성이 드러난다. 그와 같음이 자연스러움이다.

<<< 소음인의 특성

몸통을 기준으로 한 오장육부의 구조적인 감수성으로써 음의 수렴이고 정적이다. 기가 아래로 수렴되어 골반과 둔부 등 하체가 실하고 걸을 때 숙여지는 경향이 있다. 다정하고 섬세하며 정확하고 논리적이며 작은 일에도 정성을 다한다. 일에서는 좋고 싫음보다 이해를 우선시하고 매사를 정확히 하려다 보니 추진력이 떨어지고 마음이 편치 않으며 상대에게 원하는 것이 많으면서 관용이 적어 부딪치기도 한다. 신(대) 비(소)의 체질로 의를 알면 마음이 좋고 소화기가 약하며 앞으로 구부러져 압박되므로 소화가 잘되면 건강하다. 우주의 순환 및 상대성원리에 의해 소음성이 먼저 드러나고 나중에 소양성이 드러난다. 그와 같음이 자연스러움이다.

<<< 표준인의 특성

얼굴과 머리를 기준으로 한 오장육부의 질적인 감수성으로써 오행 표준형은 오행의 균형과 조화로움이 특성이다. 자연에 비유하면 열대 · 아열대 · 온대 · 냉대 · 한대의 특성을 고루 갖췄으며 계절로는 봄 · 여름 · 한여름 · 가을 · 겨울의 특성을, 일의 과정에서는 시작에서 휴식까지의, 인생에서는 유아에서 노년까지의 특성을 고루 갖춘 형이다. 따라서 얼굴의 감수성을 기준으로 모든 것이 균형과 조화를 이루어 팔방미인으로 모든 것을 고루 잘하되 특별하지 않고 아름다움과 추함, 빈부에서도 원만하다. 오장육부 기운의 질적인 조화로 얼굴형은 달걀형의 모양이며 삶에 대한 태도가 비교적 자연스러운 생태특성을 갖춘 형이다.

제2장

마음한글

1. 수련과 생활의 통합과 중계

1) 마음한글

(1) 삶의 통합과 소통 운행의 중계

사람이 세상을 사는 방법에는 세 가지가 있다. 첫째는 행동이다. 사람들은 행동이 바탕이 된 일, 즉 노동을 통해 음식을 얻고 산다. 둘째는 생각이다. 사람들은 생각이 바탕이 된 휴식을 통해 지혜를 얻고 산다. 셋째는 느낌이다. 사람들은 느낌이 바탕이 된 놀이와 축제·문화·예술을 통해 감성을 소통하고 산다. 문제는 사람들이 모두 같지 않다는 데 있다. 그래서 갈등이 있고 충돌한다. 따라서 서로에게 속하지 않는 독립된 무엇이 필요한 것인데 그것이 중계도구다. 문자는 생각을, 숫자는 행동을, 감성문자는 느낌을 중계함은 앞에서 살펴 본 바와 같다.

이 세상의 중계도구는 많다. 방송·인터넷·신문·영화 등 현대는 그야말로 중계도구의 전성시대라고 할 만하다. 따라서 이제 중계도구는 생활이며 삶 자체다. 중계도구의 위력 앞에 인간과 인간, 문명과 문명, 사상과 사상의 벽이 빠른 속도로 허물어지고 변화하며 더불어 새로운 삶의 방식을 창조하고 나누며 살고 있음은 누구나 알고 있는 상식이다. 새로운 시대, 새로운 삶의 방식이 사람들을 이끌어 가고 있다. 시대 변화의 중추적 역할을 하고 있는 것이다. 그렇다고 오늘날만 중계도구의 역할이 중요시되고 필요했던 것은 아니고 다만 좀더 발전했을 뿐이다. 중계도구 없이 세상이 움직이고 운영될 수는 없기 때문이다.

본래도 그렇지만 이제 중계도구는 상반된 두 대상을 중계하기 위해서만 존재하지는 않는다. 그냥 독립적으로 존재하면서 인간의 삶을 지배하고 있다. '독립되지 않는 우주는 존재하지 않는다' 는 근본적인 인간 사유의 입장을 벗어나 이미 그렇게 되어가고 있다. 중계도구의 총합인 방송과 인터넷은 이를 증명하고 있다. 따라서 그 중계도구에 대한 인간의 입장은 선택의 문제가 아닌 당위가 되어 있다. 그리고 우리들 인간에 있어서 그 바탕이 되는 것이 숫자고 문자고 감성문자인 것이다.

인간 사회에서 또는 인간이 만든 중계도구가 중계하는 내용은 자체의 독립적인 내용과 기능에 더하여 시비와 명리와 호불호다. 시비는 생각에 속한다. 명리는 행동에 속한다. 호불호는 감성에 속한다. 그리고 이것의 저변에는 사람과 세상의 생각에 답이 '있고 없음' 을 따지는 제법무아와 제법유아의 갈등과 소통, 세상의 행동에 '하고 말고 즉 힘들고 힘들지 않고' 를 선택하는 제행무상과 제행유상의 갈등과 소통, 세상의 감성에 '좋고 싫음' 을 느끼는 제감무성과 제감유성의 갈등과 소통이 깔려 있다.

답이 있고 없음은 세상의 본질적 운행과 전혀 관계없는 서로 반대되는 절반씩의 인류 및 개개인의 인식방식 중 절반의 인식과 절반씩의 사유방식일 뿐이다. 중계도구의 필요성은 여기에 있다. 한 부류는 답이 있고 없음이 중요하지만 다른 한 부류는 별 의미가 없고, 한 부류는 좋고 싫음이 중요하지만 다른 한 부류는 별로 중요하지 않다. 그러나 그것이 고정되지 않고 상황에 따라 변화하기도 하기 때문이다.

이는 100명이면 100명, 1000명이면 1000명의 사람들이 상황이 서로 다르게 존재하면서 스스로를 모두 '나'로 인식하는 부분과, 상대를 그 스스로는 '나'라고 인식하는데 '너'로 인식하는 부분 때문이다. '나'는 '나'를 나라고 하는데 '너'는 '나'를 '나'가 아닌 '너'라고 하는 이와 같은 상황은 인식의 주체들인 '나'나 '너'는 '나'만 '나'로 인식하고 '너'는 '나'로 인식하지 않음을 의미하며 이는 상대를 이해하고 소통하는데 커다란 어려움을 주는 부분인 것이다. 내가 네가 아닌데 어떻게 너로 살 수 있으며 네가 내가 아닌데 나로 살 수는 없는 것이다.

생각이 조금 다를 수는 있겠으나 그렇다고 너 없이 나로 존재할 수 없는 상대적 세계인 이 세상과 우주에서 '내가 너와 둘이 아니고 네가 나와 둘이 아닌 존재'이기도 하지만 이를 역설적으로 생각하면 '나는 나로 너는 너로 살고 있지 않는 존재' 또한 없다. 말하자면 내가 너로 살고 네가 나로 산 인간의 삶은 없다. 이는 답이 있거나 없거나, 사람들은 전부는 아니겠지만 '있음은 있음의 길'을 찾아 살고 '없음은 없음의 길'을 찾아 살아가고 있다는 것이다.

즉 답을 찾고자 하는 상황과 답에서 자유롭고자 하는 상황이 동시에 이루어지고 있는 이 현실은, 사람들이 몰라서일 뿐 이미 이루어지고 있다는 것이다. 그것이 '나'와 '너', '답'과 '답이 없음'이 아닌 또 다른 무엇이 존재하여 가동함으로써 가능한 것이니 상반된 대상 아무에게도 속하지 않으며 역할을 하는 중계도구인 것이다. 이로써 '나는 나로' '너는 너로', '답이 있음은 답이 있음'으로 '답이 없음은 답이 없음'으로 살 수 있는 것이다.

결국 그것은 '지금 바로 여기의 현실'인 어린이는 어린이로, 어른은 어른으로, 남자는 남자로, 여자는 여자로 사는 것을 의미하며 이것을 다른 표현으로 한 생각으로 살고 한 행동으로 살고 한 느낌, 즉 한 감성으로 산다고 한다 — 단, 명심할 것은 '나를 알고 나를 나라고 하는 사람이, 너를 알고 너를 너라고 하는 사람이 몇이나 될까' 하는 것과 무한한 우주에서 중계도구의 무한함 또한 늘 명심할 일이다.

마음한글과 느낌한글은 그것 중 부족한, 그래서 공유가 어려운 사람들 사이의 좋고 싫음을 느끼는 느낌의 다리를 놓아주고자 함이며 그리하여 사람이 가진 행동과 생각과 느낌의 중계도구를 통해 새롭게 통합되어 소통 운행 가능한 중계도구를 만들어 사람과 사람의 외면인 인간관계, 내면인 자신과의 관계의 다리를 놓아주는, 그리고 인식의 그 모든 다리를 통합하고 연결하여 생과 사에 있어서 모두가 고른 기회를 갖고자 하는 것이다. 그리고 그렇게 되기 위해서 인식 주체가 또 다른 인식 주체와의 관계에서 중계도구의 본원적 인식력인 행동력·사고력 감성의 기능을 통해 스스로를 돌볼 수 있는 일과 휴식과 놀이의 조화 속에 또한 그렇게 자신의 능력을 발휘할 수 있는 사회적 환경 및 조건을 갖춰 기회에 제약이 없도록 하고자 하는 것이다.

그것을 통해 '나를 생산해 내어 오히려 나를 제약하는' 외면적·내면적 상황이나 환경을 줄여 나감으로써 모두가 자신의 본질에 접근하는데 충분한 기회를 갖도록 하고자 함인 것이다. 이것은 내적인 수행이나 외적인 생활 양편 모두에게 필요한 일이기도 하고 그 간격을 줄이고 통합하는 길이기도 하다.

일의 귀천이 없음은 행동을 이야기함이다. 사상의 자유를 이야기함은 생각을 이야기함이다. 성별·피부 등의 평등과 장애인의 의무와 권리를 이야기함은 감성에 대한 것이다. 그와 같은 일을 일깨우고 연결하여 보다 아름답게 사는 삶, 즐거움과 고통이 번갈아 나타나는 세상에서 더불어 함께 공유하고 공감하면서 그것을 이겨내고 순환시켜주는 것, 지금 지구상의 60억 인구가 살아갈 수 있는 것도 그것일 것이다. 그래서 중계도구는 반드시 필요한 것이다.

훈민정음 해례본에 의하면 한글창제의 마음을 백성을 어여삐 여기는 마음, 즉 사람을 사랑하는 마음으로 적고 있다. 그리고 글을 쓰고 읽지 못함으로써 위축된 수많은 백성들의 마음을 글을 앎으로서 펼치도록 한다. 이는 더불어 사는 세상에서 사람이 가져야 할 기본적이고 평범한 마음에 대한 부분이다. 훈민정음은 많은 사람들을 사랑하는 마음과 함께 똑같은 존엄성을 가졌으면서도 단지 기회를 갖지 못한 일반 사람들의 마음을 위해 탄생한 것이다.

마음한글도 이와 같다. 모두를 생각하는 마음과 함께 보통사람들의 상식적이고 평범한 마음을 남녀와 음양오행의 선천적 감성과 시비와 명리, 호불호가 뒤섞인 후천적 생활의 무한하고 무궁한 이 삶의 바다에서, 더불어 또는 우주의 독립된 존재로서 이미 존재하는 유형·무형의 중계도구의 역할을 통해 서로의 마음을 나누고, 움직이고 운영하며 살아가는 것, 그것을 중계하고자 하는 것, 그것이 마음한글이다.

중계도구에 의해 찾는 마음이 있으면 중계도구 없이 찾는 마음도 있는 것이 우주다. 이는 중계도구를 통해 본질을 찾고자 하는 사람의 마음가짐이다. 중계도구 없이 찾는 마음이 있으면 중계도구에 의해 찾는 마음도 있다. 이는 중계도구 없이 본질을 찾고자 하는 사람의 마음가짐이다. 중계도구가 없어서 전혀 기회를 갖지 못하는 사람들에게 중계도구에 의해 마음의 본질을 찾을 수 있는 기회를 고루 갖도록 하는 것이 마음한글이다. 그리고 때로는 중계도구에서의 자유로움에서 본질을 찾고 발견하는 것 또한 마음한글이다.

(2) 생사의 일체성과 순환

모두가 잘살고자 열심이다. 그리고 이제는 상대적으로 분기점을 넘어섰다고 인정을 받는 국가들도 있다. 그럼에도 잘살고 풍요로운 국가의 인간에 대한 내재적 위기의식이 여전히 있음은 인간의 문명이 잘사는 것으로 모두 견인되지 않음을 말해 준다 ― 다만 이미 사회가 다원화되었으니 잘사는 것에 대한 기준도 다양하겠다.

잘사는 것은 고르게 사는 것이다. 여러 사상이나 가르침이 인간이 고르게 살기 위한 방편을 제시해 왔다. 불가의 '공'이나 기독교의 '원죄' 사상은 신앙적 해석을 제외한다면 인간의 최상의 삶이 고르게 삶을 꿰 뚫은 성현들의 지혜다 ― 공자는 심지어 못사는 것이 문제가 아니라 고르지 못한 것이 문제라고 했다. 고르게 사는 것은 자기 역할이 부당하지 않고 그 역할에 대한 대가가 부당하지 않는 것이다.

고른 인간의 삶의 방식은 다음과 같다. 첫째는 권리가 고른 것이고 둘째는 사상이 고른 것이다. 그리고 셋째는 감성이 고른 것이다. 보통은 '평등'이라고 말하는 부분이다. 고름은 소통과 순환이 원활하면 자연스럽게 이루어진다. 더불어 불통과 비순환도 따뜻이 볼 수 있다면 그것도 고름이다. 현대사회의 권리와 사상은 과거에 비해 잘 순환하고 있음으로 개개인에게 균일하게 나누어진다. 감성평등 또한 그렇다.

감성평등은 인식방식의 다름이 바탕이다. 권리와 사상의 평등이 역할의 다름에 대한 인정에서 출발하는 것과 같다. 남성과 여성 인종, 장애와 비장애, 체질감수성 등의 평등성 등 다름을 인정해야 되는 세상이 감성평등의 세상이다. 또한 권리와 사상을 대하는 올바른 자세가 탐닉이 아니듯 감성평등 또한 감성의 탐닉이 아니다. 감성의 정체성과 유동성, 즉 의무와 권리의 조화이다. 그리고 지금은 이미 감성평등이 이루어지고 있다. 이것으로 또 하나의 세상을 고르게 하는 방식이 작동되는 것이다. 좋은 일이다.

그리고 이제 새롭게 생각해야 할 일이 있으니 그것은 고른 죽음을 사람들이 절실히 필요함을 인지하는 때가 다가오고 있다는 것이다. 삶은 죽음에 의해 시작된다. 죽음 없는 삶은 우주에 존재하지 않는다. 우주의 역사에서 그러한 적은 단 한 번도 없다. 따라서 때로 이와 같음을 마음속에 새겨야 할 것이다. 고른 삶은 고른 죽음에 의해 이어진다.

일제의 한국침략, 세계대전, 6·25, 최근의 이라크 전쟁은 그 이후 인간의 삶을 그 상황만큼 황폐하게 뒤틀어 왔음을 알 것이다. 고르지 못한 죽음의 예다. 개인적인 경우도 이와 다르지 않다. 자연스럽지 못한 죽음을 선택하거나 설사 자연사일 경우도 죽음의 공포를 학습하지 못해 자연스럽지 못한 죽음을 맞는 것은 사람들이 해결해야 할 과제다. 풍요로운 삶만이 인간의 전부인 양 돌아가는 사회적 환경이나 상황 이 모두는 고른 죽음에 대한 자세가 아니다. 그럼에도 불구하고 이와 같은 풍조가 사회 전체에 광범위하게 퍼져 있다. 고르지 못한 죽음은 고르지 못한 삶을 재생산한다. 고르지 못한 삶 또한 고르지 못한 죽음을 부른다.

느낌한글과 마음한글의 제안 중 하나는 고른 삶과 고른 죽음에 대한 제안이다. 홀로 고른 삶을 살거나 홀로 고른 죽음을 맞는다는 것은 어불성설이고 환상이다. 인간은 어울려 산다. 그것이 인간이다. 생도 어울림이고 사도 어울림이다. 이런 생사를 위해 끊임없이 노력을 해야 하는 것이 인간이다. 그 끊임없는 노력의 중계도구, 느낌한글과 마음한글은 새로운 인식의 중계도구로써 또한 그것을 포함한 모든 인식도구의 통합으로써의 제안이다. 그리고 그것을 통해 아름답고 조화로운 마음을 얻어 본질로 접근하는 것, 그것이 느낌한글과 마음한글이다.

(3) 생사의 평등

인간의 가장 큰 문제는 '생사'의 문제이다. 그러나 현대는 '사'를 예전보다는 가볍게 여기는 경향이 있다. '사'를 공동체의 문제가 아닌 그것을 맞는 개인의 문제로 보는 현상이 점점 늘어나고 있다. 생사가 점점 기능화되고 있기 때문이다. 존엄성의 시대가 가고 기능성의 시대가 된 것이다. 그러나 60억의 지구인은 시간의 차이만 있을 뿐 늙거나 사고로 죽는다. 병든 자는 언제나 발 밑이 두렵다. 현재 세계는 복제인간, 유전공학 등에 매료되어 죽음을 애써 외면하면서 사는 기술의 발달을 극도로 지향하고 있다.

그리고 그것만이 절대 명제인 양 흘러가고 있다. 그러나 유전공학이든 복제인간이든 영원한 생명은 없다. 왜 그럴까? 우습겠지만 유전공학, 복제인간 공장이 비상적인 기업주를 만나거나 비정상적인 노조를 만나면 그것으로 끝이다. 전쟁은 말할 것도 없다. 어쨌든 복제인간에 의한 영원한 생명의 전제는 그 관리시스템의 영원성이라는 것의 전제에 의해서만 성립한다. 영원한 생명은 없다. 어리석은 꿈이다.

인도의 요가경에 "이 세상에서 가장 어리석은 사람은 남들은 다 죽어도 나는 죽지 않을 것으로 생각하는 사람"이라고 했다. 죽음이 있어서 두려움과 경건함이 있다. 그러나 죽음의 참뜻을 외면하며 겸손함을 잃고 사는 사회가 현대 사회다. 나이든 노인들은 내일 일이 걱정이다. 생전에는 경험할 수 없으니 그럴 것이다. 폐 끼치지 않고 깨끗이 가기를 원한다.

병든 사람들도 앞날의 공포에 시달린다. '사'는 어쨌든 괴롭다. 늙지 않은 젊은 사람들은 때로 나이든 사람들이 먼저 생을 마감해야 한다는 무의식적 선입견으로 그들을 대한다. 그러나 세월은 유수 같고 앞날에 대해 가벼이 대해서는 안 된다. '사'도 인생이다. '사'가 없다면 삶도 없다. 죽음은 나를 구성하는 우주의 한 과정이다.

감성평등은 상당 부분 진행되어 이미 사람의 손을 떠났다. 스스로의 자생력으로 세상을 바꿔 나가고 있다. 이제 조금씩 우리가 눈을 돌려야 할 것이 생사의 평등이다. 내적·외적인 '요람에서 무덤까지'를 생각할 일이다. 생활이 삶을 책임진다면 수행은 죽음을 책임져 왔다. 수행의 목적은 기본적으로 본질접근이다. 아니 그것을 통해 죽음의 관문을 뛰어넘고자 하는 인류의 염원이다.

그리고 수행과 삶의 대상이며 주인은 '나'다. 인류의 영원한 탐구 주제인 '나는 무엇인가'이다. '나를 찾는 방법은 있는가'이다. '나'에 대하여 우리는 탐구할 필요가 있다. '나'가 나의 생사주체이기 때문이다. 나는 몇인가? 100명이면 100명의 사람이 다 다르게 이야기하므로 나는 100명이다. '나'는 스스로도 다르고 보는 시각에 따라 천변만화하되 인식의 주체들이 모두 스스로를 '나'라고 하므로 나는 '하나'이다. 나는 때에 따라, 기분에 따라 이렇게 저렇게 변화하므로 종잡을 수가 없다. 또한 인간의 내면과 외면, 즉 생사와 시공이 고르지 못해 생겨나는 '인식의 주체'다. 또한 셀 수 없이 많으며, 하나이고 인식의 주체 이쪽과 저쪽 아무 곳에도 속하지 않는 유일한 상황인 '공' 또한 나다. 그리고 지금 이 순간 이렇게 말하는 자도 나다. 다만 이렇게 말하는 자가 나라고 증명해줄 자가 없으므로 내가 한 이야기가 나를 이야기한 것인지 무엇을 이야기한 것인지 알 수가 없다. 즉 나는 말할 수 없는 것이다. 그저 끝이 없을 뿐, 그래서 나를 찾는 방법은 알 수가 없다. 다만 '대상'

을 기준으로 하는 사람은 기도와 헌신으로, 스스로의 인식의 허상을 깨고 '나'를 기준으로 하는 사람은 명상으로 스스로의 인식을 깨며 나를 탐구한다. 대상을 중심으로 한 나에 대한 접근은 '진실'이며, 명상을 통한 나에 대한 접근은 '공'이다. 그리고 두 말은 보는 시각에 따른 구분일 뿐이다. '나는 그와 같다. 또한 수행은 수행으로, 생활은 생활로 나를 탐구한다. 마음한글은 그 둘을 중계하는 것이다. 그것이 내면으로 나를 고르게 하고 외면으로 시공을 고르게 하는 생사평등이다. 내면과 외면, 사회와 개인은 같이 노력했을 때 비로소 본질접근이 가능하다. 행여 명상만을 잘못 쫓지 말고, 생활만을 잘못 쫓지 말 일이다. 내면으로 수행을 하고 외면으로 생활을 하며 중계도구를 통해 그것을 나누어 가지는 것, 그와 같이 노력함, 마음한글은 그 통합과 소통의 중계도구이고 상징이며 삶의 방식이다.

2) 한글명상 상담

마음한글을 중계도구로 하는 수행과 생활의 통합과정이다. 인간을 감성으로 보는 새로운 인간 중계도구인 느낌한글에 의한 감성순환도를 중계도구로 하는 수행과 생활의 통합과정이다. 교육을 하고 한글명상을 한다. 느낌한글을 통한 감성 진단과 처방, 한글명상, 한글명상 상담 등이다. 사람은 본질적으로 모두가 같으면서 모두가 다르다. 행동도, 생각도, 감성도 그렇다. 이 과정을 통해 행동과 생각과 느낌의 근원적이고 구조적인 공부를 한다. 그것이 한글명상 상담이다. 명심할 부분은 상담은 법문과 같고, 또한 설교와 같다는 점이다.

★ 근자에 웰빙이 사회적 관심사가 되어 있다. 웰빙을 알고 싶으면 마음한글을 탐구해 보는 것도 나쁘지 않을 것이다.

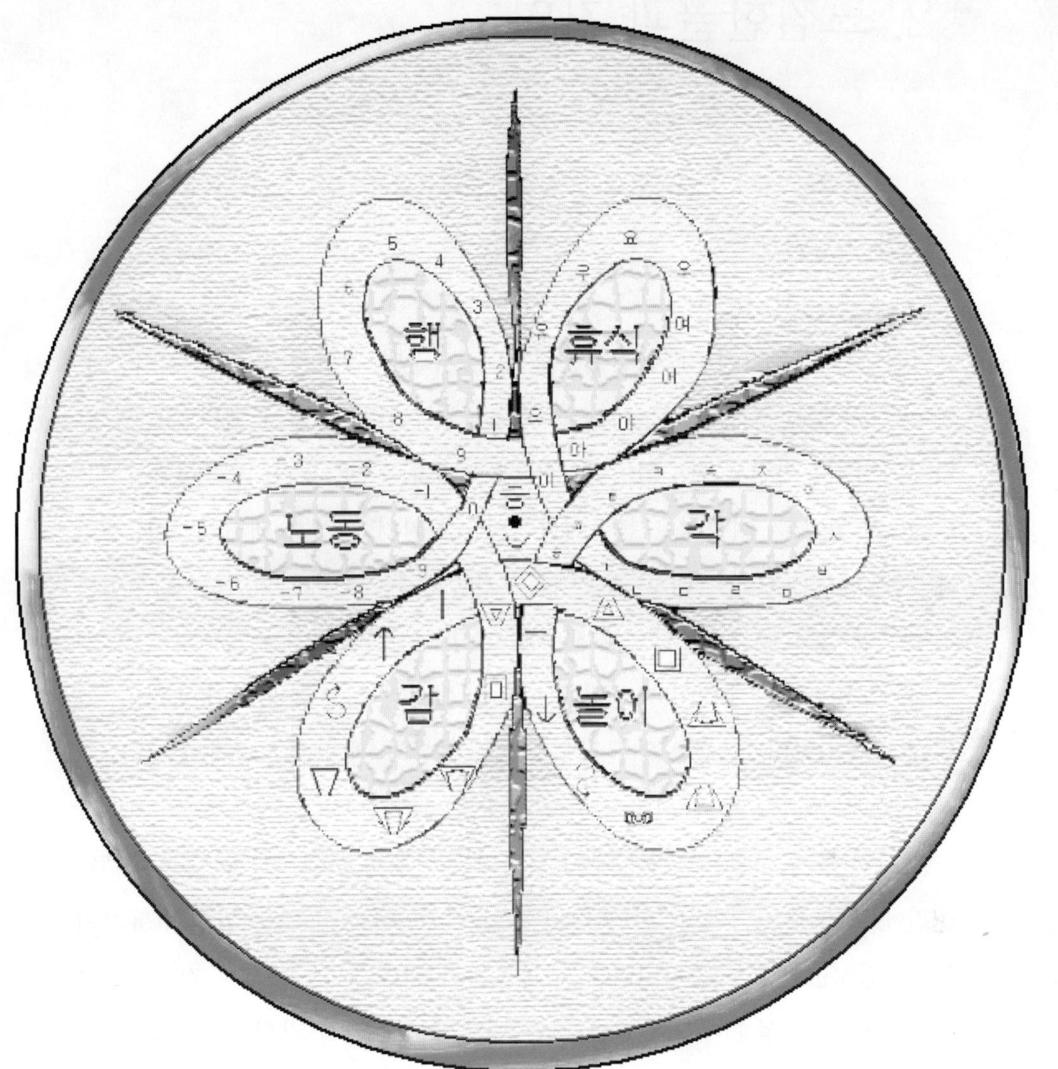

마음 한글

인간의 생사와 본질의 인식방식인 행각감과
그 중계 도구에 의한 통합순환도

2. 느낌한글과 자연

1) 감성순환도

느낌한글을 통한 48개의 감성순환도다. 사람의 감성은 우주의 원리인 1, 즉 하나와 음양 사계절 오행 24절기의 감응력이다. 그렇게 했다. 근본으로 하나이며, 한 사람의 감수성임은 가운데 아래아〔·〕로 표기되었다. 남성성은 가을·겨울이다. 여성성은 봄·여름이다. 그 원리에 맞춰 배열되었다. 태양 태음 소양소음은 순서대로 봄·여름·가을·겨울로 배열되었다. 남성성과 여성성의 감성은 성감수성으로 생명을 이어주는 감성이기 때문에 사상의 체질감성보다 크다. 그래서 사상의 감성은 남성성과 여성성에 각기 속한다. 그렇게 배열되었다. 오행은 얼굴감수성으로 사상의 체질보다 범위가 작다. 그래서 오행감수성은 사상의 감수성 각각에 포함되었다.

한 사람이 갖고 있는 본질로부터 시작되는 감성이 느낌한글을 통해 우주의 순환에 맞춰 표기되었다. 한 인간의 독립된 소우주로서 갖는 감성이 표기되었다. 감성순환도는 인간이라는 생물존재의 각기 다른 감성이 전체적으로 표현되었다. 감성순환도는 한 사람의 대표적인 외면적 감성과 내면적 감성을 표현하여 자기 감성의 완전성과 전체성이 표현되었다. 자신과의 감성소통과 타인과의 감성소통, 감성의 공유에 유익하게 쓰이리라 생각한다.

감성의 본질적 측면이 우주의 순환원리에 따라 설명되었다. 감성은 절대적이며 동시에 상대적이다. 지금 이 순간의 감성의 선택 또한 그렇다. 절대적을 선택하면 그렇게 되고 상대적을 선택하면 그렇게 된다. 그러나 증명되지는 않는다. 그것은 본인은 몫이다. 그래서 감성은 다만 드러난 표면의 일일 뿐 우주와 인간의 감성은 무량무궁하고 불가측하고 불가사의하다.

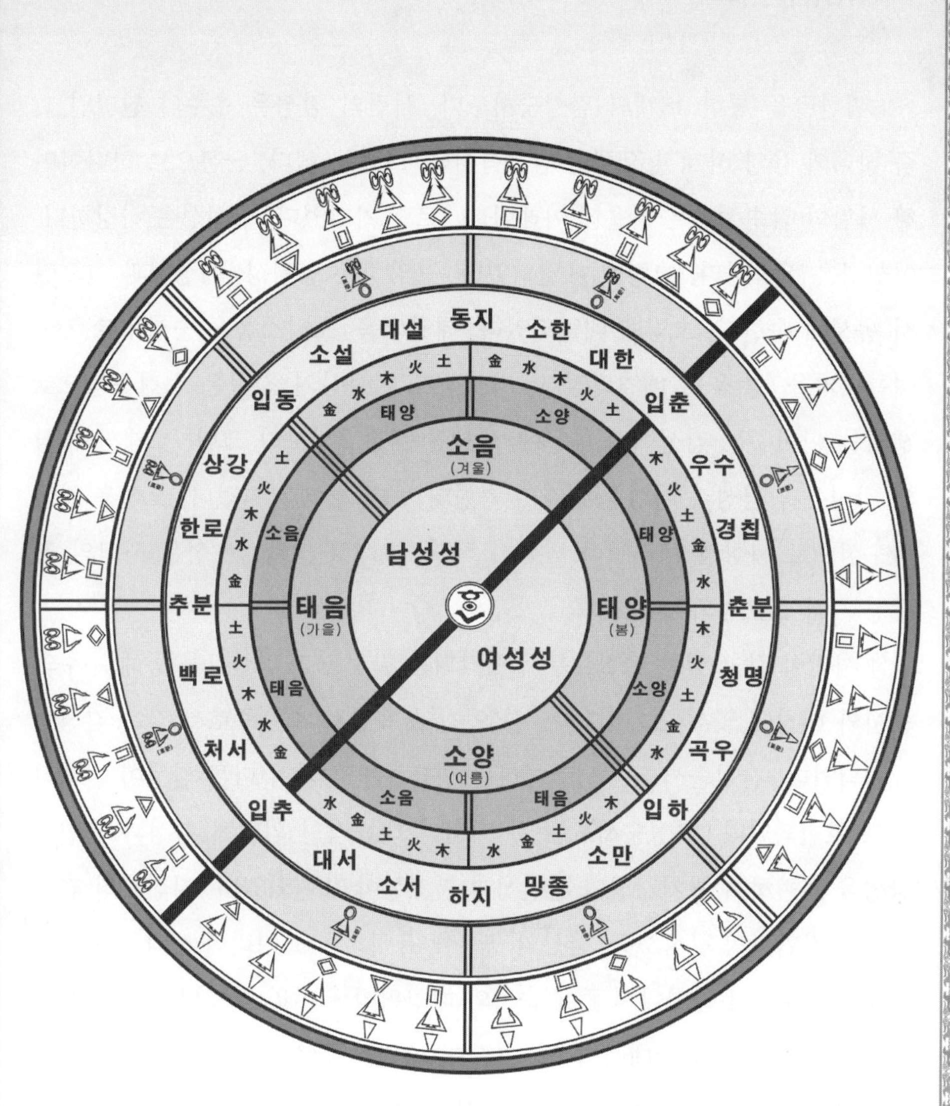

감 성 순 환 도
인간의 내면과 외면 본질의 느낌한글에 의한 감성순환도

2) 감성순서도

느낌한글을 통한 48개의 감성순서도다. 사람의 감성은 우주의 원리인 1, 즉 하나와 음양 사계절 오행의 감응력이다. 그렇게 했다. 근본으로 하나이며 한 사람의 감수성임은 가운데 아래아〔 · 〕로 표기되었다. 남성성은 하강한다. 여성성은 상승한다. 그렇게 배열되었다. 음양성은 남성성, 여성성과 같으면서 동시에 속한다. 그렇게 배열되었다. 태양태음, 소양소음은 순서대로 봄 · 여름 · 가을 · 겨울로 배열되었다. 남성성과 여성성의 감성은 성감수성으로 생명을 이어주는 감성이기 때문에 사상의 체질감성보다 크다. 그래서 사상의 감성은 남성성과 여성성에 각기 속한다. 그렇게 배열되었다. 오행은 얼굴감수성으로 사상의 체질보다 범위가 작다. 그래서 오행감수성은 사상의 감수성 각각에 포함되었다.

한 사람이 갖고 있는 본질로부터 시작되는 감성이 느낌한글을 통해 우주의 순서와 대칭에 맞춰 표기되었다. 한 인간의 독립된 소우주로서 갖는 감성이 표기되었다. 감성순서도는 인간이라는 생물존재의 각기 다른 감성이 전체적으로 표현되었다. 감성순서도는 한 사람의 대표적인 외면적 감성과 내면적 감성을 표현하여 자기감성의 완전성과 전체성이 표현되었다. 자신과의 감성소통과 타인과의 감성소통, 감성의 공유에 유익하게 쓰이리라 생각한다.

감성의 본질적 측면이 우주에 순서와 대칭원리에 따라 설명되었다. 감성은 절대적이며 동시에 상대적이다. 지금 이 순간의 감성의 선택 또한 그렇다. 절대적을 선택하면 그렇게 되고 상대적을 선택하면 그렇게 된다. 그러나 증명되지는 않는다. 그것은 본인의 몫이다. 그래서 감성은 다만 드러난 표면의 일일뿐 우주와 인간의 감성은 무량무궁하고 불가측하고 불가사의하다.

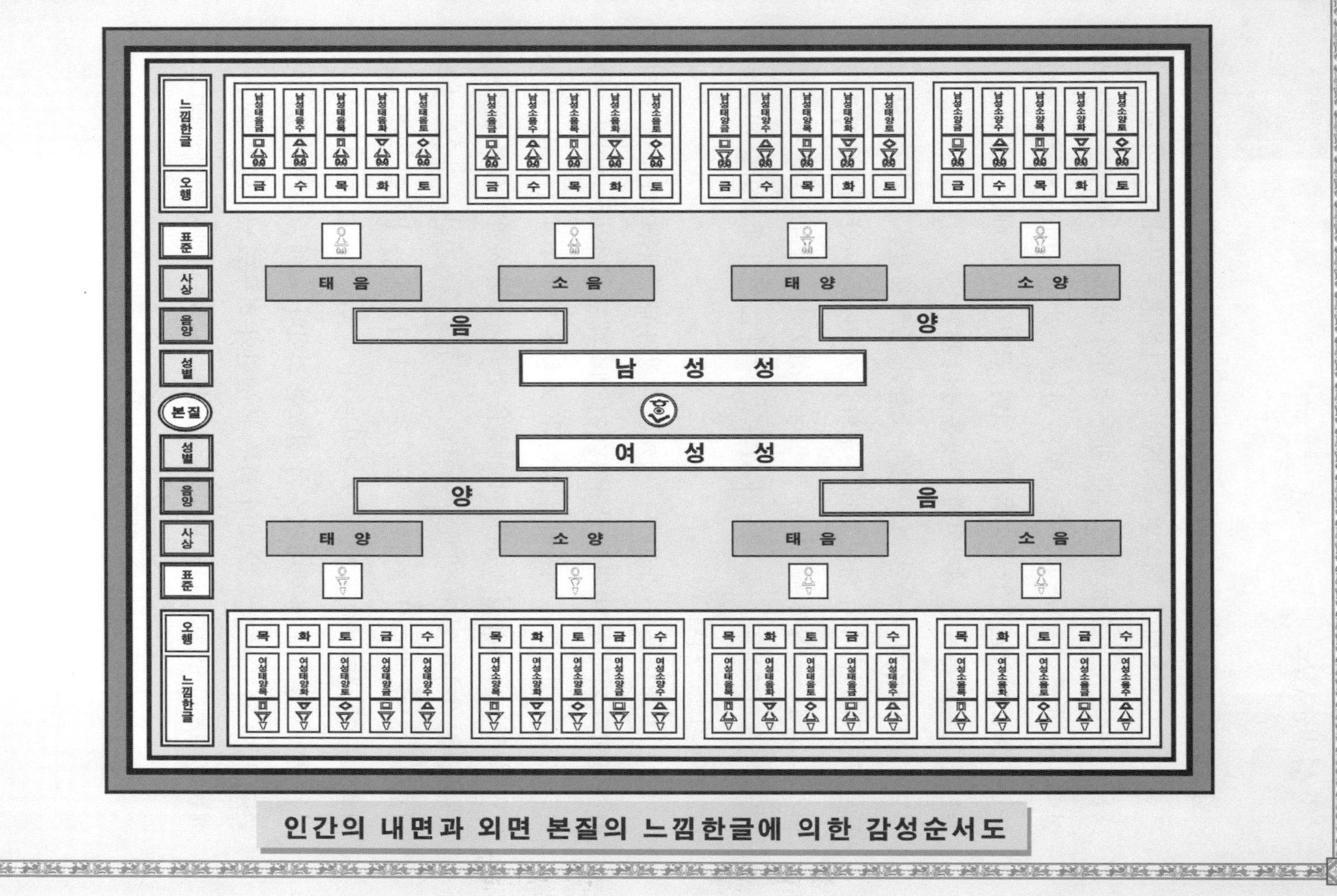
느낌한글
오행
표준
사상
음양
성별
본질
성별
음양
사상
표준
오행
느낌한글
태음
소음
태양
소양
음
양
남 성 성
여 성 성
양
음
태양
소양
태음
소음
금 수 목 화 토
목 화 토 금 수
인간의 내면과 외면 본질의 느낌한글에 의한 감성순서도

3) 섭생순환도

남성성은 가공식이 필요하다. 대표적인 가공식이 화식이고 약이다. 여성성은 자연식이 필요하다. 태양인 소양인은 차가운 음식이나 생식이 필요하다. 태음인과 소음인은 따뜻한 음식과 마른 음식이 필요하다. 목형은 목 자체는 신맛인데 단 음식을 좋아한다. 화형은 화는 쓴맛인데 매운 맛을 좋아한다. 토형은 토는 단맛인데 짠 음식을 좋아한다. 금형은 금은 매운 맛인데 신맛을 좋아한다. 수형은 수는 짠맛인데 쓴맛을 좋아한다.

사상인 태양인과 태음인, 소양인과 소음인, 오행체질인 목과 토, 화와 금, 토와 수, 금과 목, 수와 화는 반대의 성향을 가졌다 — 다만 사상은 대칭형 반대이고 오행은 순환형 반대이다 — 따라서 선호하는 음식도 다르다. 선호하는 음식은 반드시 알아둘 필요가 있다. 그렇다고 거기에 몰입할 필요는 없다. 절대 기준은 아니다.

이유는 대략 다음 두 가지이다. 첫째는 상황의 태양태음이다. 기후 등의 외적 상황이나 기분 등의 내적 상황이 자기 체질과 반대되었을 때이다. 이를테면 한겨울의 상추쌈은 어울리지 않는다. 겨울은 발산의 계절이 아니기 때문이다. 둘째는 순서의 문제이다. 각 체질은 안팎대소의 차이가 있을 뿐 반대되는 성향을 가지고 있다. 인체는 독립된 소우주로서 천지인 음양오행이 모두 내포되어 있다. 따라서 좋아하는 음식은 먼저 필요한 음식일 뿐 그것만을 고집해서는 안 된다. 먼저 그것을 먹으라는 이야기다. 그리고 그 영양이 다 차면은 몸이 균형을 위해 반대 음식이 필요한 것이다. 그때는 그 음식을 먹어야 한다. 밤이 있고 낮이 있는 것이 하루다. 밤만의 하루도 낮만의 하루도 우주에는 존재하지 않는다. 서로 반대되는 성향의 음식은 나쁜 음식이 아니다.

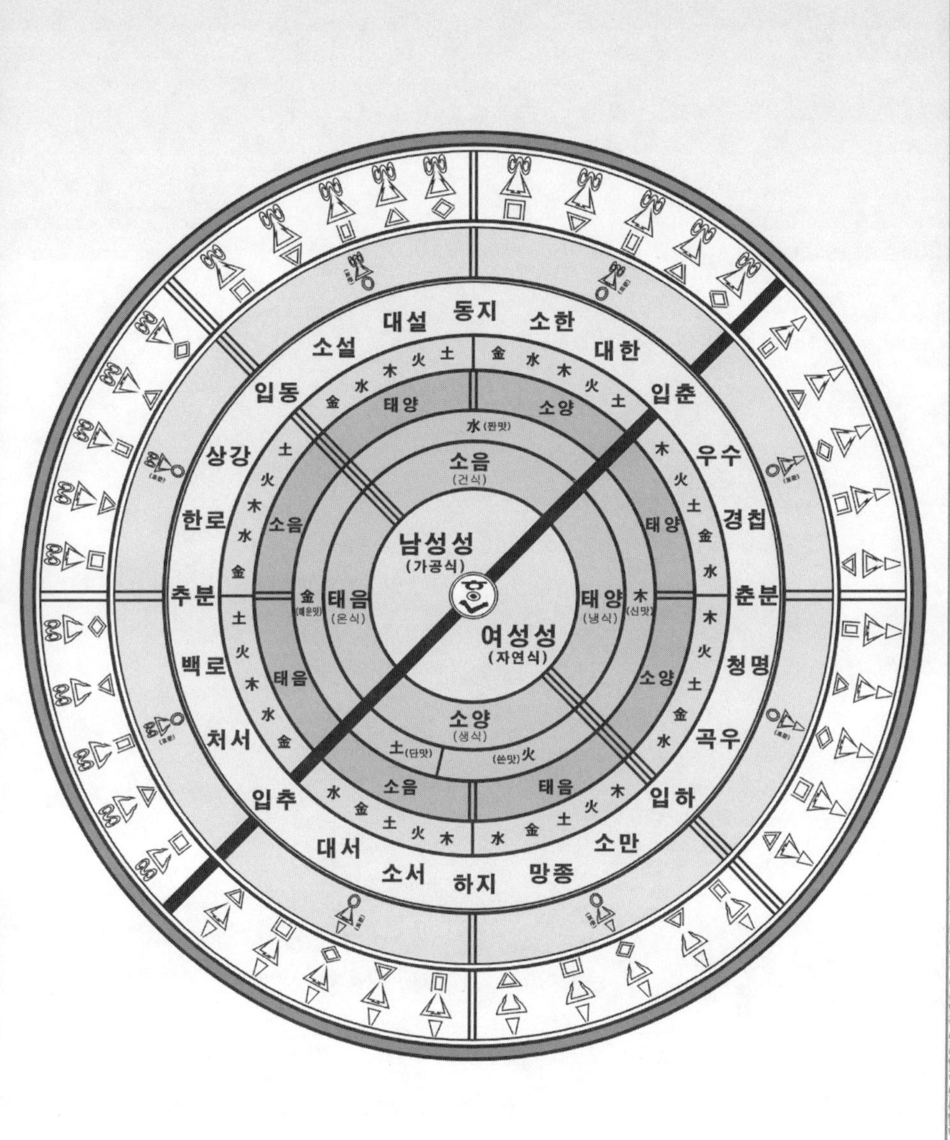

섭 생 순 환 도
인간의 내면과 외면 본질의 느낌한글에 의한 섭생순환도

제3장

수련한글

1. 한글명상

1) [·] 명상

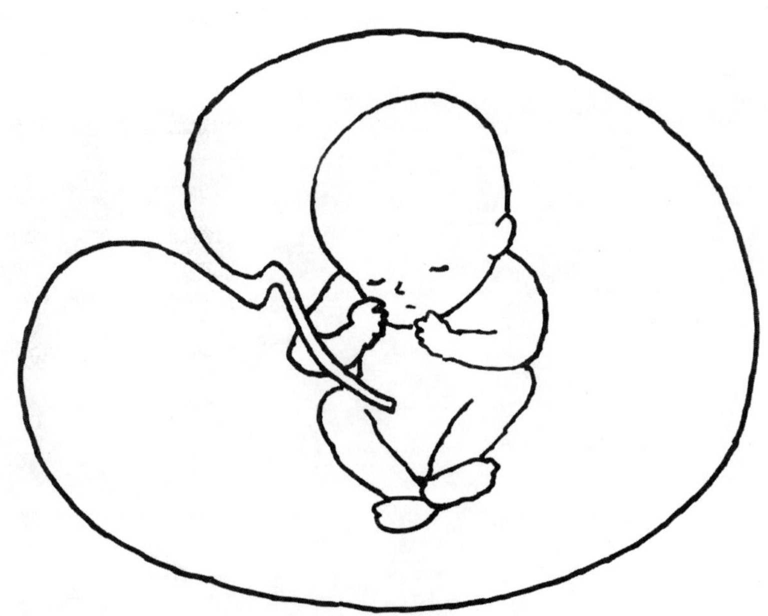

- 원리 : 탄생(씨앗), 독립
- 자세 : 뱃속의 자세, 태아의 모습
- 내용 : 생명의 이어짐, 음양의 조화에 의한 인생의 과정이다.

한 평생을 살게 될 준비기간으로서 사람이 세상에 나오기 전의 상태로 뱃속에서 10달을 지낸 뒤 태어나 100여 년을 살게 된다. 세상과 우주의 이치를 발견할 수 있는 사고력의 바탕을 만든다. 지구상의 어떤 동물보다 자유자재한 운동능력의 바탕을 만든다. 지구상의 어떤 것도 볼 수 있고 들을 수 있고 느낄 수 있는 눈과 귀 등 오관의 바탕을 만든다. 세상과 우주 심지어는 시간과 공간, 꿈과 죽음 어떤 것과도 하나가 되고 모두와 하나가 될 수 있는 마음을 만든다. 이 자세는 존재와 생명의 기본이 되는 아름답고 위대한 자세로 수련한글의 대표적 자세이다.

- 방법 : 태아 모양의 자세를 취하고 명상을 한다.
- 효과 : 정신이 맑아진다. 몸이 가벼워진다.
  기혈의 불통이 가장 빨리 해소되는 자세이다.

마음은 논의 대상이 아닐 수 있다. 그러나 모양 따라 마음 또한 가는 것이다. 따라서 아래아 명상자세는 태아의 마음을 알게 해줄 것이다.

2) [ㅡ] 명상

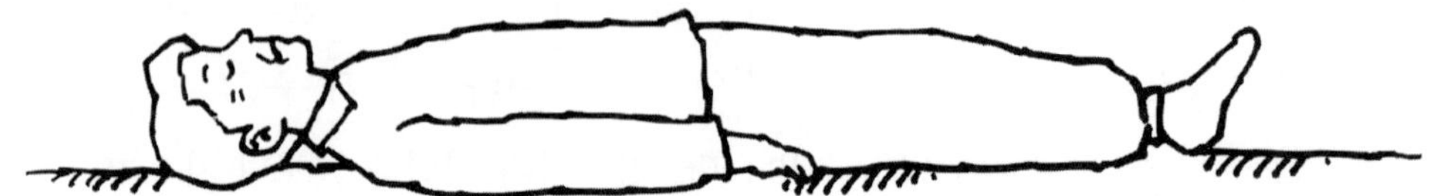

- 원리 : 소멸, 순응
- 자세 : 누운 자세. 죽어서 누워 있는 모습이다.
- 내용 : 생의 모든 인연이 끝나는 자세이다. 나를 중심으로 한 것들이 더 이상 존재하지 않는다. 내가 사라지는데 나를 중심으로 한 무엇이 남겠는가. 행여 무엇을 기대한다면 그것은 다만 그 사람의, 그 상황의 몫이다. 하루 생활을 마감하고 잠을 자는 모습이다.

  존재의 한 형식인 죽음의 모습이면서 '나'를 존재케 했지만 그것 - '나' - 을 버려야 할 때만이 가능한 자세이다.

- 방법 : 누워서 눈을 감고 바닥에 온몸을 편히 맡기는 방법이다.

  누워서 눈을 제3의 눈에 집중하는 방법이다.
- 효과 : 잠 잘때나 휴식의 효과와 같다.

  온몸과 마음이 편안해지거나 사라진다.

  기의 순환이 원활해지고 몸의 통증을 줄일 수 있으며 자기 몸의 기의 실체를 바르게 경험할 수 있다.

누울 수 있는 것은 중요한 명상이다.

3) [ㅣ] 명상

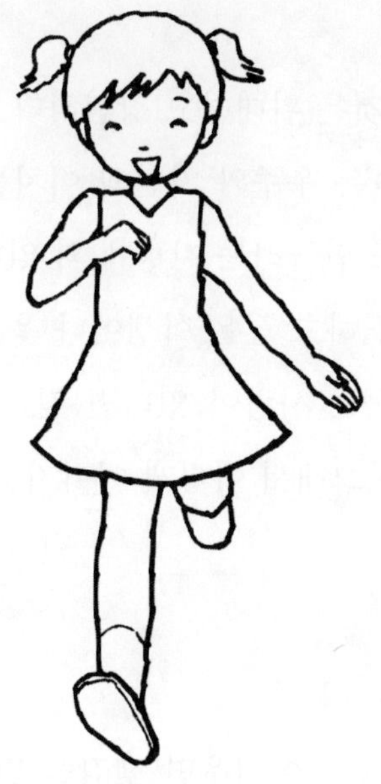

- 의의 : 유지, 저항
- 자세 : 살아서 서 있는 자세며 서서 걷는 자세이다.

  살아서 아무것도 의지하지 않고 서 있는 자세이다.

  살아서 스스로 이곳저곳으로 이동하거나 멈출 수 있는 모습이다.
- 원리 : 선 자세는 지구에 대한 저항이 가장 큰 자세이다. 그래서 걸음을
  걷는 것은 그만큼 환경에 대한 저항력을 높여 주는 것이다. 그것
  이 지구에 대한 반발의 반복학습이 되고 결국 인간을 탄생케 해준
  근원인 지구에 대하여 또는 우주 대자연에 대하여 물리적 차원과
  관념적 차원에서 부정을 통한 사유라는 초월적 인식 방법을 있게
  한 근원이 되는 것이다.

명상보다 더 중요한 명상으로 이것이 바로 행동명상이다!

인간의 능력 중 최고는 사고의 능력이다. 다른 동물들도 사고력이 있지만
사람만큼 뛰어나지는 않다. 그 능력을 바탕으로 인간은 만물의 영장이 되었
다. 새나 물고기처럼 날거나 뛰어서 치타를 당할 수는 없다. 그러나 인간은
그들을 지배한다. 사고능력 때문이다. 그리고 그것은 직립, 즉 곧바로 섰기

에 가능한 것이다.

서서 이동할 수 있다는 것은 위대하고 장엄하다.

사고력을 바탕으로 인간은 우주와 자연의 이치를 터득하여 식물과 동물은 물론 심지어는 사람까지도 만들려는 지경에 와 있다.

세상의 모든 지식을 섭렵하고 싶은 학생이나 우주 대자연의 이치를 깨닫고자 하는 수행자의 꿈을 꾸는 사람이 있다면 걷는 것을 등한시해서는 안 된다. 운동을 아는 사람들은 그래서 이렇게 이야기들 한다. "걷는 것이 제일 좋은 것 같습니다."

- 방법 : 자연스럽게 걷는다.

  자연스러운 걸음이 어려우면 생각을 발바닥에 두고 걸으면 된다.

  자연스러운 걸음이 어려우면 수련 ― 운동과 명상 ― 을 통해 자세를 바르게 하고 기운을 조절하며 걷는다.

- 효과 : 뇌력과 근력이 동시에 좋아진다. 수련의 일관성을 유지하게 해준다. 생활의 일관성을 유지하게 해준다.

  다리가 튼튼해져서 굳센 마음을 갖게 한다.

  명상의 효과(고요한 마음을)를 오랫동안 지속시켜준다.

걸음은 인간의 정체성중 하나이다. 그리고 인간에 의해 이루어진 문명의 모든 것은 걸음 때문에 가능했다. 그래서 걸음은 어떤 경우를 막론하고 최고의 명상이다. 인간 자체이기 때문이다.

2. 한글체조

1) 성 격

한글체조는 훈민정음 해례본의 창제원리에 따라 하는 체조이다. 훈민정음
창제의 마음과 천지인 음양오행의 원리에 따라 하는 체조이다. 한글체조의
종류는 아래에서 설명한 바와 같고 자음체조는 자음의 모양을 형상화한 체
조이며 모음체조도 마찬가지이다. 훈민정음 해례본에 의하면 자음과 모음은
모두 오장육부의 기능과 연결되는데 이 책에서는 자음체조를 우선 실었다.
오장육부와의 관계는 다음과 같다.

- 간담에 좋은 음 : ㄱ, ㄲ, ㅋ, ㅏ, ㅕ
- 심 소장에 좋은 음 : ㄴ, ㄷ, ㄸ, ㅌ, ㅜ, ㅛ
- 비 위장에 좋은 음 : ㅁ, ㅂ, ㅃ, ㅍ, 〔·〕, ㅡ
- 폐 대장에 좋은 음 : ㅅ, ㅆ, ㅈ, ㅉ, ㅓ, ㅑ

●신 방광에 좋은 음 : ㅇ, ㅎ, ㅗ, ㅠ

한글체조는 주로 소리와 몸을 움직여 하는 체조이다. 소리는 한의학에 의하면 심장과 소장에 속해 심장과 소장의 기능을 높여 준다. 뿐만 아니라 소리를 갖고서 하는 체조는 그렇게 많지 않다. 또한 위에서 살펴본 바와 같이 오장육부의 모든 기관에 영향을 미쳐 훌륭한 효과를 준다.

2) 종 류

① 음성체조

● 자음체조 : 자음의 모양을 형상화한 수련이다.
● 모음체조 : 모음의 모양과 소리를 함께 하도록 하는 수련이다.
● 아래아 음성체조 : 〔ㆍ〕를 소리를 내며 하는 수련이다.
● 반절음체조 : 자음과 모음이 합해진 수련이다.

② 몸 체조

몸 한글체조 : 몸으로 하는 한글체조이다.

③ 호흡

한글호흡 : 한글의 원리를 따라하는 호흡법이다.

3) 한글자음 체조

책머리 화보

3. 한글요가

1) 요가

(1) 요가의 뜻과 목적

YOGA란 합일(하나됨)의 뜻을 가진 말로써 실상과 허상, 몸과 마음, 신과 인간의 합일로 해석되며 명상과 기도 등 내면을 닦고 들여다보는 수행 전반을 뜻하기도 한다.

요가 수행의 근본 목적은 '심작용의 지멸'을 통한 대자유의 획득(해탈)이다. 인도가 인간의 문제를 풀기 위해 발전시킨 세계관은 상대적이고 범우주적이다. 이것은 요가를 통해서 '삼매'라는 현상을 통과의례로 '개체자아(아트만)를 절대 자아(브라흐만)'로 합일시키는 '범아일여'의 사상에 의한 대우주와 소우주의 결합, 즉 '우주라는 시공 또는 형이상학 형이하학과 본질의 통합'으로 이어지며 요가는 그것을 통해 자기 정체성을 드러낸다. '절대 불변의 무엇'과 하나가 됨으로써 삶의 주체인 '인간'과 '만물'을 모든 소외와

억압, 과거와 현재, 미래라는 시간과 공간 그리고 인과의 사슬 등과 더불어 함께 하며 해방시켜 자유로워지려는 인류의 노력 중의 하나로 그것을 통한 일정한 성취와 과정 또한 요가의 목적이다.

일상화의 길을 가고 있는 오늘날의 요가는 보다 쉽고 단순하게 활용됨과 동시에 빠른 속도로 저변을 확장해 가고 있다. 이는 복잡하고 스트레스 많은 일상 생활을 벗어나면서 동시에 건강을 유지하고 회복하며 굳어있는 몸을 유연하게 하여 생활에 질서와 활력을 찾고자 하는 필요가 반영됐다고 할 것이다. 마음의 평화를 얻기 위해서, 내면에 잠자고 있는 자신의 참자아를 발견하기 위해, 그 밖의 여러 가지 이유에서 요가수행을 하고 있는 요즈음 사람들에게 요가는 수행이 아닌 생활의 측면에서 휴식과 배움과 원하는 바를 발견하게 하는 이웃이 되어 가기 시작한 셈이다. 어떠한 이유에서든지 삶에 녹아들어 일반 시민과 함께 할 수 있고 기대 이상의 성과를 얻을 수 있음은 요가가 가진 축복이다. 다만 요가를 흐르는 유행으로만 접근하는 것은 바람직하지 못하다.

(2) 요가의 기원과 배경

요가의 기원은 BC 3천년 경 인더스 문명을 이룩하고 발전시킨 인도 원주민의 문화이다. 이는 모헨조다로 하라파 유물 중 결과부좌를 한 신상에 의해 증명된다. 인류는 수많은 문화와 문명을 창조하고 운행하고 때로는 소멸해 가는 모습을 지켜보며 삶을 영위하며 살아왔다. 그리고 그것을 마음과 몸의 지혜로, 원시와 고대 그리고 현대의 사회와 문명을 만들어가고 있다. 그 인류문명의 산물 중 인도대륙을 기반으로 살았던 선배들의 인간본질을 찾고자 하는 노력이 쌓이면서 열매를 맺고 씨를 심는, 시작은 인류문명의 기원과 함께 했으며 이제는 때와 곳을 구분하지 않고 전 세계에 곳곳을 찾아가 많은 사람들에게 복음을 나눠주고 있는 것이 요가이다.

생태적으로 본 요가는 인도의 기후적 특색에 힘입은 바 크다. 이를테면 추운 지역에 비해 아열대가 가진 상대적으로 높은 생명력과 물산의 풍요로움은 굳이 외부로 시선을 돌리지 않아도 되는 기회를 갖게 했을 가능성과 반대로 견디기 힘든 더위 등의 생활 환경에 감응하고자 하는 노력이 결합되어 만들어진 측면이다. 따라서 굳이 영토확장 등으로 이상 실현의 방법을 외부의 대상에서 찾으려 했던 서구적 삶의 방식이 아닌 나와 나의 관계 즉 자신의 내부에서 찾으려는 노력이 바탕이 된, 그리고 이것을 근간으로 일정한 수련 체계를 형성 발전시킴으로써 극복하고자 한 것이 요가인 것이다.

또한 요가의 탄생을 다른 방향에서 보면 인류의 발전 과정의 일환으로 보여지는 측면이 있다. 즉 힘 중심 사회에서 사고 중심 사회로의 전환기에 사상을 만들어내는 생산과정을 담당했던 부분이다. 이를 통해 인도와 요가는 인간의 육체와 정신과 영혼의 일체성을 발견하고 확인하며 생명과 자연을 합리적이고 자연스럽게 조절하는 수행법으로 키워온 것이다. 문헌적으로 요가는 아리안 족의 경전인 리그베다에 의해 원형이 언급되고 제 이름을 드러내는 것은 최상층 카스트인 베다와 브라만 세력이 중심이 된 브라만 교가 크샤트리아 계급과 우파니샤드시대를 거치며 몰아치는 불교와 자이나교 사상 등의 신흥 주도 세력과 사상 교체의 위기를 맞으며 분화된 BC 500여년 전의 육파철학중 상키야 철학의 음양원리 이론을 바탕으로 한 실천 행법의 요가 학파로서이다. 더불어 한국의 요가는 불교가 들어오면서 함께 들어왔다고 보면 큰 무리가 없겠다.

그 밖에 일반적 요가의 경전을 살펴보면 '바가바드기타' 는 인간이 본질로 접근하는 세 가지의 길을 제시하고 있다. 첫째는 '지혜의 길' 을, 둘째는 '행동의 길' 을, 셋째는 '헌신의 길' 을 제시한다. 그 중 강조하는 헌신의 길과 우리들의 생활 가운데 의무, 즉 '함' 을 수행함으로써 "어떻게 깨달음을 얻을 수 있는가?"에 대한 기록 등은 세상에 대한 요가의 위치와 정체성을 확인해 준다. 또한 파탄잘리에 의해 쓰여진 '요가 수트라' 는 요가의 목적과 방법 과정에 대한 해석 등 몸과 마음을 정화시켜 깨달음으로 인도하는 방법과 과정의 해석, 삶을 대하는 태도 등이 체계적으로 수록되어 요가의 기준 및 수행의 교과서로 쓰이고 있다.

(3) 요가의 종류

〈〈〈 구조적 분류

● 하타요가 : 오랜 기간에 걸쳐 발전시킨 육체적 요가(아사나, 호흡중심)

하는 해, 즉 양을 타는 달, 즉 음을 뜻한다. 하타요가는 음양요가이다. 우주에 음양으로 이루어지거나 그 영향을 받지 않는 부분은 없다. 우주 자체가 음양이다. 소우주인 육체 또한 그렇다. 그 육체의 음양에 의한 조화로운 움직임과 호흡 그것을 통한 대우주와의 감응을 통한 하나로의 어울림이 하타요가이다.

● 라자요가 : '요가의 왕도'(명상, 집중, 호흡조절) 심리적 요가

라자는 '왕' 을 뜻한다. 우주와 인간은 외형적 모습과 행위만으로 삶을 영위하지 않는다. 성경에 사람이 빵만으로 살지 않고 하느님 말씀으로 산다 하는 것은 이를 두고 하는 말이다. 내면에 흐르고 있는 우주를 우주이게 하고 인간을 인간이게 하며 또한 서로 다를 뿐 아니라 때로는 전혀 상반된 모순마저도 함께 하도록 만드는 무엇 그리고 인간의 영역을 넘어서는 '무엇' 을 탐구하는 것이 라자요가이다.

〈〈〈 질적 분류

● 박티요가 : 지고자에 대한 사랑과 헌신으로 에고를 소멸하는 수행

박티는 헌신을 뜻한다. 헌신과 사랑, 희생 없이 우주는 운행되지 않는다. 겨울은 가을의 희생과 헌신을 통해, 봄은 겨울의 헌신과 사랑 · 희생을 통해 무궁무진한 우주의 수레바퀴를 돌리고 있다. 대우주가 이러할진대 소우주인 인간 또한 말해 무엇하겠는가? 헌신과 희생 · 사랑은 특정한 선택의 문제가 아닌 우주이고 인생이며 지금 이 순간이다.

결국 이것은 한 사랑으로 귀결이 된다.

● 카르마요가 : 비 이기적인 행동을 통하여 마음을 정화하는 수행

카르마는 행위를 뜻한다. 카르마요가는 기대와 대가 없는 행동을 통한 본질접근을 가르친다. 우주가 운행되는 원리가 대가없는 행동이란 것이다. 우주가 멈춘다면이란 전제는 성립되지 않는다. 그런 우주는 없기 때문이고 그런 생각을 하는 우주의 일부인 소우주로서의 인간의 인식 방식이 멈춤 자체를 모르기 때문이다. 우주가 멈추는 유일한 방식은 '나'의 인식 방식의 멈춤이다. 그러나 그래도 우주는 돌아간다. 우주는 그 자체가 행인 것이다.

한 행동으로 귀결된다.

● 갸나요가 : 삶의 목표에 대한 배움과 이해, 철학적 방법으로 수행 – 지혜의 요가

갸나는 지혜를 뜻한다. 갸나요가는 사유와 인식의 모순을 극복하고 제법무아 불생불멸의 경지를 깨달아 생각에의 집착과 방치를 넘는 삶의 형식을 가르친다. 바가바드 기타에 의하면 우주는 허상 즉 마야이다. 우주가 허상인 것은 인식자와 인식방식이 실상이 아니기 때문이다. 하물며 그렇듯 실상이 아닌 허상에 의해 인식된 우주가 실상일수 없다는 것이 바가바드 기타의 입장이다. 그래서 요가의 입장은 생사마저도 허상이다. 그렇듯 인식방식의 실상과 허상을 통해 우주의 본질로 접근하는 것 그것이 갸나요가이다.

한 생각으로 귀결된다.

● 만트라요가 : 소리(진동)를 이용한 마음의 조절과 개발

대표적인 소리로 〔옴〕이 있다.

소리는 기운이다. 만트라요가의 기운을 통해 우주의 본질로 접근하는 것 그것이 만트라요가이다.

2) 한글요가

(1) 한글요가의 목적과 의의

한글창제의 원리에 따라 만든 요가이다. 한글의 아름다운 점은 그 마음이다. 백성을 사랑하는 마음은 아름답다. 그리고 그 점은 요가의 마음과 일맥상통하는 부분이다. 요가가 이야기하는 심작용의 지멸과 백성이 제 뜻을 펴지 못해서 생긴 불편한 마음이 한글의 매개 기능에 의해 제 뜻을 펼침으로써 사라짐은 다른 방향과 형식일 뿐 추구하는 바는 같다. 한글과 요가는 다음에서도 같다. 훈민정음에 의한 한글은 생각의 소통도구이다. 요가는 본질 소통 형식이다. 요가에서 추구하는 본질 즉 마음은 '나'에 의해서 가로막힌다. 한글에서 추구하는 마음은 제 뜻을 펼 수 있는 문자가 없음으로 막힌다.

한글은 밖으로 '나'를 사라지게 하는 힘이 있고 요가는 안으로 '나'를 사라지게 하는 힘이 있다. 요가에서 이야기하는 '나'는 시공간과 환경이라는 대상에 의해 상대적으로 존재한다. '나'는 실체가 아닌 상황이다. 따라서 시공이라는 대상과 상황이 사라지면 '나'는 사라진다. 한글과 요가의 접근지점이 이 부분이다. 한글에는 대상과 상황이 사라지게 하는 힘이 있다. 생각이 다른 외적 대상이 있을 때 한글이라는 '중계도구'를 통해 그 대상과 의사가 소통이 되면, 내 생각을 있게 한 '대상'이 사라짐으로써 '나'도 사라진다. 한글요가의 원리는 그와 같다. 중계도구와 수행방식의 결합, 생활과 수행의 결합과 소통, 그것이 한글요가이다.

한글도 요가도 인간이 만든 삶의 형식이다. 한글은 공동체의 본질을 우선 찾고자 했고 요가는 개체적 본질을 우선 찾고자 했다. 그것을 통해 다른 방향에서 전체를 얻고자 했던 것은 둘 다 같다. 세계적인 철학을 만들어낸 인도를 보면 중계도구 없는 철학의 아쉬움을 알 수 있다. 몇 번 이야기했지만 카스트 하층민들의 괴로운 삶은 이를 반증한다. 또한 세계 최강국 미국의 태도는 중계도구만이 아닌 내적인 마음을 다스릴 수 있는 철학의 중요성을 알게 해준다. 한글은 생활의 소통도구이고 요가는 본질의 소통도구이다. 그 둘을 결합한 것이 한글요가이다. 하나만 가지고서는 세상과 하나가 되기에는 부족한 세상이 전개되고 있다.

① 훈민정음은 창제 후 천지인 음양오행의 원리로 해석했다고 한다. 한글요가는 훈민정음의 원리에 따라 그 뜻을 따르는 지성의 요가이다. 이는 갸나요가와 같다.

② 훈민정음의 창제원리인 천지인 음양오행은, 본질과 생사, 음양, 남녀, 사상, 오행 등 동아시아의 모든 사상을 담을 수 있는 원리이다. 이 책에서 처음으로 제안하는 '느낌한글' 도 그 원리에 따라 만들었다. 한글요가는 느낌한글에 의한 감성의 요가이다. 이는 박티요가와 같다.

③ 한글은 큰 글이다. 지구상의 모든 글이다. 거기에는 숫자도 포함된다. 훈민정음 창제원리인 천지인 음양오행은 숫자의 의미가 크다. 마음한글을 구성하는 아라비아 숫자도 숫자다. 숫자는 행위를 중계하는 중계도구다. 한글요가는 행동의 요가이다. 이는 카르마요가와 같다.

④ '우주' 의 한자적 의미는 공간과 시간이다. 공간의 원리는 전후 · 좌우 · 상하의 육합원리이다. 한글의 모음은 이와 같은 제자 원리에 의해 만들어졌다. 이것이 지성의 요가이다. 시간의 원리는 순환이다. 한글의 자음이 이와 같은 원리에 의해 만들어졌다. 이것이 감성의 요가다.

그리고 한글요가는 마음한글에 의해 운행되는 생사와 본질의 통합요가이다. 지성요가와 감성요가, 행동의 요가가 내적으로 통합되고 일과 휴식과 놀이가 숫자와 문자, 감성자에 의해 외적으로 통합되며 그 둘이 상호 독립된 위치에서 결합되어 운행되는 수행과 생활의 조화로운 삶의 방식이다. 한글요가는 중계도구의 통합인 마음한글의 원리에 의한 요가이다. 마음한글은 인간의 인식방식과 인식도구의 통합과 순환에 의한 생사와 본질의 새로운 방식이다. 마음한글이 바탕이 된 한글요가는 생활과 수행의 조화에 의한 마음을 통해 본질에 접근하는 삶의 방법이다.

(2) 한글요가의 행법

요가는 다 요가다. 본질적 부분에서 특별히 다를 것은 없다. 한글요가도 그렇다. 다만 협의의 의미에서 한글요가가 다른 점은 한국의 기후와 풍토, 생태를 감안했다는 점이다.

한글명상법은 앞에서 본 것처럼 천지인의 의미와 모양에 의해 행한다. 또한 동아시아의 철학 원리인 음양과 오행의 원리에 의해 동작과 호흡을 행한다. 계절과 기후에, 낮·밤에 의해 동작을 조절하고 호흡을 조절하며 감성을 조절한다. 이것이 한글요가이다. 한글요가는 우주의 원리에 따라 행한다. 우주는 때로 동이 먼저일 때가 필요하고 정이 먼저일 때가 필요하다. 하루 중 오전은 동적이고 오후는 정적이다. 한글요가는 그와 같은 기준을 갖고서 동작을 한다. 자전의 원리와 공전의 원리, 원구심의 원리와 공의 원리를 동작과 호흡, 명상, 섭생에서 행한다. 특히 한글요가는 24절기 기운에 맞춰 행한다. 여기서는 48개의 감성에 따라 체질 처방을 했다.

이 책에서는 지금부터 훈민정음의 제자원리인 음양오행의 원리에 입각해 실행하는 한글요가의 행법에 따라 남성성과 여성성을 포함한 48감성을 한글요가를 통해 처방한다. 이 처방의 운동 범위는 제 위치운동이며 기준은 성별·사상·오행체질의 통합 감성이고 목적은 감성의 조화이다. 따라서 이 책에 나와 있는 느낌한글을 통해 자신의 감성을 알고 행하면 보다 좋을 것이다.

구체적인 설명을 하면 다음과 같다.

감성은 파동과 일치하는 부분이 있다. 이를테면 여성성의 감성은 상승하고 확산적이며, 남성성의 감성은 하강하고 수렴하는데 이는 파동으로 보아도 무방하다. 따라서 남성성과 여성성을 이성적 기준이 아닌 감성을 기준으로 동작을 한다면 정반대일 가능성도 있다. 반복하여 계속 살펴봐 온 것처럼 생명을 가진 사람이라는 기준 아래서는 남성성과 여성성은 완전히 반대이기 때문이다. 그래서 순서는 대단히 중요하다. 방송을 보려면 TV를 켜고 번호를 지정해야 보고 싶은 방송국의 방송을 본다. 번호부터 먼저 누르면 원하는 방송을 보기는 어렵다. 순서는 그와 같은 것이다. 즉 수련을 할 때 성별, 체질 등의 감성을 기준으로 처방을 한다면 순서의 중요성을 반드시 숙지해야 한다. 봄 다음에는 여름이고 일반적으로 준비운동 후 본운동을 하고 마무리 운동을 하는데 한글요가와 명상 · 호흡 · 섭생은 좀더 세분화하여 감성과 파동에 의한 24절기에 따라서 혹은 48감성에 따라서 수련을 하는 것이다.

여기서 처방된 한글요가와 호흡 · 섭생 · 명상은 그와 같은 기준을 바탕으로 해서 처방되었다. 예를 들면 '여성 태양인 목형'의 감성과 파동은 나이와 전혀 관계없이 어린아이와 같다고 보아도 무방할 정도로 천진난만하다 - 감성순환도를 보면 계절의 맨 첫머리인 입춘임을 알 수 있을 것이다. 이 감성은 가장 높은 파동이다. 따라서 처방된 동작은 그 파동에 가장 필요한 수련을 우선 처방한 것이다. 그리고 그 다음 수련은 '남성 태음 금형'의 수련인데 이는 '여성 태양 목형'의 내면 파동으로 이와 같은 순서로 수련을 해야 감성 기준에 있어서 본인에게 유리한 것이다. 특히 명상에 뛰기가 있다든지 노래 부르기가 있다든지 하는 것도 모두 감성을 기준으로 처방하면 반드시 필요한 것이다. 또한 섭생에 있어서 음식 내용의 중요함도 있지만 그 이상으로 순서가 중요함을 꼭 알아둘 필요가 있겠다.

3) 48 감성의 한글요가 호흡처방

| 1. 남성 태양인 목형 |

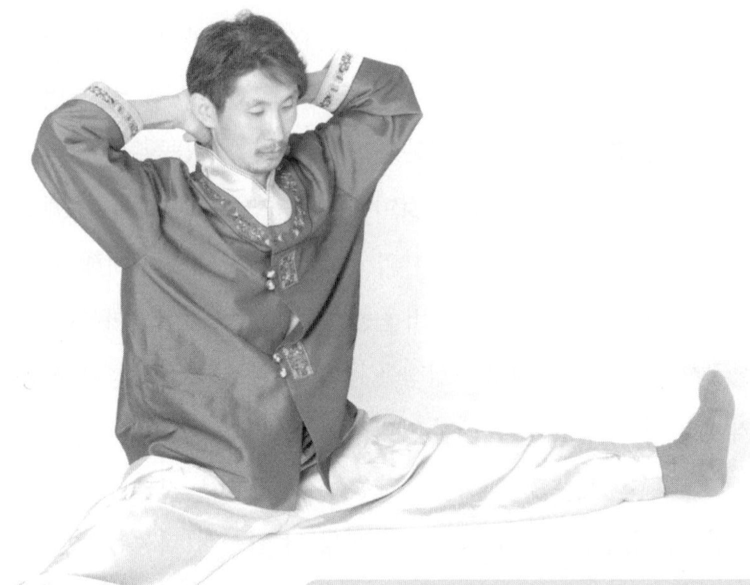

- 두 다리를 넓게 펴고 앉은 자세로 목 뒤에서 손바닥을 앞으로 겹친 다음 호흡을 한다.
- 남성 태양인 목형의 수련을 한 다음 여성 태음인 토형의 수련을 한다.
- 남성 태양인 목형의 선천적 기운의 부조화를 조화시켜 준다.
- 1-12회 20분

⫸ 섭생법

다음의 식사가 좋다. 다만 남자는 불이고 여자는 물이라고 했다. 순서는 화식을 먼저 하고 생식을 하는 것이 좋다.

- **곡식 :** 쌀, 귀리, 메밀, 밀, 보리, 강낭콩, 팥, 동부, 완두콩
- **야채 :** 송이버섯, 취나물, 고사리, 배추, 고들빼기, 피망, 달래, 냉이, 풋고추, 양파 ,깻잎, 셀러리, 알파파, 브로콜리, 컴프리, 쑥갓, 부추, 상추
- **과일 :** 잣, 호두, 감, 귤, 유자, 사과, 앵두, 머루, 다래, 키위, 포도, 매실, 들깨, 딸기, 모과, 땅콩
- **육류, 해물 :** 개고기, 닭고기, 달걀, 메추리알, 붕어, 잉어, 연어, 소라, 전북, 조개, 멍게, 맛살, 홍합, 낙지, 오징어, 꼴뚜기, 주꾸미, 문어, 젓갈류
- **마실 것, 조미료 :** 오미자차, 유자차, 들깨차, 오렌지주스, 땅콩차, 포도주, 모과차, 코코아, 식초, 참기름, 들기름, 마가린, 땅콩잼, 딸기잼

⫸ 명상 처방

1 일상을 지켜보며 나를 지켜보는 위빠사나 명상 　　　**2** 20분 걷기

| 39. 여성 태음인 토형 |

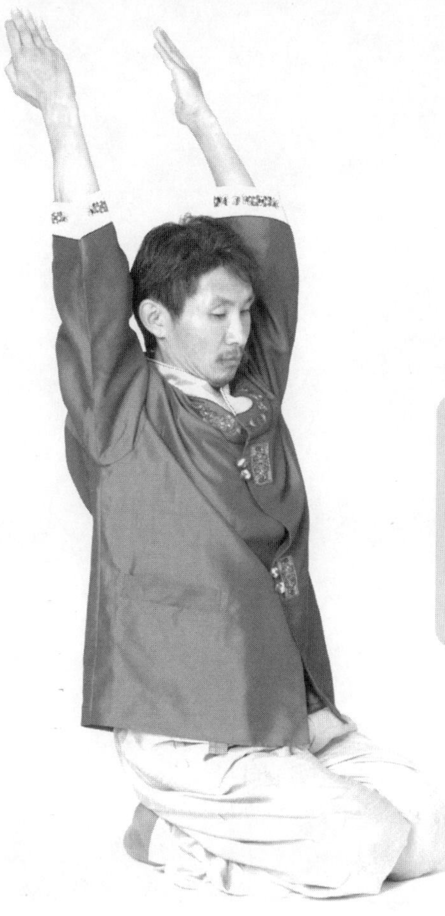

- 무릎 꿇고 앉은 자세에서 만세 후 손바닥을 뒤쪽으로 하고 호흡을 한다.
- 여성 태음인 토형의 수련을 한 다음 남성 태양인 목형의 수련을 한다.
- 여성 태음인 토형의 선천적 기운을 조화시켜준다.
- 1-12회 20분

⟪⟪ 섭생법

다음의 식사가 좋다. 다만 여성은 물이고 남성은 불이라고 했다. 순서는 생식을 먼저 하고 화식을 하는 것이 좋다.

- **곡식** : 기장, 피, 콩, 옥수수, 보리, 녹두
- **야채, 근과** : 영지버섯, 느타리버섯, 도토리묵, 박하, 아욱, 비름, 호박, 고구마줄기, 신선초, 비트, 셀러리, 케일, 시금치, 오이, 숙주나물, 미나리, 고구마, 연근
- **육류, 해물** : 소고기, 돼지고기, 우렁, 게, 굴, 해삼, 새우, 가자미
- **과일** : 감, 대추, 호박, 멜론, 파인애플, 바나나, 참외, 딸기, 토마토
- **마실 것, 조미료** : 결명자차, 구기자차, 인삼차, 칡차, 보리차, 토마토주스, 참기름, 토마토케첩, 된장

⟪⟪ 명상 처방

1 서서 걷기 20분
2 일상을 지켜보며 나를 지켜보는 위빠사나 명상

| 2. 남성 태양인 화형 |

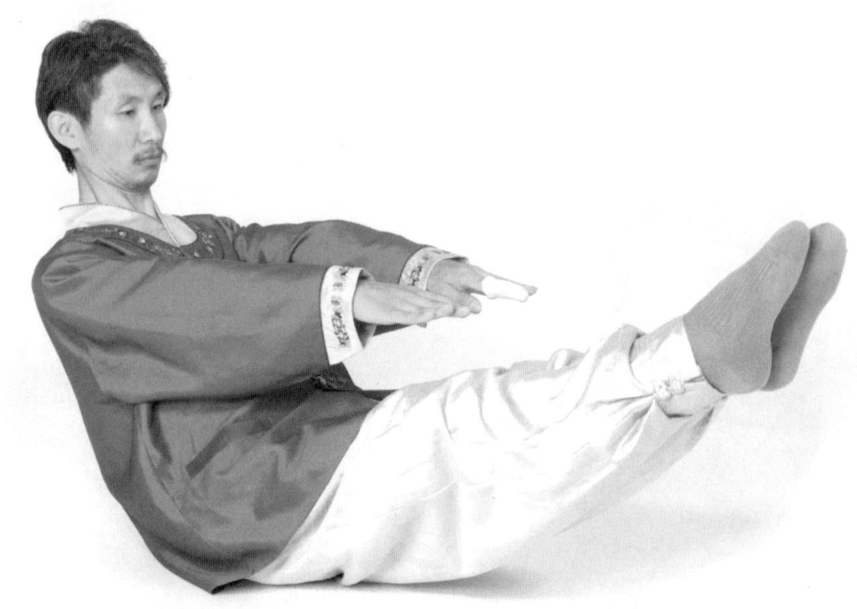

- 앉아 상체를 젖힌 후 다리를 들고 두 팔을 앞으로 하고 호흡을 한다.
- 남성 태양인 화형의 수련을 한 다음 여성 태음인 금형의 수련을 한다.
- 남성 태양인 화형의 선천적 기운의 부조화를 잡아준다.
- 1-12회 20분

〈〈〈 섭생법

다음의 식사가 좋다. 다만 남자는 불이고 여자는 물이라고 했다. 순서는 화식을 먼저 하고 생식을 하는 것이 좋다.

- **곡식** : 쌀 , 수수, 팥, 메밀
- **야채, 근과** : 송이버섯, 영지, 고사리, 달래, 배추, 양파, 피망, 알파파, 브로콜리, 컴프리, 쑥, 쑥갓, 익모초, 상추
- **육류, 해물** : 염소고기, 붕어, 잉어, 연어, 소라, 전복, 조개, 멍게, 맛살, 홍합, 낙지, 오징어, 꼴뚜기, 주꾸미, 문어, 젓갈류
- **과일** : 감, 은행, 유자, 머루, 다래, 포도, 키위, 앵두, 모과, 더덕, 도라지
- **마실 것, 조미료** : 영지차, 유자차, 홍차, 포도주, 코코아, 자장, 커피

〈〈〈 명상 처방

1 일상을 지켜보며 나를 지켜보는 위빠사나 명상
2 20분 걷기

| 40. 여성 태음인 금형 |

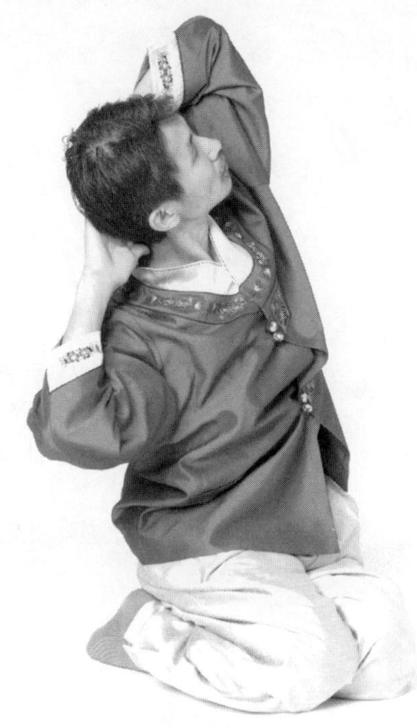

• 무릎 꿇고 앉은 자세에서 목 뒤에서 깍지 끼고 좌우 내쉬는 숨에 기울이기를 한 다음 호흡을 한다.
• 여성 태음인 금형의 수련을 한 다음 남성 태양인 화형의 수련을 한다.
• 여성 태음인 금형의 선천적 기운을 조화시켜 준다.
• 1-12회 20분

⟪⟪ 섭생법

여성 태음인 금형은 다음의 식사가 좋다. 다만 순서는 생식을 먼저 하고 화식을 하는 것이 좋다.
• 곡식 : 율무, 현미, 밀, 수수
• 야채, 근과 : 두릅, 표고버섯, 도라지, 더덕, 씀바귀, 박하, 들깨, 가지, 고추, 파, 배추, 양파, 마늘, 달래, 무, 토란, 연근, 칡, 마, 땅콩
• 육류, 해물 : 말고기, 소고기, 고양이고기, 청어, 명란젓
• 과일 : 밤, 은행, 잣, 배, 복숭아, 호두, 오미자, 배, 자두, 살구, 수박
• 마실 것, 조미료 : 우유, 오미자차, 율무차, 생강차, 수정과, 칡차, 커피, 설탕, 고추, 후추, 생강, 고추장, 겨자

⟪⟪ 명상 처방

1 서서 걷기 20분
2 일상을 지켜보며 나를 지켜보는 위빠사나 명상

| 3. 남성 태양인 토형 |

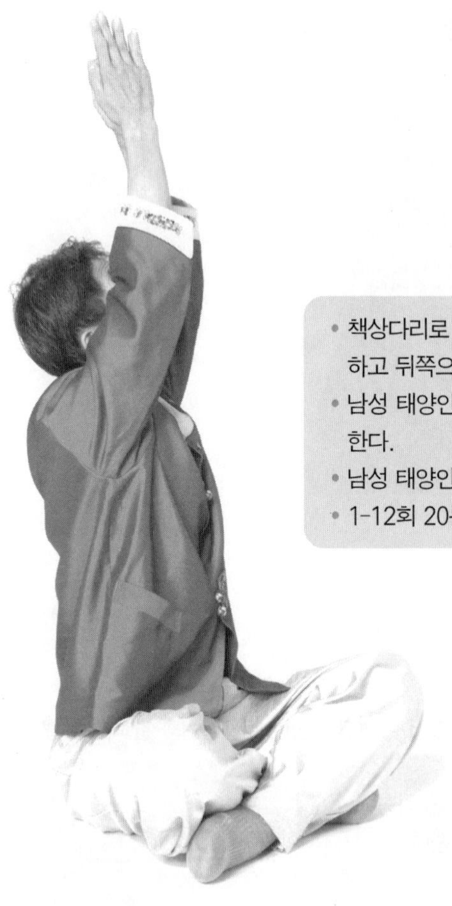

> • 책상다리로 앉은 자세에서 두 팔 만세 후 손바닥이 마주 보게 하고 뒤쪽으로 비틀어 준 다음 합장을 하고 호흡을 한다.
> • 남성 태양인 토형의 수련을 한 다음 여성 태음인 수형의 수련을 한다.
> • 남성 태양인 토형의 선천적 기운을 조화시켜 준다.
> • 1-12회 20분

〈〈〈 섭생법

남성 태양인 토형은 다음의 식사가 좋다. 다만 순서는 화식을 먼저 하고 생식을 하는 것이 좋다.

• 곡식 : 쌀, 기장, 피, 팥, 메밀
• 야채 : 송이버섯, 고사리, 달래, 배추, 양파, 피망, 고구마줄기, 알파파, 브로콜리, 컴프리, 쑥갓, 상추, 고구마, 미나리, 연근
• 육류, 해물 : 소고기, 붕어, 잉어, 연어, 소라, 전복, 조개, 멍게, 맛살, 홍합, 낙지, 오징어, 꼴뚜기, 주꾸미, 문어, 젓갈류
• 과일 : 감, 유자, 대추, 머루, 다래, 포도, 키위, 호박, 앵두, 모과 , 참외
• 마실 것, 조미료: 구기자차, 유자차, 인삼차, 칡차, 포도주, 코코아, 자장

〈〈〈 명상 처방

1 일상을 지켜보며 나를 지켜보는 위빠사나 명상
2 20분 걷기

| 41. 여성 태음인 수형 |

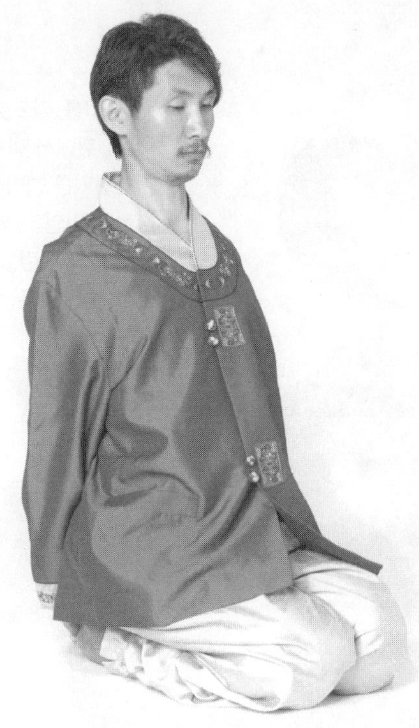

- 무릎 꿇고 앉은 자세에서 어깨는 열고 손은 등뒤에서 깍지껴 열고 호흡을 한다.
- 여성 태음인 수형의 수련을 한 다음 남성 태양인 토형의 수련을 한다.
- 여성 태음인 수형의 선천적 기운을 조화시켜 준다.
- 1-12회 20분

<<< 섭생법

다음의 식사가 좋다. 다만 여성은 물이고 남성은 불이라고 했다. 순서는 생식을 먼저 하고 화식을 하는 것이 좋다.

- **곡식** : 율무, 콩, 서목태, 밀, 수수
- **야채, 근과** : 두릅, 표고버섯, 도라지, 더덕, 씀바귀, 콩잎, 들깨, 가지, 무, 토란, 연근, 칡, 마, 땅콩, 김, 미역, 다시마
- **육류, 해물** : 소고기, 돼지고기, 해삼, 청어, 조개젓, 새우젓, 명란젓
- **과일, 근과** : 밤, 은행, 잣, 호두, 오미자, 배, 자두, 살구, 수박
- **마실 것, 조미료** : 우유, 오미자차, 율무차, 두유, 칡차, 커피, 설탕, 소금

<<< 명상 처방

1 서서 걷기 20분
2 일상을 지켜보며 나를 지켜보는 위빠사나 명상

| 4. 남성 태양인 금형 |

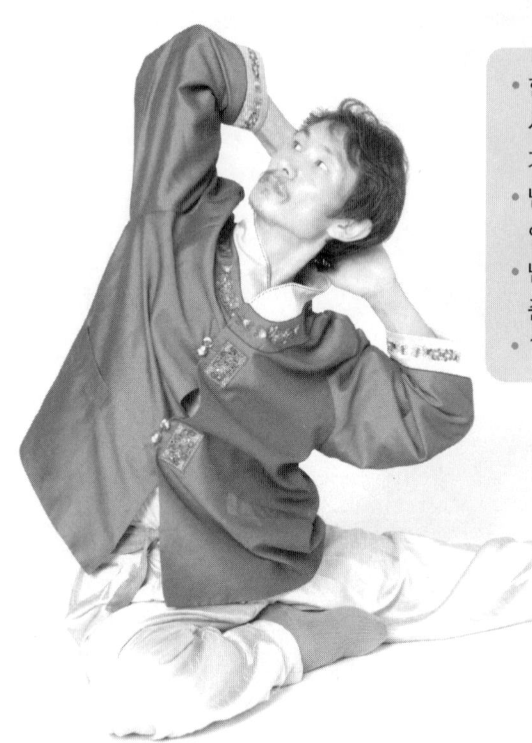

- 한 다리를 옆으로 반 책상다리로 앉은 자세에서 목 뒤에서 깍지를 끼고 내쉬는 숨에 좌우로 기울이기를 한다.
- 남성 태양인 금형의 수련을 한 다음 여성 태음인 목형의 수련을 한다.
- 남성 태양인 금형의 선천적 기운을 조화시켜 준다.
- 1-12회 20분

《《《 섭생법

다음의 식사가 좋다. 다만 남자는 불이고 여자는 물이라고 했다. 순서는 화식을 먼저 하고 생식을 하는 것이 좋다.
- 곡식 : 율무, 현미, 쌀, 팥, 메밀
- 야채 : 송이버섯, 고사리, 달래, 겨자, 박하, 피망, 파, 배추, 후추, 고추, 양파, 마늘, 알파파, 브로콜리, 컴프리, 쑥갓, 상추, 무
- 육류, 해물 : 말고기, 고양이고기, 붕어, 잉어, 연어, 소라, 전복, 조개, 멍게, 맛살, 홍합, 낙지, 오징어, 꼴뚜기, 주꾸미, 문어, 젓갈류
- 과일 : 감, 유자, 배, 복숭아, 머루, 다래, 포도, 키위, 앵두, 모과, 코코아, 포도주
- 마실 것, 조미료 : 생강차, 수정과, 유자차, 포도주, 코코아, 후추, 겨자, 고추

《《《 명상 처방

1 일상을 지켜보며 나를 지켜보는 위빠사나 명상
2 20분 걷기

| 37. 여성 태음인 목형 |

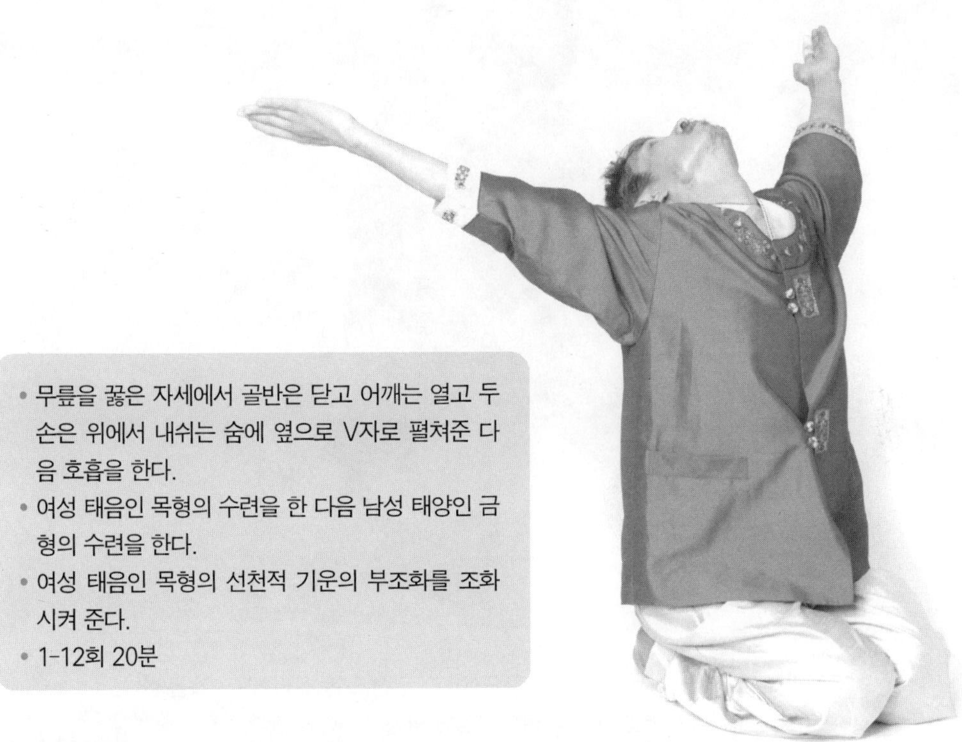

- 무릎을 꿇은 자세에서 골반은 닫고 어깨는 열고 두 손은 위에서 내쉬는 숨에 옆으로 V자로 펼쳐준 다음 호흡을 한다.
- 여성 태음인 목형의 수련을 한 다음 남성 태양인 금형의 수련을 한다.
- 여성 태음인 목형의 선천적 기운의 부조화를 조화시켜 준다.
- 1-12회 20분

<<< 섭생법

다음의 식사가 좋다. 다만 여성은 물이고 남성은 불이라고 했다. 순서는 생식을 먼저 하고 화식을 하는 것이 좋다.

- 곡식 : 율무, 밀, 수수, 메밀, 귀리, 보리, 동부, 팥, 강낭콩, 완두콩
- 야채, 근과 : 두릅, 표고버섯, 취나물, 도라지, 더덕, 고들빼기, 냉이, 깻잎, 씀바귀, 가지, 부추, 셀러리, 쑥갓, 상추, 무, 토란, 연근, 칡, 마, 땅콩
- 육류, 해물 : 소고기, 개고기, 닭고기, 달걀, 메추리알, 청어, 명란젓
- 과일 : 밤, 은행, 잣, 호두, 오미자, 배, 귤, 유자, 사과, 앵두, 포도, 자두, 살구, 수박, 매실, 딸기, 모과
- 마실 것, 조미료 : 우유, 율무차, 오미자차, 유자차, 들깨차, 칡차, 커피, 설탕, 식초, 참기름, 들기름, 마가린

<<< 명상 처방

1 서서 걷기 20분
2 일상을 지켜보며 나를 지켜보는 위빠사나 명상

| 5. 남성 태양인 수형 |

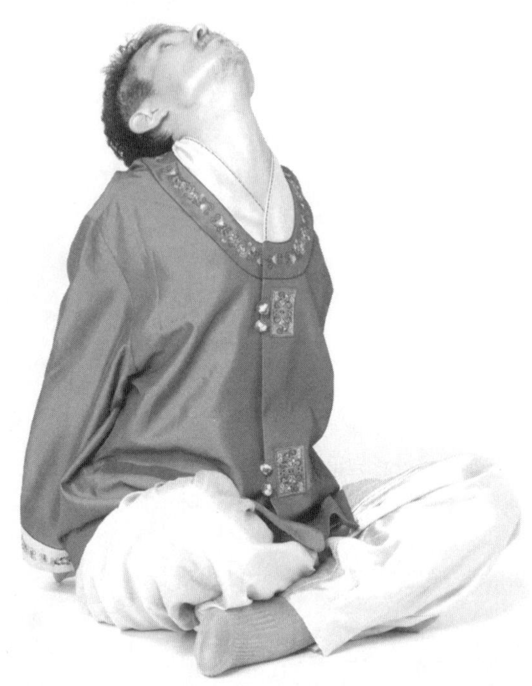

- 책상다리로 앉은 자세에서 손은 등뒤에서 깍지 껴 뒤집고 천장을 보고 호흡을 한다.
- 남성 태양인 수형의 수련을 한 다음 여성 태음인 화형의 수련을 한다.
- 남성 태양인 수형의 선천적 기운을 조화시켜 준다.
- 1-12회 20분

〈〈〈 섭생법

다음의 식사가 좋다. 다만 남자는 불이고 여자는 물이라고 했다. 순서는 화식을 먼저 하고 생식을 하는 것이 좋다.

- 곡식 : 쌀, 콩, 팥, 서목태, 메밀
- 야채 : 송이버섯, 고사리, 달래, 배추, 양파, 알파파, 브로콜리, 컴프리, 쑥갓, 피망, 상추, 콩, 떡잎, 콩나물, 김, 미역, 다시마
- 육류, 해물 : 돼지고기, 붕어, 잉어, 연어, 소라, 전복, 조개, 멍게, 맛살, 홍합, 낙지, 오징어, 꼴뚜기, 주꾸미, 문어, 해삼, 젓갈류
- 과일 : 밤, 감, 유자, 머루, 다래, 포도, 키위, 앵두, 수박, 모과
- 마실 것, 조미료 : 모과차, 유자차, 포도주, 코코아, 소금

〈〈〈 명상 처방

1 일상을 지켜보며 나를 지켜보는 위빠사나 명상
2 20분 걷기

| 38. 여성 태음인 화형 |

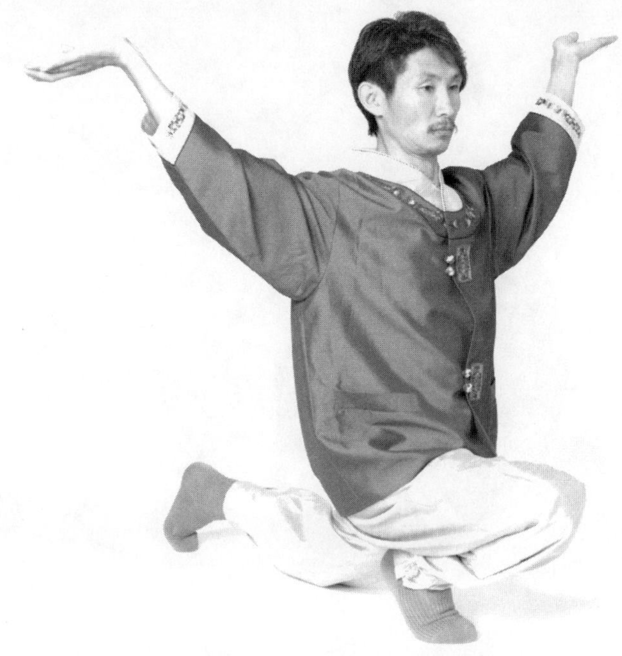

• 무릎 꿇고 한 다리를 앞으로 발가락으로 선 자세에서 두 팔을 수평으로 손바닥이 천장을 보
  도록 한 다음 호흡을 한다.
• 여성 태음인 화형의 수련을 한 다음 남성 태양인 수형의 수련을 한다.
• 여성 태음인 화형의 선천적 기운을 조화시켜 준다.
• 1-12회 20분

⟪⟪⟪ 섭생법

다음의 식사가 좋다. 다만 여성은 불이고 남성은 물이라고 했다. 순서는 생식을 먼저 하고 화
식을 하는 것이 좋다.
• 곡식 : 율무, 밀, 수수,
• 야채, 근과 : 영지, 두릅, 표고버섯, 도라지, 더덕, 씀바귀, 들깨, 가지, 익모초, 쑥, 쑥갓, 무,
  상추, 토란, 연근, 칡, 마, 더덕, 도라지, 땅콩
• 육류, 해물 : 염소고기, 소고기, 청어, 명란젓
• 과일 : 밤, 은행, 잣, 호두, 오미자, 해바라기씨, 배, 자두, 살구, 수박
• 마실 것, 조미료 : 우유, 오미자차, 율무차, 영지차, 홍차, 칡차, 커피, 자장, 설탕, 술

⟪⟪⟪ 명상 처방

1 서서 걷기 20분
2 일상을 지켜보며 나를 지켜보는 위빠사나 명상

  6. 남성 태양인 표준인은 남성 태양인 동작을 고르게 하면 된다.
42. 여성 태음인 표준인은 여성 태음인 동작을 고르게 하면 된다.

| 7. 남성 소양인 목형 |

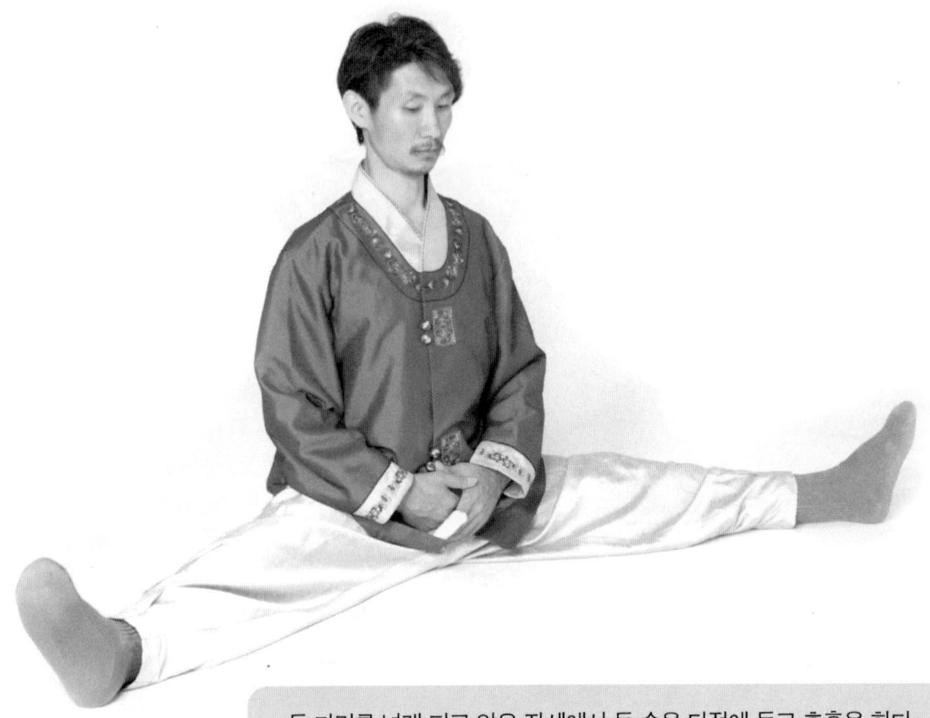

≪≪ 섭생법

다음의 식사가 좋다. 다만 남성은 불이고 여성은 물이라고 했다. 순서는 화식을 먼저 하고 생식을 하는 것이 좋다.

- **곡식** : 콩, 옥수수, 귀리, 보리, 메밀, 밀, 동부, 팥, 강낭콩, 완두콩, 녹두
- **야채, 근과** : 영지버섯, 느타리버섯, 취나물, 고들빼기, 도토리묵, 박하, 아욱, 비듬, 호박, 냉이, 깻잎, 부추, 풋고추, 쑥갓, 신선초, 비트, 셀러리, 케일, 오이, 숙주나물, 상추, 미나리, 들깨, 땅콩
- **육류, 해물** : 돼지고기, 개고기, 닭고기, 달걀, 우렁, 게, 굴, 해삼, 새우, 가자미
- **과일** : 잣, 귤, 유자, 사과, 앵두, 포도, 매실, 멜론, 파인애플, 바나나, 참외, 토마토, 딸기, 모과
- **마실 것, 조미료** : 오미자차, 유자차, 결명자차, 구기자차, 들깨차, 오렌지주스, 땅콩차, 보리차, 토마토주스, 식초, 참기름, 들기름, 마가린, 토마토케첩, 된장

≪≪ 명상 처방

1 일상을 지켜보며 나를 지켜보는 위빠사나 명상
2 20분 걷기

| 45. 여성 소음인 토형 |

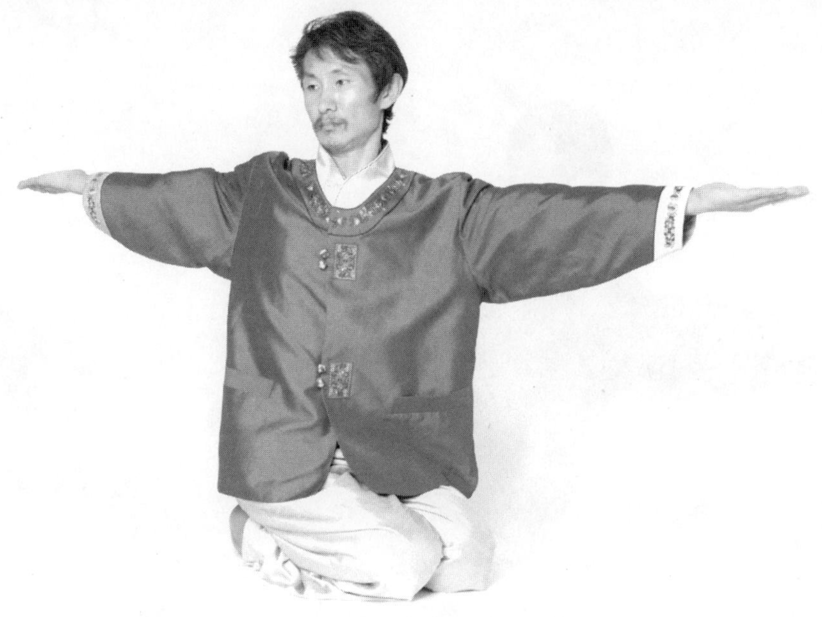

- 무릎을 꿇고 앉은 자세에서 두 팔을 수평으로 한 후 손바닥을 천장쪽으로 하고 내쉬는 숨에 비틀어 준 다음 호흡을 한다.
- 여성 소음인 토형의 수련을 한 다음 남성 소양인 목형의 수련을 한다.
- 여성 소음인 토형의 선천적 기운을 조화시켜 준다.
- 1–12회 20분

⟨⟨⟨ 섭생법

다음의 식사가 좋다. 다만 여성은 물이고 남성은 불이라고 했다. 순서는 생식을 먼저 하고 화식을 하는 것이 좋다.

- **곡식** : 찹쌀, 차조, 기장, 피
- **야채, 근과** : 목이버섯, 팽이버섯, 엉겅퀴, 후추, 고추, 파, 쑥, 돌나물, 파슬리, 고구마줄기, 시금치, 미나리, 마늘, 생강, 고구마, 감자, 당근, 연근, 김, 미역, 파래, 다시마
- **육류, 해물** : 소고기, 염소고기, 노루고기, 꿩고기, 닭고기, 오리고기, 메뚜기, 미꾸라지, 조기, 북어, 멸치
- **과일** : 감, 대추, 귤, 사과, 복숭아, 자몽, 레몬, 오렌지, 석류, 호박
- **마실 것, 조미료** : 생강차, 인삼차, 구기자차, 칡차, 오렌지주스, 사과주스, 레몬차, 계피, 겨자, 카레, 치즈

⟨⟨⟨ 명상 처방

1 서서 걷기 20분
2 일상을 지켜보며 나를 지켜보는 위빠사나 명상

| 8. 남성 소양인 화형 |

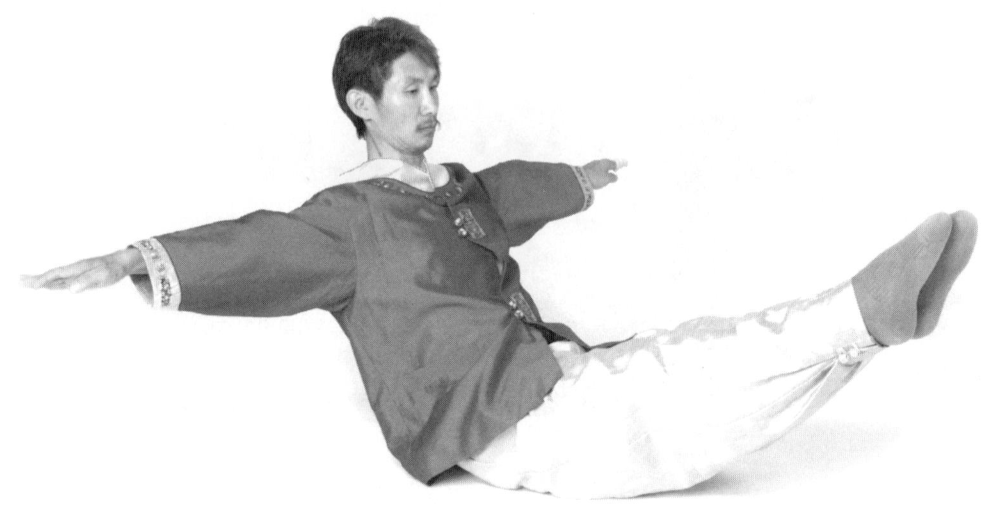

- 앉아 상체를 뒤로 젖히고 두 다리를 들고 두 팔을 수평으로 한 다음 호흡을 한다.
- 남성 소양인 화형의 수련을 한 다음 여성 소음인 금형의 수련을 한다.
- 여성 소양인 화형의 선천적 기운을 조화시켜 준다.
- 1-12회 20분

⟨⟨⟨ 섭생법

다음의 식사가 좋다. 다만 남성은 불이고 여성은 물이라고 했다. 순서는 화식을 먼저 하고 생식을 하는 것이 좋다.

- **곡식** : 콩, 수수, 보리, 옥수수, 녹두
- **야채, 근과** : 영지버섯, 느타리버섯, 도토리묵, 박하, 씀바귀, 쑥, 아욱, 비듬, 호박, 신선초, 비트, 셀러리, 케일, 쑥갓, 상추, 더덕, 도라지
- **육류, 해물** : 염소고기, 돼지고기, 우렁, 게, 굴, 해삼, 새우, 가자미
- **과일** : 은행, 멜론, 파인애플, 바나나, 참외, 해바라기씨, 딸기, 토마토
- **마실 것, 조미료** : 영지차, 결명자차, 구기자차, 홍차, 토마토주스, 커피, 술, 자장

⟨⟨⟨ 명상 처방

1 일상을 지켜보며 나를 지켜보는 위빠사나 명상
2 20분 걷기

| 46. 여성 소음인 금형 |

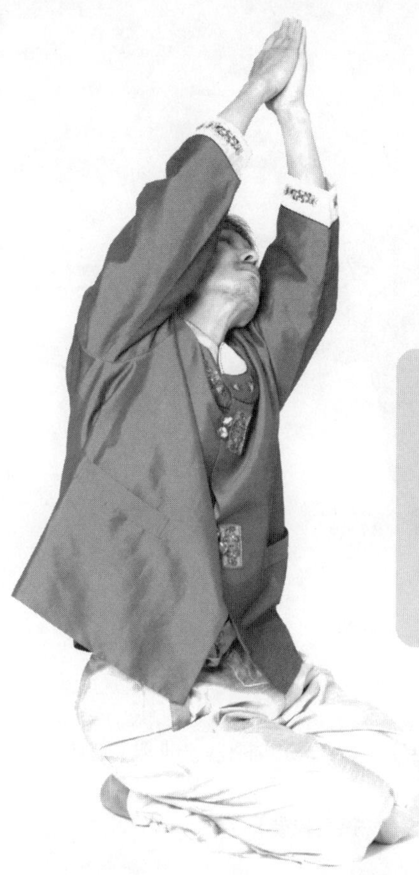

> • 무릎 꿇고 앉은 자세로 두 팔을 위로 수직에서 손바닥을 붙이고 내쉬는 숨에 좌우 기울이기 자세를 취한 다음 호흡을 한다.
> • 여성 소음인 금형의 수련을 한 다음 남성 소양인 화형의 수련을 한다.
> • 여성 소음인 금형의 선천적 기운을 조화시켜 준다.
> • 1-12회 20분

《《《 섭생법

다음의 식사가 좋다. 다만 여성은 물이고 남성은 불이라고 했다. 순서는 생식을 먼저 하고 화식을 하는 것이 좋다.
- **곡식** : 율무, 현미, 찹쌀, 차조, 기장
- **야채** : 목이버섯, 팽이버섯, 엉겅퀴, 후추, 고추, 박하, 파, 양파, 배추, 쑥, 돌나물, 파슬리, 시금치, 마늘, 생강, 무, 고구마, 감자, 당근, 김, 미역, 파래, 다시마
- **육류, 해물** : 말고기, 염소고기, 노루고기, 고양이고기, 꿩고기, 닭고기, 오리고기, 메뚜기, 미꾸라지, 조기, 북어, 멸치
- **과일** : 배, 귤, 사과, 자몽, 레몬, 오렌지, 대추, 석류, 인삼, 꿀
- **마실 것, 조미료** : 생강차, 수정과, 인삼차, 오렌지주스, 사과주스, 레몬차, 계피, 겨자, 카레, 치즈, 고추, 후추, 생강, 고추장

《《《 명상 처방

1 서서 걷기 20분
2 일상을 지켜보며 나를 지켜보는 위빠사나 명상

| 9. 남성 소양인 토형 |

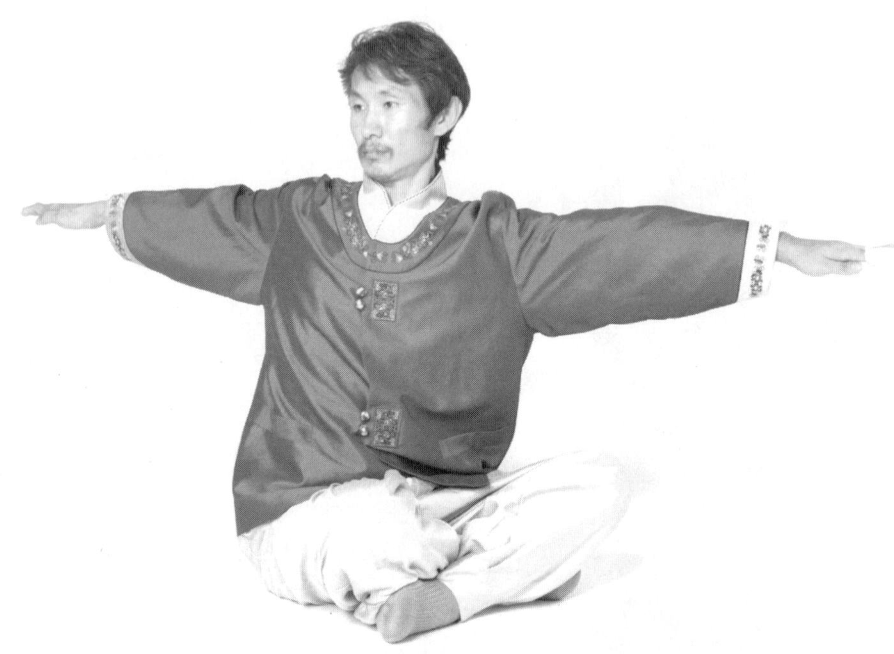

> - 책상다리로 앉은 자세에서 두 팔 수평 후 손등을 천장 쪽으로 하고 내쉬는 숨에 좌우로 비틀어 준 다음 호흡을 한다.
> - 남성 소양인 토형의 수련을 한 다음 여성 소음인 수형의 수련을 한다.
> - 남성 소양인 토형의 선천적 기운을 조화시켜 준다.
> - 1-12회 20분

〈〈〈 섭생법

다음의 식사가 좋다. 다만 남성은 불이고 여성은 물이라고 했다. 순서는 화식을 먼저 하고 생식을 하는 것이 좋다.

- 곡식 : 기장, 피, 콩, 옥수수, 보리, 녹두,
- **야채, 근과** : 영지버섯, 느타리버섯, 도토리묵, 박하, 아욱, 비듬, 호박, 고구마줄기, 신선초, 비트, 셀러리, 케일, 시금치, 오이, 숙주나물, 미나리, 고구마, 연근
- **육류, 해물** : 소고기, 돼지고기, 우렁, 게, 굴, 해삼, 새우, 가자미
- **과일** : 감, 대추, 호박, 멜론, 파인애플, 바나나, 참외, 딸기, 토마토
- **마실 것, 조미료** : 결명자차, 구기자차, 인삼차, 칡차, 보리차, 토마토주스, 참기름, 토마토케첩, 된장

〈〈〈 명상 처방

1 일상을 지켜보며 나를 지켜보는 위빠사나 명상
2 20분 걷기

|47. 여성 소음인 수형 |

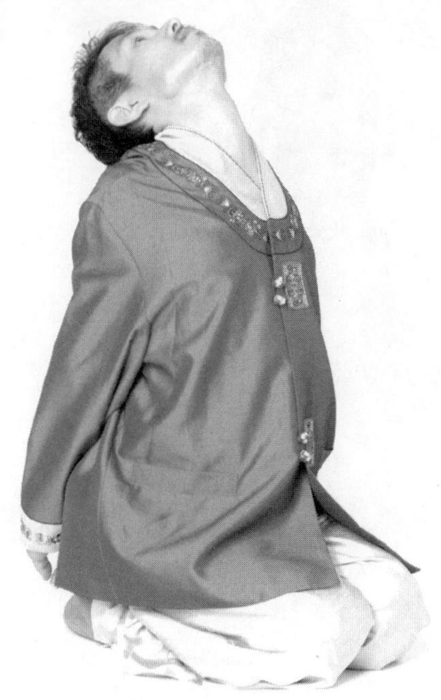

- 무릎 꿇고 앉은 자세에서 손은 등뒤에서 깍지를 낀 다음 어깨를 여는 쪽으로 뒤집고 천장을 보고 호흡을 한다.
- 여성 소음인 수형의 수련을 한 다음 남성 소양인 토형의 수련을 한다.
- 여성 소음인 수형의 선천적 기운을 조화시켜 준다.
- 1-12회 20분

《《《 섭생법

여성 소음인 수형은 다음의 식사가 좋다. 다만 순서는 생식을 먼저 하고 화식을 하는 것이 좋다.
- **곡식 :** 콩, 기장, 찹쌀, 차조, 서목태
- **야채, 근과 :** 목이버섯, 팽이버섯, 엉겅퀴, 후추, 고추, 파, 쑥, 돌나물, 파슬리, 시금치, 마늘, 생강, 고구마, 감자, 당근, 김, 미역, 파래, 다시마, 인삼, 마
- **육류, 해물 :** 돼지고기, 염소고기, 노루고기, 꿩고기, 닭고기, 오리고기, 메뚜기, 미꾸라지, 해삼, 조기, 북어, 멸치, 조개젓, 새우젓, 명란젓
- **과일 :** 대추, 귤, 사과, 복숭아, 자몽, 레몬, 오렌지, 석류
- **마실 것, 조미료 :** 생강차, 인삼차, 오렌지주스, 사과주스, 레몬차, 두유, 계피, 겨자, 카레, 치즈, 꿀, 소금

《《《 명상 처방

1 서서 걷기 20분
2 일상을 지켜보며 나를 지켜보는 위빠사나 명상

| 10. 남성 소양인 금형 |

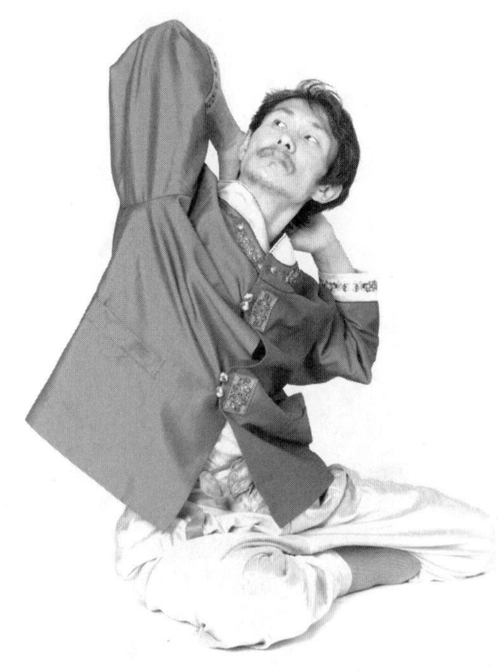

- 반 책상다리로 앉은 자세에서 목 뒤 깍지를 껴 뒤집은 다음 내쉬는 숨에 좌우 기울이기 자세를 취한다.
- 남성 소양인 금형의 수련을 한 다음 여성 소음인 목형의 수련을 한다.
- 남성 소양인 금형의 선천적 기운을 조화시켜 준다.
- 1-12회 20분

⟪⟪ 섭생법

다음의 식사가 좋다. 다만 남성은 불이고 여성은 물이라고 했다. 순서는 화식을 먼저 하고 생식을 하는 것이 좋다.

- 곡식 : 율무, 현미, 콩, 옥수수, 보리, 녹두
- 야채, 근과 : 영지버섯, 느타리버섯, 도토리묵, 박하, 아욱, 비듬, 호박, 고추, 달래, 배추, 파, 양파, 신선초, 비트, 셀러리, 케일, 오이, 숙주나물, 미나리
- 육류, 해물 : 말고기, 고양이고기, 돼지고기, 우렁, 게, 굴, 해삼, 새우, 가자미
- 과일 : 배, 복숭아, 멜론, 파인애플, 바나나, 참외, 딸기, 토마토
- 마실 것, 조미료 : 생강차, 수정과, 결명자차, 구기자차, 맥아당, 토마토주스, 참기름, 토마토 케첩, 된장, 고추, 후추, 생강, 고추장, 겨자

⟪⟪ 명상 처방

1 일상을 지켜보며 나를 지켜보는 위빠사나 명상
2 20분 걷기

| 43. 여성 소음인 목형 |

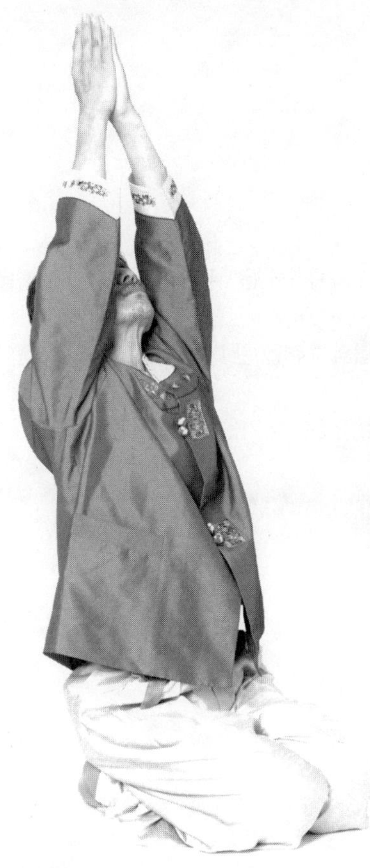

> • 무릎 꿇은 자세에서 두 손은 머리 위에서 합장을 한 다음 호흡을 한다.
> • 여성 소음인 목형의 수련을 한 다음 남성 소양인 금형의 수련을 한다.
> • 여성 소음인 목형의 선천적 기운의 부조화를 조화시켜 준다.
> • 1-12회 20분

〈〈〈 섭생법

다음의 식사가 좋다. 다만 여성은 물이고 남성은 불이라고 했다. 순서는 생식을 먼저 하고 화식을 하는 것이 좋다.

- **곡식** : 찹쌀, 차조, 기장, 귀리, 메밀, 밀, 보리, 동부, 팥, 강낭콩, 완두콩
- **야채, 근과** : 목이버섯, 팽이버섯, 취나물, 고들빼기, 엉겅퀴, 후추, 고추, 파, 쑥, 돌나물, 부추, 풋고추, 셀러리, 쑥갓, 상추, 파슬리, 시금치, 마늘, 생강, 고구마, 감자, 당근, 김, 미역, 파래, 다시마, 인삼, 잣, 호두, 땅콩
- **육류, 해물** : 염소고기, 노루고기, 개고기, 꿩고기, 닭고기, 오리고기, 메뚜기, 미꾸라지, 조기, 북어, 멸치
- **과일** : 귤, 유자, 대추, 앵두, 사과, 복숭아, 포도, 자몽, 레몬, 오렌지, 석류, 매실, 딸기, 모과
- **마실 것, 조미료** : 오미자차, 유자차, 들깨차, 인삼차, 오렌지주스, 사과주스, 레몬차, 생강차, 계피, 겨자, 카레, 치즈, 꿀, 식초, 들기름, 참기름

〈〈〈 명상 처방

1 서서 걷기 20분
2 일상을 지켜보며 나를 지켜보는 위빠사나 명상

|11. 남성 소양인 수형 |

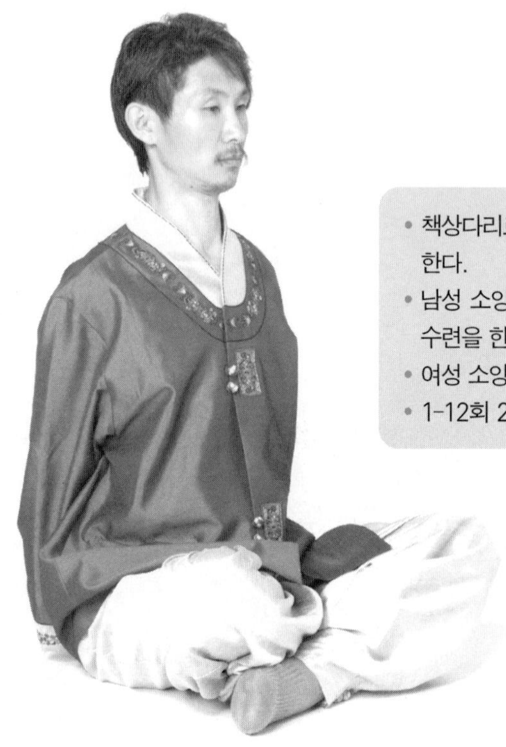

⟪⟪⟪ 섭생법

다음의 식사가 좋다. 다만 남성은 불이고 여성은 물이라고 했다. 순서는 화식을 먼저 하고 생식을 하는 것이 좋다.

- 곡식 : 콩, 옥수수, 서목태, 옥수수, 녹두
- 야채, 근과 : 영지버섯, 느타리버섯, 도토리묵, 박하, 아욱, 비듬, 호박, 콩잎, 신선초, 비트, 셀러리, 케일, 오이, 콩나물, 숙주나물, 미나리, 김, 미역, 다시마, 마
- 육류, 해물 : 돼지고기, 우렁, 게, 굴, 해삼, 새우, 가자미, 명란젓
- 과일 : 밤, 수박, 멜론, 파인애플, 바나나, 참외, 딸기, 토마토
- 마실 것, 조미료 : 두유, 결명자차, 구기자차, 보리차, 토마토주스, 참기름, 토마토케첩

⟪⟪⟪ 명상 처방

1 일상을 지켜보며 나를 지켜보는 위빠사나 명상
2 20분 걷기

| 44. 여성 소음인 화형 |

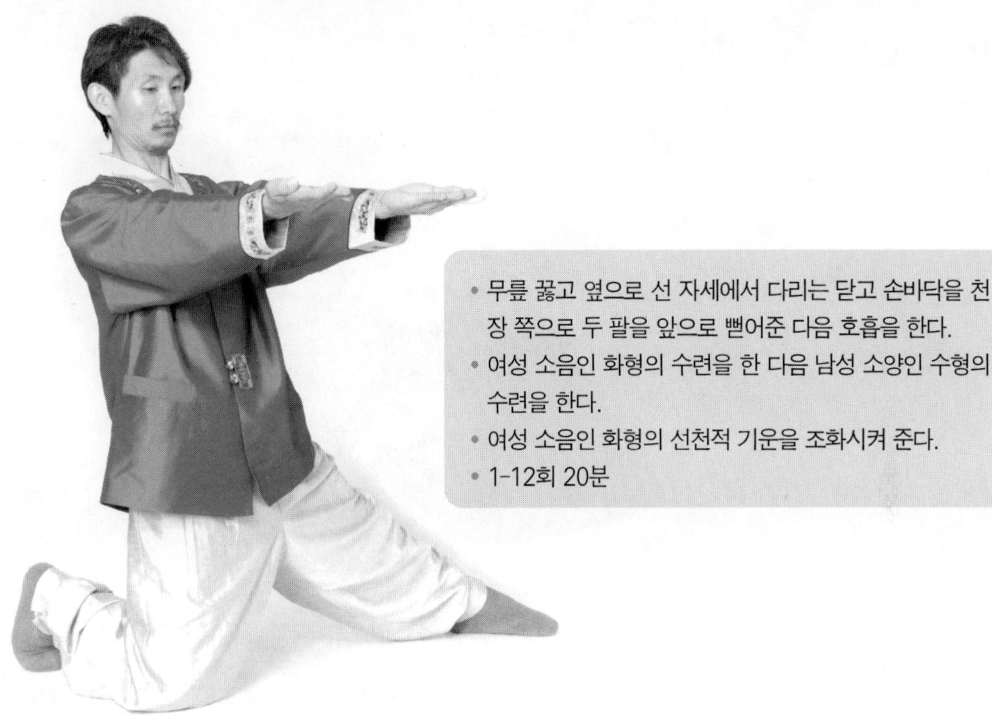

- 무릎 꿇고 옆으로 선 자세에서 다리는 닫고 손바닥을 천장 쪽으로 두 팔을 앞으로 뻗어준 다음 호흡을 한다.
- 여성 소음인 화형의 수련을 한 다음 남성 소양인 수형의 수련을 한다.
- 여성 소음인 화형의 선천적 기운을 조화시켜 준다.
- 1-12회 20분

<<< 섭생법

다음의 식사가 좋다. 다만 여성은 물이고 남성은 불이라고 했다. 순서는 생식을 먼저 하고 화식을 하는 것이 좋다.

- **곡식** : 찹쌀, 차조, 기장, 수수
- **야채, 근과** : 목이버섯, 팽이버섯, 영지버섯, 엉겅퀴, 후추, 고추, 씀바귀, 익모초, 파, 쑥, 돌나물, 파슬리, 시금치, 쑥갓, 셀러리, 마늘, 생강, 고구마, 감자, 당근, 상추, 김, 미역, 파래, 다시마, 인삼, 더덕, 도라지
- **육류, 해물** : 염소고기, 노루고기, 꿩고기, 닭고기, 오리고기, 메뚜기, 미꾸라지, 조기, 북어, 멸치
- **과일** : 은행, 대추, 사과, 귤, 복숭아, 자몽, 레몬, 오렌지, 석류, 해바라기씨
- **마실 것, 조미료** : 영지차, 홍차, 인삼차, 오렌지주스, 사과주스, 레몬차, 생강차, 계피, 겨자, 카레, 치즈, 꿀, 술, 자장

<<< 명상 처방

1 서서 걷기 20분
2 일상을 지켜보며 나를 지켜보는 위빠사나 명상

12. 남성 소양인 표준인은 앞의 남성 소양인 동작을 고루 하면 된다.
48. 여성 소음인 표준인은 앞의 여성 소음인 동작을 고루 하면 된다.

| 13. 남성 태음인 목형 |

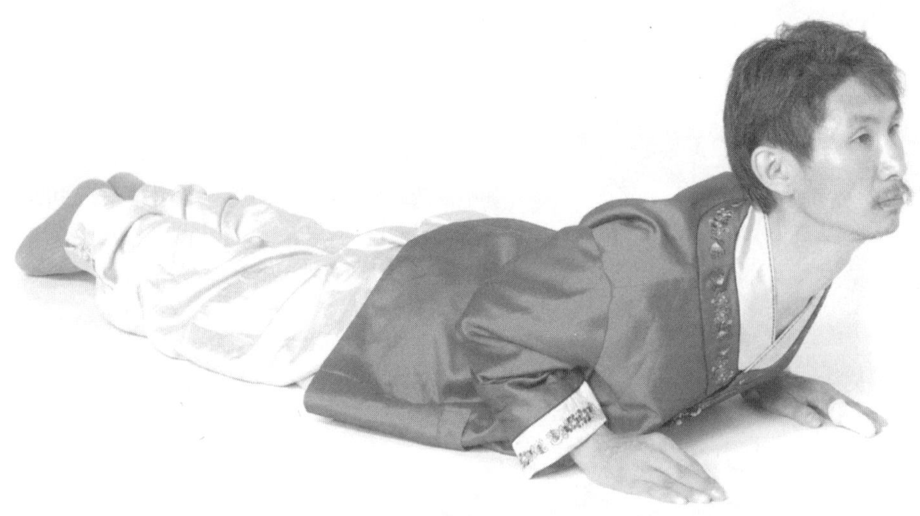

- 엎드린 자세에서 두 손을 겨드랑이 옆에 하고 상체를 조금 뒤로 젖힌 다음 호흡을 한다.
- 남성 태음인 목형의 수련을 한 다음 여성 태양인 토형의 수련을 한다.
- 남성 태음인 목형의 선천적 기운을 조화시켜 준다.
- 1-12회 20분

⟨⟨⟨ 섭생법

다음의 식사가 좋다. 다만 남성은 불이고 여성은 물이라고 했다. 순서는 화식을 먼저 하고 생식을 하는 것이 좋다.

- **곡식** : 율무, 밀, 수수, 메밀, 귀리, 보리, 동부, 팥, 강낭콩, 완두콩
- **야채, 근과** : 두릅, 표고버섯, 취나물, 도라지, 더덕, 고들빼기, 냉이, 깻잎, 씀바귀, 가지, 부추, 셀러리, 쑥갓, 상추, 무, 토란, 연근, 칡, 마, 땅콩
- **육류, 해물** : 소고기, 개고기, 닭고기, 달걀, 메추리알, 청어, 명란젓
- **과일** : 밤, 은행, 잣, 호두, 오미자, 배, 귤, 유자, 사과, 앵두, 포도, 자두, 살구, 수박, 매실, 딸기, 모과
- **마실 것, 조미료** : 우유, 율무차, 오미자차, 유자차, 들깨차, 칡차, 커피, 설탕, 식초, 참기름, 들기름, 마가린

⟨⟨⟨ 명상 처방

1 앉아 주제가 있는 명상(기도)
2 뛰기 20분

| 27. 여성 태양인 토형 |

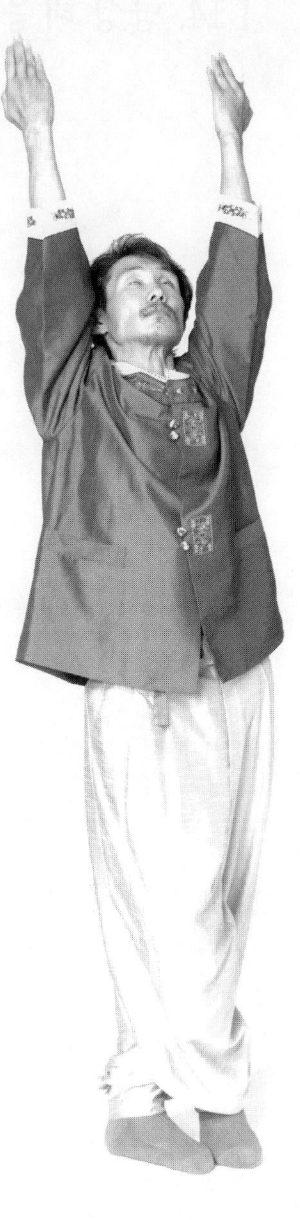

> • 바르게 선 자세에서 다리는 닫고 두 팔 만세 후 손바닥을
>   뒤로하고 비틀어 준 다음호흡을 한다.
> • 여성 태양인 토형의 수련을 한 다음 남성 태음인 목형의
>   수련을 한다.
> • 여성 태양인 토형의 선천적 기운을 조화시켜 준다.
> • 1-12회 20분

《《《 섭생법

다음의 식사가 좋다. 다만 여성은 물이고 남성은 불이라고
했다. 순서는 생식을 먼저 하고 화식을 하는 것이 좋다.
• 곡식 : 쌀, 기장, 피, 팥, 메밀,
• 야채, 근과 : 송이버섯, 고사리, 달래, 배추, 양파, 피망, 고
  구마줄기, 알파파, 브로콜리, 컴프리, 쑥갓, 상추, 고구마,
  미나리, 연근
• 육류, 해물 : 소고기, 붕어, 잉어, 연어, 소라, 전복, 조개, 멍게, 맛살, 홍합, 낙지, 오징어, 꼴
  뚜기, 주꾸미, 문어, 젓갈류
• 과일 : 감, 유자, 대추, 머루, 다래, 포도, 키위, 호박, 앵두, 모과, 참외
• 마실 것, 조미료 : 구기자차, 유자차, 인삼차, 칡차, 포도주, 코코아, 자장

《《《 명상 처방

1 서서 뛰기 20분 후
2 앉아 주제가 있는 명상(기도)

| 14. 남성 태음인 화형 |

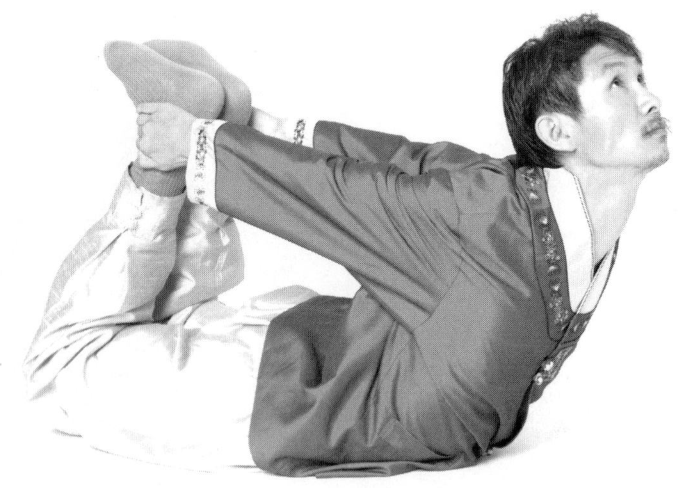

* 엎드려 이마를 바닥으로 하고 두 무릎을 구부려 발목을 잡고 하체의 힘으로 상체를 젖혀준 다음 호흡을 한다.
* 남성 태음인 화형의 수련을 한 다음 여성 태양인 금형의 수련을 한다.
* 남성 태음인 화형의 선천적 기운의 부조화를 잡아준다.
* 1-12회 20분

《《《 섭생법

다음의 식사가 좋다. 다만 남성은 불이고 여성은 물이라고 했다. 순서는 화식을 먼저 하고 생식을 하는 것이 좋다.
* 곡식 : 율무, 밀, 수수
* 야채, 근과 : 영지, 두릅, 표고버섯, 도라지, 더덕, 씀바귀, 들깨, 가지, 익모초, 쑥, 쑥갓, 무, 상추, 토란, 연근, 칡, 마, 더덕, 도라지, 땅콩
* 육류, 해물 : 염소고기, 소고기, 청어, 명란젓
* 과일 : 밤, 은행, 잣, 호두, 오미자, 해바라기씨, 배, 자두, 살구, 수박
* 마실 것, 조미료 : 우유, 오미자차, 율무차, 영지차, 홍차, 칡차, 커피, 자장, 설탕, 술

《《《 명상 처방

1 앉아 주제가 있는 명상(기도)
2 뛰기 20분

| 28. 여성 태양인 금형 |

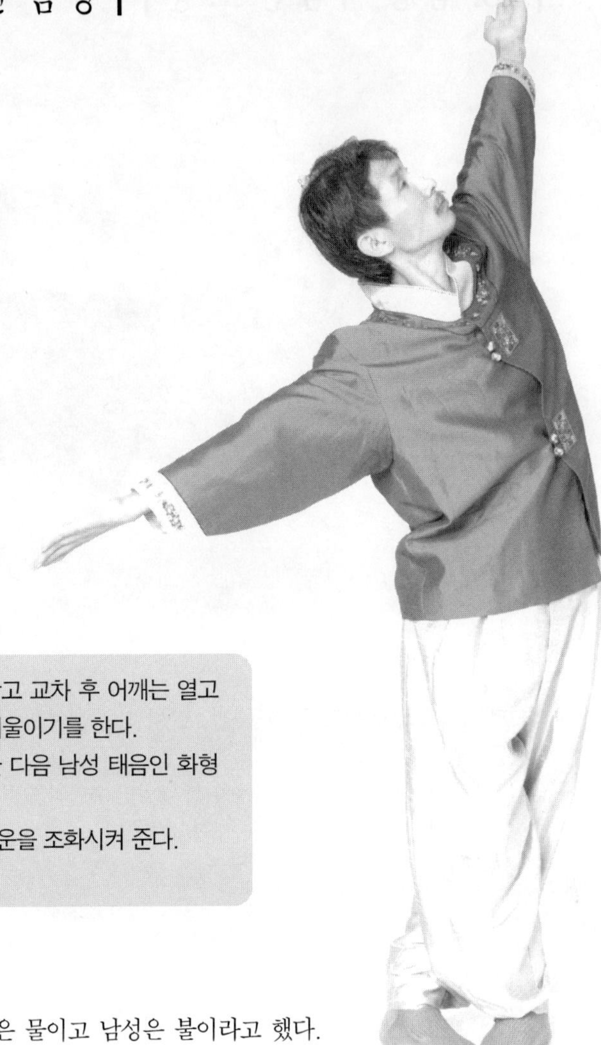

- 바르게 선 자세에서 다리는 닫고 교차 후 어깨는 열고 두 팔 수평에서 내쉬는 숨에 기울이기를 한다.
- 여성 태양인 금형의 수련을 한 다음 남성 태음인 화형의 수련을 한다.
- 여성 태양인 금형의 선천적 기운을 조화시켜 준다.
- 1-12회 20분

⟨⟨⟨ 섭생법

다음의 식사가 좋다. 다만 여성은 물이고 남성은 불이라고 했다.
순서는 생식을 먼저 하고 화식을 하는 것이 좋다.

- 곡식 : 율무, 현미, 쌀, 팥, 메밀
- 야채, 근과 : 송이버섯, 고사리, 달래, 겨자, 박하, 피망, 파, 배추, 후추, 고추, 양파, 마늘, 알 파파, 브로콜리, 컴프리, 쑥갓, 상추, 무
- 육류, 해물 : 말고기, 고양이고기, 붕어, 잉어, 연어, 소라, 전복, 조개, 멍게, 맛살, 홍합, 낙지, 오징어, 꼴뚜기, 주꾸미, 문어, 젓갈류
- 과일 : 감, 유자, 배, 복숭아, 머루, 다래, 포도, 키위, 앵두, 모과, 코코아
- 마실 것, 조미료 : 생강차, 수정과, 유자차, 포도주, 코코아, 후추, 겨자, 고추

⟨⟨⟨ 명상 처방

1 서서 뛰기 20분
2 앉아 주제가 있는 명

| 15. 남성 태음인 토형 |

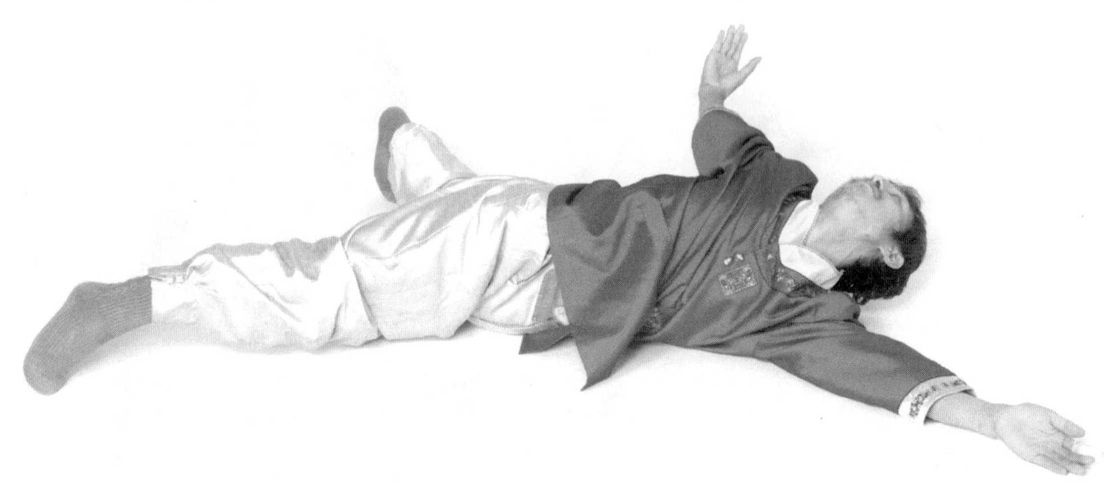

- 엎드려 다리를 넓게 펴고 두 팔을 앞으로 한 다음 내쉬는 숨에 한팔 들어서 뒤로 비틀어 준 다음 호흡을 한다.
- 남성 태음인 토형의 수련을 한 다음 여성 태양인 수형의 수련을 한다.
- 남성 태음인 토형의 선천적 기운을 조화시켜 준다.
- 1-12회 20분

⟨⟨⟨ 섭생법

다음의 식사가 좋다. 다만 남성은 불이고 여성은 물이라고 했다. 순서는 화식을 먼저 하고 생식을 하는 것이 좋다.
- **곡식** : 율무, 기장, 피, 밀, 수수
- **야채** : 두릅, 표고버섯, 도라지, 더덕, 씀바귀, 들깨, 가지, 고구마줄기, 시금치, 무, 토란, 연근, 미나리
- **육류, 해물** : 소고기, 청어, 명란젓
- **과일, 근과** : 밤, 감, 대추, 은행, 잣, 호두, 오미자, 배, 자두, 살구, 호박, 수박, 참외, 칡, 마, 땅콩
- **마실 것, 조미료** : 우유, 오미자차, 구기자차, 율무차, 인삼차, 칡차, 커피, 설탕

⟨⟨⟨ 명상 처방

1 앉아 주제가 있는 명상(기도)
2 뛰기 20분

| 29. 여성 태양인 수형 |

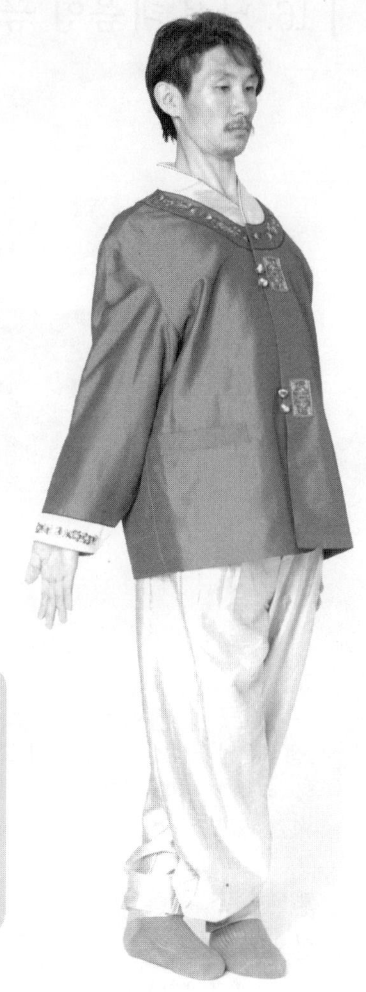

- 바르게 선 자세에서 다리는 닫고 교차 후 손은 열고 자세를 취한 다음 호흡을 한다.
- 여성 태양인 수형의 수련을 한 다음 남성 태음인 토형의 수련을 한다.
- 여성 태양인 수형의 선천적 기운을 조화시켜 준다.
- 1-12회 20분

〈〈〈 섭생법

다음의 식사가 좋다. 다만 여성은 물이고 남성은 불이라고 했다. 순서는 생식을 먼저 하고 화식을 하는 것이 좋다.
- **곡식** : 쌀, 콩, 팥, 서목태, 메밀
- **야채, 근과** : 송이버섯, 고사리, 달래, 배추, 양파, 알파파, 브로콜리, 컴프리, 쑥갓, 피망, 상추, 콩, 떡잎, 콩나물, 김, 미역, 다시마
- **육류, 해물** : 돼지고기, 붕어, 잉어, 연어, 소라, 전복, 조개, 멍게, 맛살, 홍합, 낙지, 오징어, 꼴뚜기, 주꾸미, 문어, 해삼, 젓갈류
- **과일** : 밤, 감, 유자, 머루, 다래, 포도, 키위, 앵두, 수박, 모과
- **마실 것, 조미료** : 모과차, 유자차, 포도주, 코코아, 소금

〈〈〈 명상 처방

1 서서 뛰기 20분
2 앉아 주제가 있는 명상(기도)

│16. 남성 태음인 금형 │

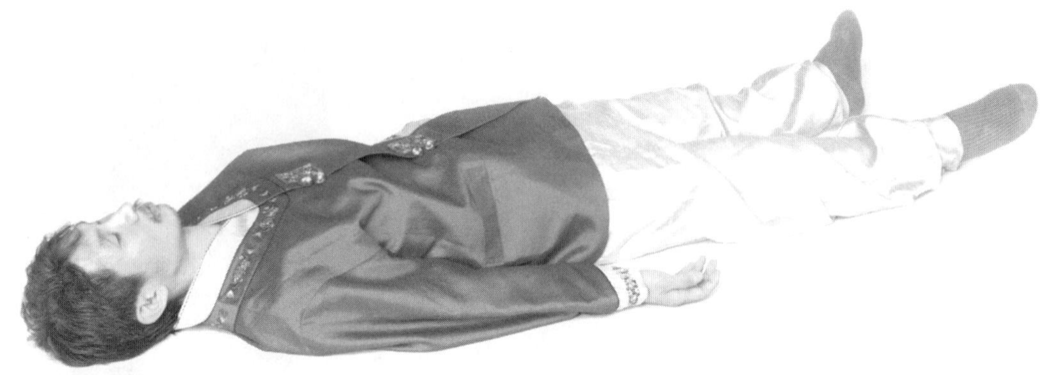

- 바르게 누운 자세에서 호흡을 한다.
- 남성 태음인 금형의 수련을 한 다음 여성 태양인 목형의 수련을 한다.
- 남성 태음인 금형의 선천적 기운을 조화시켜 준다.
- 1-12회 20분

《《《 섭생법

다음의 식사가 좋다. 다만 남성은 불이고 여성은 물이라고 했다. 순서는 화식을 먼저 하고 생식을 하는 것이 좋다.

- **곡식** : 율무, 현미, 밀, 수수
- **야채** : 두릅, 표고버섯, 도라지, 더덕, 씀바귀, 박하, 들깨, 가지, 고추, 파, 배추, 양파, 마늘, 달래, 무, 토란, 연근, 칡, 마, 땅콩
- **육류, 해물** : 말고기, 소고기, 고양이고기, 청어, 명란젓
- **과일** : 밤, 은행, 잣, 배, 복숭아, 호두, 오미자, 자두, 살구, 수박, 칡, 마, 땅콩
- **마실 것, 조미료** : 우유, 오미자차, 율무차, 생강차, 수정과, 칡차, 커피, 설탕, 고추, 후추, 생강, 고추장, 겨자

《《《 명상 처방

1 앉아 주제가 있는 명상(기도)
2 뛰기 20분

| 25. 여성 태양인 목형 |

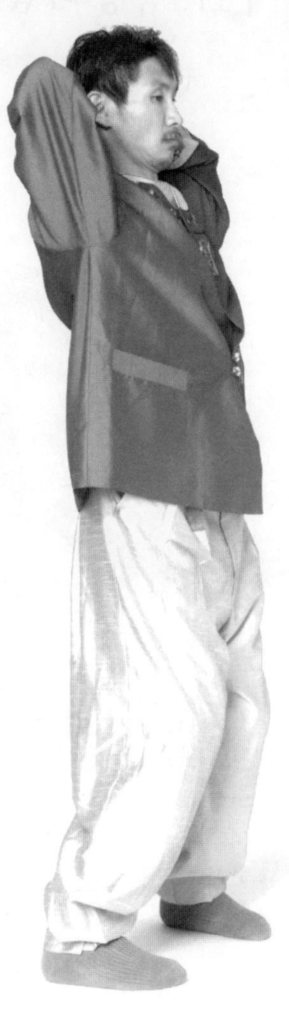

- 바르게 선 자세에서 다리는 닫아 기마 자세를 취하고 목 뒤에서 손등을 앞쪽으로 한 다음 호흡을 한다.
- 여성 태양인 목형의 수련을 한 다음 남성 태음인 금형의 수련을 한다.
- 여성 태양인 목형의 선천적 기운을 조화시켜 준다.
- 1-12회 20분

⫸ 섭생법

다음의 식사가 좋다. 다만 여성은 물이고 남성은 불이라고 했다. 순서는 생식을 먼저 하고 화식을 하는 것이 좋다.

- 곡식 : 쌀, 귀리, 메밀, 밀, 보리, 강낭콩, 팥, 돈부, 완두콩
- 야채, 근과 : 송이버섯, 취나물, 고사리, 배추, 고들빼기, 피망, 달래, 냉이, 풋고추, 양파, 깻잎, 셀러리, 알파파, 브로콜리, 컴프리, 쑥갓, 부추, 상추
- 과일 : 잣, 호두, 감, 귤, 유자, 사과, 앵두, 머루, 다래, 키위, 포도, 매실, 들깨, 딸기, 모과, 땅콩
- 육류, 해물: 개고기, 닭고기, 달걀, 메추리알, 붕어, 잉어, 연어, 소라, 전복, 조개, 멍게, 맛살, 홍합, 낙지, 오징어, 꼴뚜기, 주꾸미, 문어, 젓갈류
- 마실 것, 조미료 : 오미자차, 유자차, 들깨차, 오렌지주스, 땅콩차, 포도주, 모과차, 코코아, 식초, 참기름, 들기름, 마가린, 땅콩잼, 딸기잼

⫸ 명상 처방

1 서서 뛰기 20분
2 앉아 주제가 있는 명상(기도)

| 17. 남성 태음인 수형 |

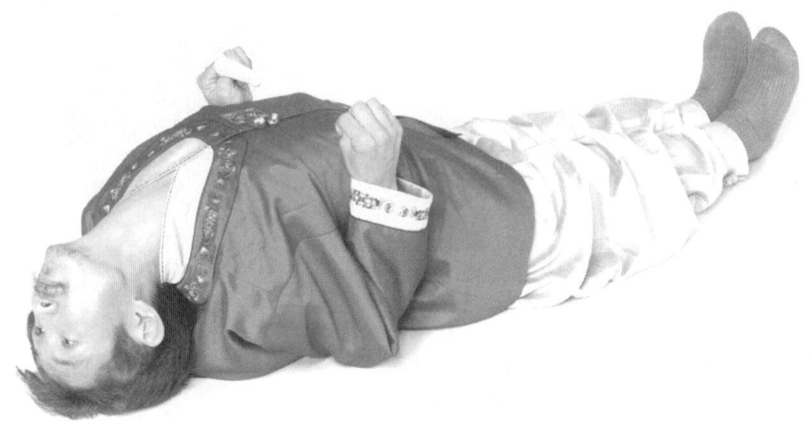

- 누워서 다리를 모으고 양손을 겨드랑이 옆에 세워 받힌 후 가슴을 들고 목을 뒤로 젖혀 준 다음 호흡을 한다.
- 남성 태음인 수형의 수련을 한 다음 여성 태양인 화형의 수련을 한다.
- 여성 태음인 수형의 선천적 기운을 조화시켜 준다.
- 1-12회 20분

⟨⟨⟨ 섭생법

다음의 식사가 좋다. 다만 남성은 불이고 여성은 물이라고 했다. 순서는 화식을 먼저 하고 생식을 하는 것이 좋다.

- 곡식 : 율무, 콩, 서목태, 밀, 수수
- 야채, 근과 : 두릅, 표고버섯, 도라지, 더덕, 씀바귀, 콩잎, 들깨, 가지, 무, 토란, 연근, 칡, 마, 땅콩, 김, 미역, 다시마
- 육류, 해물 : 소고기, 돼지고기, 해삼, 청어, 조개젓, 새우젓, 명란젓
- 과일 : 밤, 은행, 잣, 호두, 오미자, 배, 자두, 살구, 수박
- 마실 것, 조미료 : 우유, 오미자차, 율무차, 두유, 칡차, 커피, 설탕, 소금

⟨⟨⟨ 명상 처방

1 앉아 주제가 있는 명상(기도)
2 뛰기 20분

| 26. 여성 태양인 화형 |

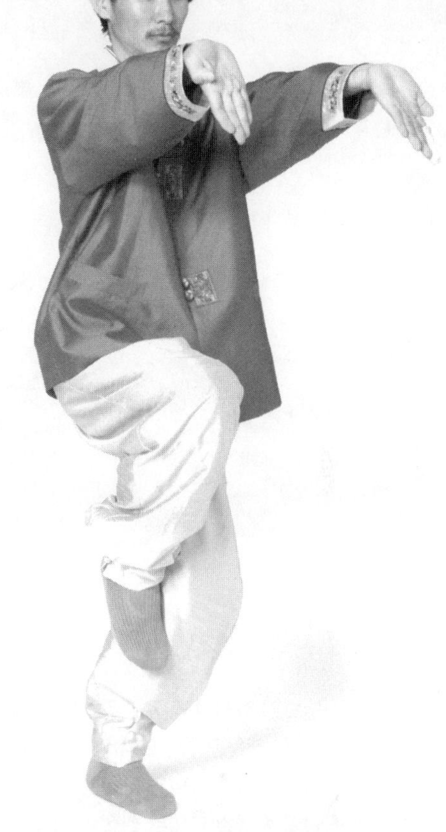

- 바르게 선 자세에서 다리는 닫고 한 다리를 든 후 두 팔을 옆으로 하여 펴고 손목을 젖혀 준 다음 호흡을 한다.
- 여성 태양인 화형의 수련을 한 다음 남성 태음인 수형의 수련을 한다.
- 여성 태양인 화형의 선천적 기운을 조화시켜 준다.
- 1-12회 20분

⟨⟨⟨ 섭생법

여성 태양인 화형은 다음의 식사가 좋다. 다만 순서는 생식을 먼저 하고 화식을 하는 것이 좋다.
- 곡식 : 쌀, 수수, 팥, 메밀
- 야채, 근과 : 송이버섯, 영지, 고사리, 달래, 배추, 양파, 피망, 알파파, 브로콜리, 컴프리, 쑥, 쑥갓, 익모초, 상추
- 육류, 해물 : 염소고기, 붕어, 잉어, 연어, 소라, 전복, 조개, 멍게, 맛살, 홍합, 낙지, 오징어, 꼴뚜기, 주꾸미, 문어, 젓갈류
- 과일 : 감, 은행, 유자, 머루, 다래, 포도, 키위, 앵두, 모과, 더덕, 도라지
- 마실 것, 조미료 : 영지차, 유자차, 홍차, 포도주, 코코아, 자장, 커피

⟨⟨⟨ 명상 처방

1 서서 뛰기 20분
2 앉아 주제가 있는 명상(기도)

18. 남성 태음인 표준인은 앞의 남성 태음인 동작을 골고루 하면 된다.
30. 여성 태양인 표준인은 앞의 여성 태양인 동작을 골고루 하면 된다.

|19. 남성 소음인 목형 |

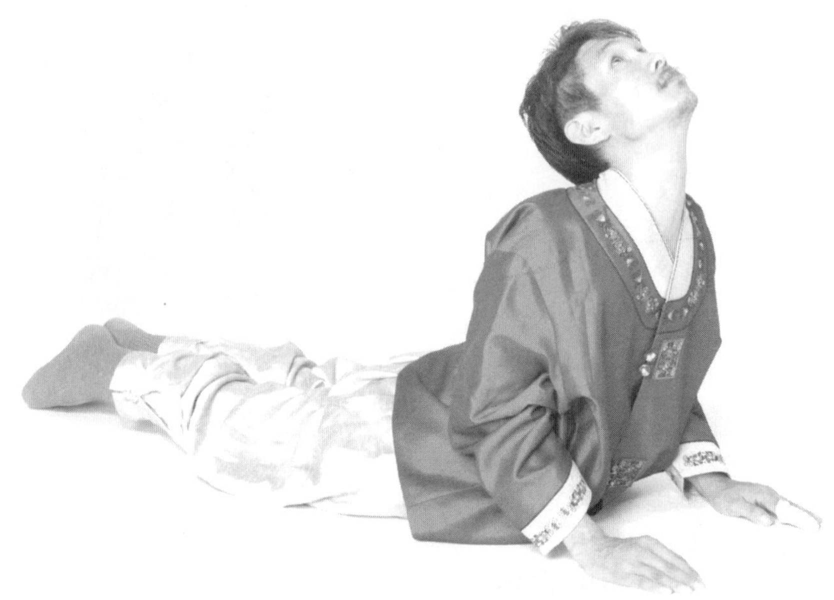

> • 엎드린 자세에서 두 손을 겨드랑이 옆에 하고 하체의 힘으로 상체를 젖힌 다음 호흡을 한다.
>   (남성 태음인 목형보다 더 많이 젖힌다)
> • 남성 소음인 목형의 수련을 한 다음 여성 소양인 토형의 수련을 한다.
> • 남성 소음인 목형의 선천적 기운을 조화시켜 준다.
> • 1-12회 20분

《《《 섭생법

다음의 식사가 좋다. 다만 남성은 불이고 여성은 물이라고 했다. 순서는 화식을 먼저 하고 생식을 하는 것이 좋다.

• 곡식 : 찹쌀, 차조, 기장, 귀리, 메밀, 밀, 보리, 동부, 팥, 강낭콩, 완두콩
• 야채, 근과 : 목이버섯, 팽이버섯, 취나물, 고들빼기, 엉겅퀴, 후추, 고추, 파, 쑥, 돌나물, 부추, 풋고추, 셀러리, 쑥갓, 상추, 파슬리, 시금치, 마늘, 생강, 고구마, 감자, 당근
• 육류, 해물 : 염소고기, 노루고기, 개고기, 꿩고기, 닭고기, 오리고기, 메뚜기, 미꾸라지, 조기, 북어, 멸치, 김, 미역, 파래, 다시마
• 과일 : 인삼, 잣, 호두, 땅콩

《《《 명상 처방

1 앉아 주제가 있는 명상(기도)
2 걷기 20분

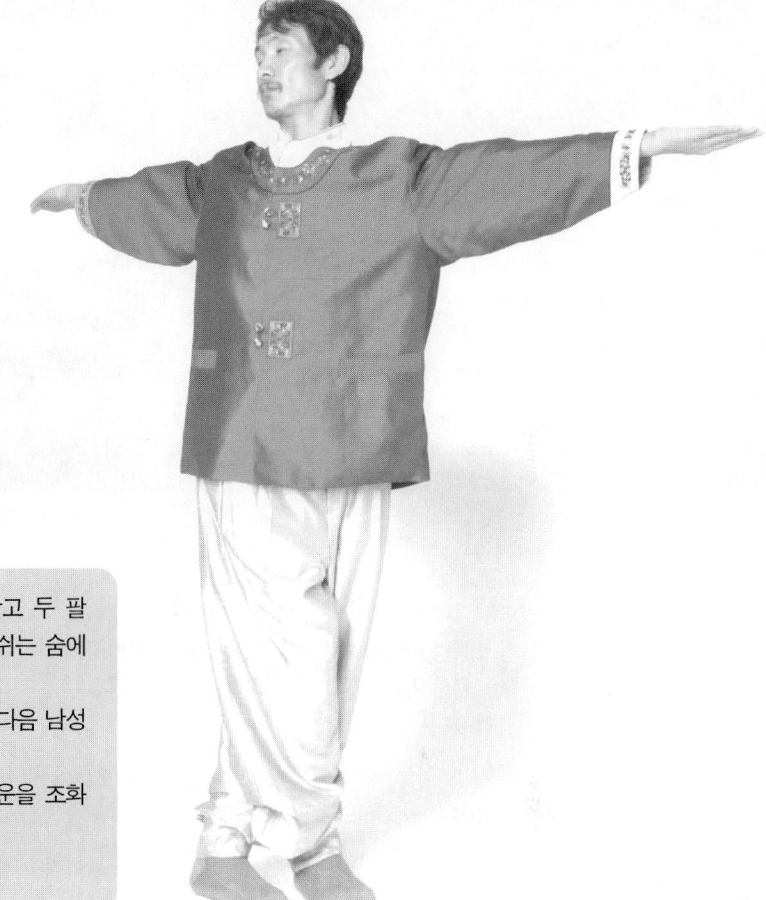

- 바르게 선 자세에서 다리는 닫고 두 팔 수평 후 손바닥을 천장으로 내쉬는 숨에 비틀어 준 다음 호흡을 한다.
- 여성 소양인 토형의 수련을 한 다음 남성 소음인 목형의 수련을 한다.
- 여성 소양인 화형의 선천적 기운을 조화 시켜 준다.
- 1-12회 20분

《《《 섭생법

여성 태음인 토형은 다음의 식사가 좋다. 다만 순서는 생식을 먼저 하고 화식을 하는 것이 좋다.
- **곡식 :** 율무, 기장, 피, 밀, 수수
- **야채 :** 두릅, 표고버섯, 도라지, 더덕, 씀바귀, 들깨, 가지, 고구마줄기, 시금치, 무, 토란, 연근, 미나리
- **육류, 해물 :** 소고기, 청어, 명란젓
- **과일, 근과 :** 밤, 감, 대추, 은행, 잣, 호두, 오미자, 배, 자두, 호박, 수박, 참외, 칡, 마, 땅콩
- **마실 것, 조미료 :** 우유, 오미자차, 구기자차, 율무차, 인삼차, 칡차, 커피, 설탕

《《《 명상 처방

1 노래 부르기 20분
2 앉아 주제가 있는 명상

| 20. 남성 소음인 화형 |

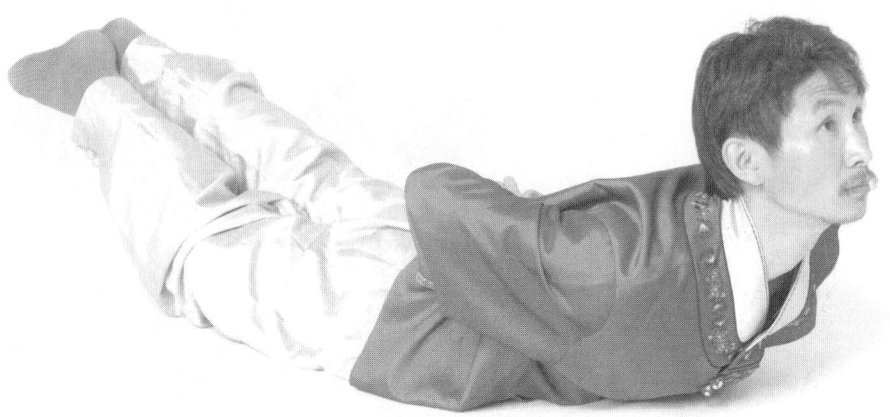

- 엎드린 상태에서 하체와 상체를 일으켜 호흡을 한다.
- 남성 소음인 화형의 수련을 한 다음 여성 소양인 금형의 수련을 한다.
- 남성 소음인 화형의 선천적 기운을 조화시켜 준다.
- 1-12회 20분

⟪⟪ 섭생법

다음의 식사가 좋다. 다만 남성은 불이고 여성은 물이라고 했다. 순서는 화식을 먼저 하고 생식을 하는 것이 좋다.

- **곡식** : 찹쌀, 차조, 기장, 수수
- **야채, 근과** : 목이버섯, 팽이버섯, 영지버섯, 엉겅퀴, 후추, 고추, 씀바귀, 익모초, 파, 쑥, 돌나물, 파슬리, 시금치, 쑥갓, 셀러리, 마늘, 생강, 고구마, 감자, 당근, 상추, 김, 미역, 파래, 다시마, 인삼, 더덕, 도라지
- **육류, 해물** : 염소고기, 노루고기, 꿩고기, 닭고기, 오리고기, 메뚜기, 미꾸라지, 조기, 북어, 멸치
- **과일** : 은행, 대추, 사과, 귤, 복숭아, 자몽, 레몬, 오렌지, 석류, 해바라기씨
- **마실 것, 조미료** : 영지차, 홍차, 인삼차, 오렌지주스, 사과주스, 레몬차, 생강차, 계피, 겨자, 카레, 치즈, 꿀, 술, 자장

⟪⟪ 명상 처방

1 앉아 주제가 있는 명상(기도)
2 걷기 20분

| 34. 여성 소양인 금형 |

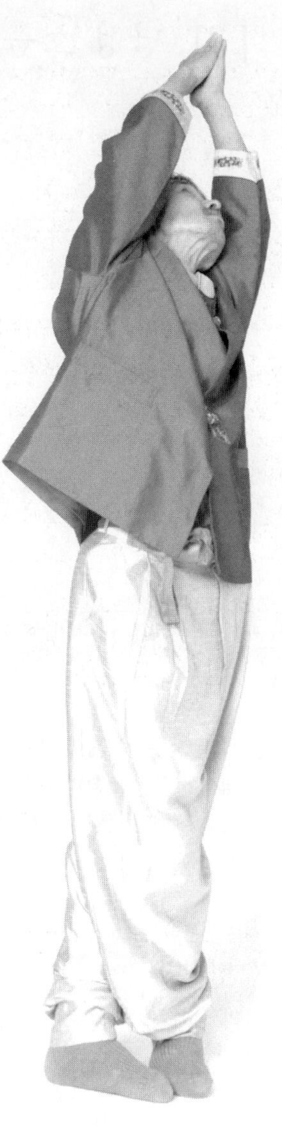

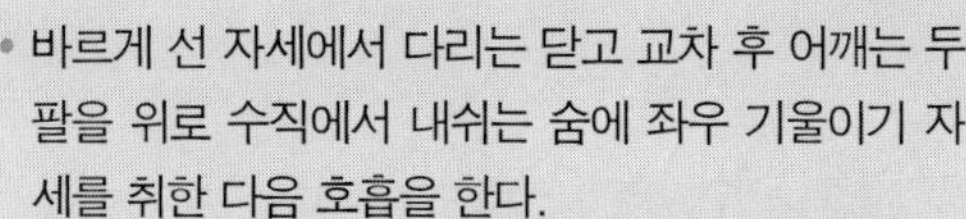

- 바르게 선 자세에서 다리는 닫고 교차 후 어깨는 두 팔을 위로 수직에서 내쉬는 숨에 좌우 기울이기 자세를 취한 다음 호흡을 한다.
- 여성 소양인 금형의 수련을 한 다음 남성 소음인 화형의 수련을 한다.
- 여성 소양인 금형의 선천적 기운을 조화시켜 준다.
- 1-12회 20분

⟪⟪ 섭생법

다음의 식사가 좋다. 다만 여성은 물이고 남성은 불이라고 했다. 순서는 생식을 먼저 하고 화식을 하는 것이 좋다.

- **곡식** : 율무, 현미, 콩, 옥수수, 보리, 녹두
- **야채** : 영지버섯, 느타리버섯, 도토리묵, 박하, 아욱, 비듬, 호박, 고추, 달래, 배추, 파, 양파, 신선초, 비트, 셀러리, 케일, 오이, 숙주나물, 미나리
- **육류, 해물** : 말고기, 고양이고기, 돼지고기, 우렁, 게, 굴, 해삼, 새우, 가자미
- **과일** : 배, 복숭아, 멜론, 파인애플, 바나나, 참외, 딸기, 토마토
- **마실 것, 조미료** : 생강차, 수정과, 결명자차, 구기자차, 맥아당, 토마토주스, 참기름, 토마토 케첩, 된장, 고추, 후추, 생강, 고추장, 겨자

⟪⟪ 명상 처방

1 노래 부르기 20분
2 앉아 주제가 있는 명상

| 21. 남성 소음인 토형 |

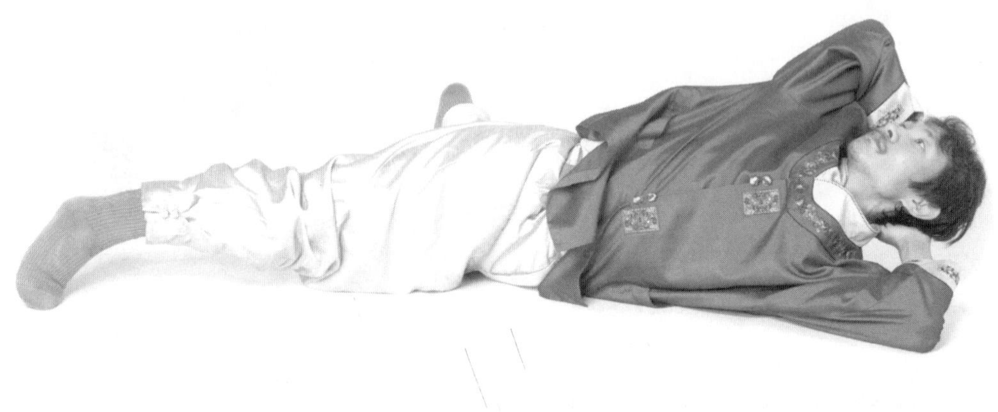

* 목 뒤에서 깍지를 끼고 내쉬는 숨에 상체 비틀기를 한 다음 호흡을 한다.
* 남성 소음인 토형의 수련을 한 다음 여성 소양인 수형의 수련을 한다.
* 남성 소음인 토형의 선천적 기운을 조화시켜 준다.
* 1-12회 20분

⟨⟨⟨ 섭생법

다음의 식사가 좋다. 다만 남성은 불이고 여성은 물이라고 했다. 순서는 화식을 먼저 하고 생식을 하는 것이 좋다.
* **곡식** : 찹쌀, 차조, 기장, 피
* **야채, 근과** : 목이버섯, 팽이버섯, 엉겅퀴, 후추, 고추, 파, 쑥, 돌나물, 파슬리, 고구마줄기, 시금치, 미나리, 마늘, 생강, 고구마, 감자, 당근, 연근, 김, 미역, 파래, 다시마
* **육류, 해물** : 소고기, 염소고기, 노루고기, 꿩고기, 닭고기, 오리고기, 메뚜기, 미꾸라지, 조기, 북어, 멸치
* **과일** : 감, 대추, 귤, 사과, 복숭아, 자몽, 레몬, 오렌지, 석류, 호박
* **마실 것, 조미료** : 생강차, 인삼차, 구기자차, 칡차, 오렌지주스, 사과주스, 레몬차, 계피, 겨자, 카레, 치즈

⟨⟨⟨ 명상 처방

1 앉아 주제가 있는 명상(기도)
2 걷기 20분

| 35. 여성 소양인 수형 |

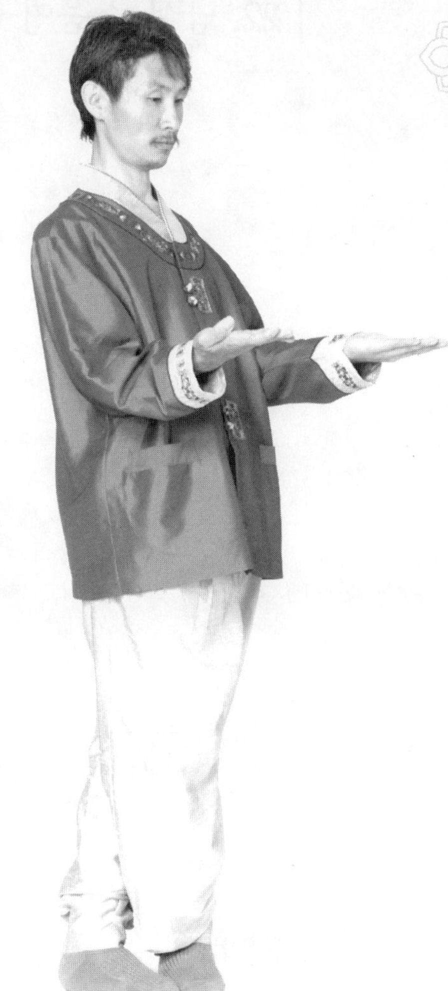

- 바르게 선 자세에서 다리는 닫고 교차 후 손목 앞
  으로 한 다음 손바닥이 천장을 향하도록 자세를 취
  한다.
- 여성 소양인 수형의 수련을 한 다음 남성 소음인
  토형의 수련을 한다.
- 여성 소양인 수형의 선천적 기운을 조화시켜 준다.
- 1-12회 20분

⟨⟨⟨ 섭생법

다음의 식사가 좋다. 다만 여성은 물이고 남성은 불이라고 했다. 순서는 생식을 먼저 하고 화
식을 하는 것이 좋다.

- 곡식 : 콩, 옥수수, 서목태, 옥수수, 녹두
- 야채 : 영지버섯, 느타리버섯, 도토리묵, 박하, 아욱, 비듬, 호박, 콩잎, 신선초, 비트, 셀러
  리, 케일, 오이, 콩나물, 숙주나물, 미나리, 김, 미역, 다시마
- 육류, 해물 : 돼지고기, 우렁, 게, 굴, 해삼, 새우, 가자미, 명란젓
- 과일 : 밤, 수박, 멜론, 파인애플, 바나나, 참외, 딸기, 토마토
- 마실 것, 조미료 : 두유, 결명자차, 구기자차, 보리차, 토마토주스, 토마토케첩, 참기름

⟨⟨⟨ 명상 처방

1 노래 부르기 20분
2 앉아 주제가 있는 명상(기도)

| 22. 남성 소음인 금형 |

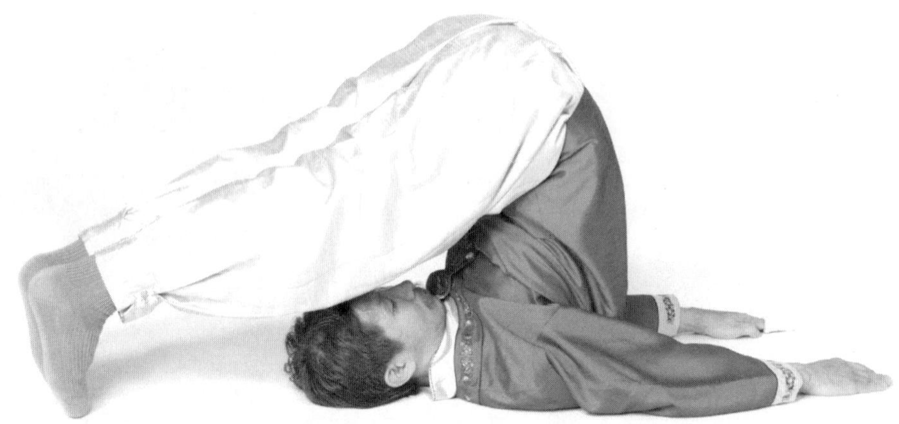

> • 누워 두 다리를 들어 머리 뒤로 넘겨 준 다음 호흡을 한다.
> • 남성 소음인 금형의 수련을 한 다음 여성 소양인 목형의 수련을 한다.
> • 남성 소음인 금형의 선천적 기운을 조화시켜 준다.
> • 1-12회 20분

⟪⟪ 섭생법

다음의 식사가 좋다. 다만 남성은 불이고 여성은 물이라고 했다. 순서는 화식을 먼저 하고 생식을 하는 것이 좋다.

• 곡식 : 율무, 현미, 찹쌀, 차조, 기장
• 야채, 근과 : 목이버섯, 팽이버섯, 엉겅퀴, 후추, 고추, 박하, 파, 양파, 배추, 쑥, 돌나물, 파슬리, 시금치, 마늘, 생강, 무, 고구마, 감자, 당근, 김, 미역, 파래, 다시마
• 육류, 해물 : 말고기, 염소고기, 노루고기, 고양이고기, 꿩고기, 닭고기, 오리, 메뚜기, 미꾸라지, 조기, 북어, 멸치
• 과일 : 배, 귤, 사과, 자몽, 레몬, 오렌지, 대추, 석류, 인삼, 꿀
• 마실 것, 조미료 : 생강차, 수정과, 인삼차, 오렌지주스, 사과주스, 레몬차, 계피, 겨자, 카레, 치즈, 고추, 후추, 생강, 고추장

⟪⟪ 명상 처방

1 앉아 주제가 있는 명상(기도)
2 걷기 20분

| 31. 여성 소양인 목형 |

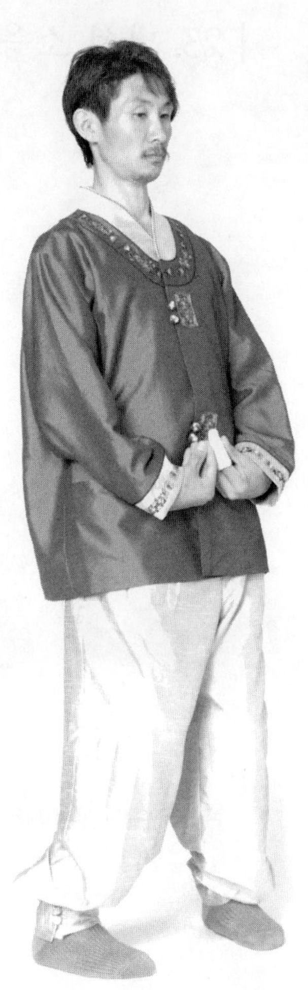

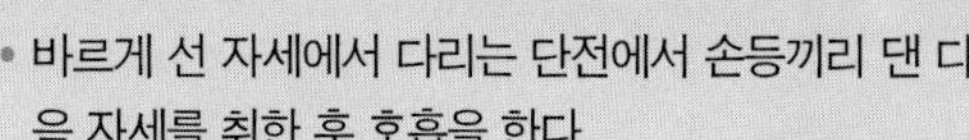

- 바르게 선 자세에서 다리는 단전에서 손등끼리 댄 다음 자세를 취한 후 호흡을 한다.
- 여성 소양인 목형의 수련을 한 다음 남성 소음인 금형의 수련을 한다.
- 여성 소양인 목형의 선천적 기운을 조화시켜 준다.
- 1-12회 20분

<<< 섭생법

다음의 식사가 좋다. 다만 여성은 물이고 남성은 불이라고 했다. 순서는 생식을 먼저 하고 화식을 하는 것이 좋다.

- **곡식** : 콩, 옥수수, 귀리, 보리, 메밀, 밀, 동부, 팥, 강낭콩, 완두콩, 녹두
- **야채, 근과** : 영지버섯, 느타리버섯, 취나물, 고들빼기, 도토리묵, 박하, 아욱, 비듬, 호박, 냉이, 깻잎, 부추, 풋고추, 쑥갓, 신선초, 비트, 셀러리, 케일, 오이, 숙주나물, 상추, 미나리, 들깨, 땅콩
- **육류, 해물** : 돼지고기, 개고기, 닭고기, 달걀, 우렁, 게, 굴, 해삼, 새우, 가자미
- **과일** : 잣, 귤, 유자, 사과, 앵두, 포도, 매실, 멜론, 파인애플, 바나나, 참외, 토마토, 딸기, 모과
- **마실 것, 조미료** : 오미자차, 유자차, 결명자차, 구기자차, 들깨차, 오렌지주스, 땅콩차, 보리차, 토마토주스, 식초, 참기름, 들기름, 마가린, 토마토케첩, 된장

<<< 명상 처방

1 노래 부르기 20분
2 앉아 주제가 있는 명상(기도)

| 23. 남성 소음인 수형 |

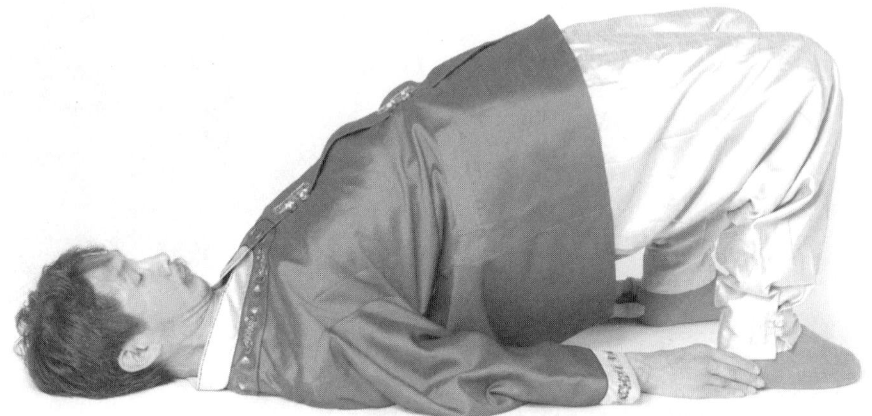

- 누워 무릎을 구부려 세운 다음 발목을 잡고 내쉬는 숨에 골반을 들어주고 호흡을 한다.
- 남성 소음인 수형의 수련을 한 다음 여성 소양인 화형의 수련을 한다.
- 남성 소음인 수형의 선천적 기운을 조화시켜 준다.
- 1-12회 20분

⟪⟪ 섭생법

다음의 식사가 좋다. 다만 남성은 불이고 여성은 물이라고 했다. 순서는 화식을 먼저 하고 생식을 하는 것이 좋다.
- 곡식 : 콩, 기장, 찹쌀, 차조, 서목태
- 야채, 근과 : 목이버섯, 팽이버섯, 엉겅퀴, 후추, 고추, 파, 쑥, 돌나물, 파슬리, 시금치, 마늘, 생강, 고구마, 감자, 당근, 김, 미역, 파래, 다시마, 인삼, 마
- 육류, 해물 : 돼지고기, 염소고기, 노루고기, 꿩고기, 닭고기고기, 오리, 메뚜기, 미꾸라지, 해삼, 조기, 북어, 멸치, 조개젓, 새우젓, 명란젓
- 과일 : 대추, 귤, 사과, 복숭아, 자몽, 레몬, 오렌지, 석류
- 마실 것, 조미료 : 생강차, 인삼차, 오렌지주스, 사과주스, 레몬차, 두유, 계피, 겨자, 카레, 치즈, 꿀, 소금

⟪⟪ 명상 처방

1 앉아 주제가 있는 명상(기도)
2 걷기 20분

| 32. 여성 소양인 화형 |

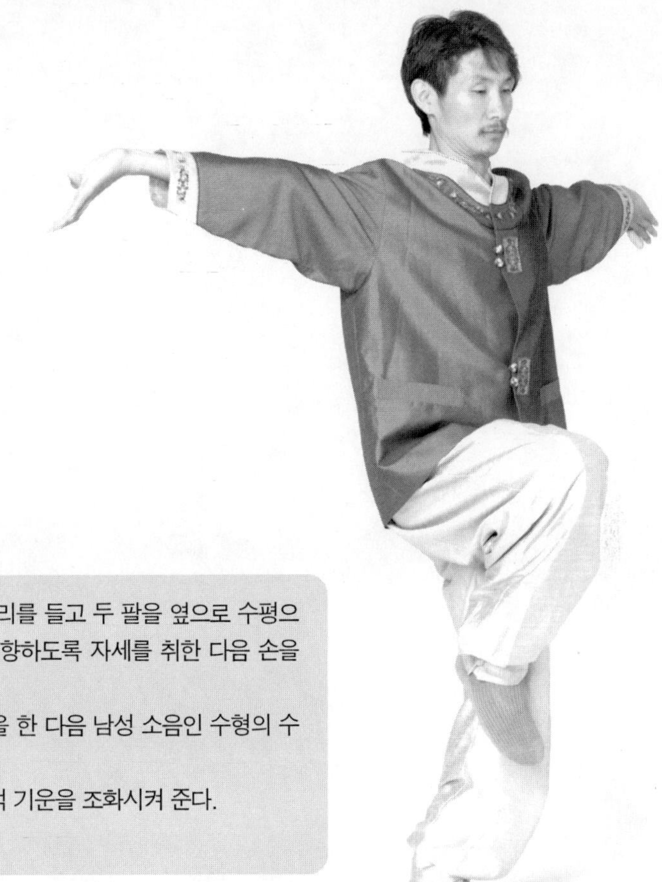

- 바르게 선 자세에서 한 다리를 들고 두 팔을 옆으로 수평으로 한후 손바닥이 천장을 향하도록 자세를 취한 다음 손을 꺾어주고 호흡을 한다.
- 여성 소양인 화형의 수련을 한 다음 남성 소음인 수형의 수련을 한다.
- 여성 소양인 화형의 선천적 기운을 조화시켜 준다.
- 1-12회 20분

<<< 섭생법

다음의 식사가 좋다. 다만 여성은 물이고 남성은 불이라고 했다. 순서는 생식을 먼저 하고 화식을 하는 것이 좋다.
- 곡식 : 콩, 수수, 보리, 옥수수, 녹두
- 야채, 근과: 영지버섯, 느타리버섯, 도토리묵, 박하, 씀바귀, 쑥, 아욱, 비듬, 호박, 신선초, 비트, 셀러리, 케일, 쑥갓, 상추, 더덕, 도라지
- 육류, 해물 : 염소고기, 돼지고기, 우렁, 게, 굴, 해삼, 새우, 가자미
- 과일 : 은행, 멜론, 파인애플, 바나나, 참외, 해바라기씨, 딸기, 토마토
- 마실 것, 조미료 : 영지차, 결명자차, 구기자차, 홍차, 토마토주스, 커피, 술, 자장

<<< 명상 처방

1 노래 부르기 20분
2 앉아 주제가 있는 명상 (기도)

24. 남성 소음인 표준인은 앞의 남성 소음인 동작을 고루 하면 된다.
36. 여성 소양인 표준인은 앞의 여성 소양인 동작을 고루 하면 된다.

제4장 생활한글

1) 후천감성의 표기

숫자와 문자는 쓰임이 엄연히 구분된다. 숫자에 있는 가감승제는 문자에 없고, 문자에 있는 주어 서술어는 숫자에 없다. 당연히 감성문자의 쓰임도 다르다. 느낌한글을 통해 후천적 감성변화를 표기할 수 있다. 이는 자신의 감성을 객관화된 도구의 사용으로 표기함으로써 말로 자기 자신을 표기하거나 행동으로 표현하거나 하는 대신 사용함으로써 상황을 좀더 객관화시킬 수 있다. 물론 많은 사람들이 이 느낌한글을 사용했을 때이다. 그래서 이것을 중심으로 감성을 서로 알아차리고 소통하고 공유한다면 감성의 문제를 지혜롭게 헤쳐 나갈 수 있는 것이다. 뒤에서 보는 후천감성의 해석이 여기에 해당된다.

2) 교육·의학·패션·이모티콘에 활용

조심스럽지만 느낌한글을 더욱 발전시켜 정확성을 높여가고 많은 사람들이 상용하게 된다면 아이들의 교육에 이를 채택하여 아이때부터 감성에 대해 공부를 할 수 있겠다. 의학에의 활용은 지금도 충분히 가능하다고 생각된다. 기운의 음양, 한의학의 음양, 병을 나타낼 때 크게 걸림이 없이 표기가 가능하다. 패션은 말할 것도 없다. 남녀 또는 체질별 색과 모양의 선택에 아주 유용하게 쓰일 것이다. 또한 이모티콘과 결합하여 본질적 감성과 표피적 감성을 함께 나타낼 수 있겠다. 특히 기존에는 나타낼 수 없는 감성의 실명화가 가능할 것이고 복부의 감성 등의 표현도 가능할 것이다. 그래서 감성소통을 하는데 훨씬 다양하고 풍요로울 것이다. 또한 본인의 선천감성 및 본질과 표준을 잃지 않아 감성의 실명화를 통한 공유가 가능함으로써 소리 없이 감성을 소통하고 감성의 문제를 해결해 나가는데 필요한 역할을 할 것이다.

3) 가족과 구성원의 통합과 소통의 매개체로 활용

사람의 삶은 갈등과 화해가 반복된다. 가족간, 민족 구성원간에도 갈등은 언제나 존재한다. 그리고 감성의 갈등도 그 중의 하나이다. 옛 말씀에 노력해서 안 되는 일은 없다고 했다. 노력하면 된다. 몇 차례 언급했지만 느낌한글도 그 역할을 할 수 있다고 생각한다. 감성의 상황은 아무래도 감성문자가 났다. 숫자나 문자보다는 더 나을 것으로 생각된다. 느낌한글이 지금부터 시작하여 일반화 된다면 감성의 갈등은 대단히 줄어들 것이다. 이는 우수한 의사소통 도구인 한글이 사람들의 생각을 소통시킴으로써 생각의 공유를 통해 생각의 문제를 해결한 것과 같다. 느낌한글이 그 역할을 하는데 기여했으면 한다.

4) 성별·인종·문화·국가간의 감성 매개체로 활용

감성은 성별·인종·문화·국가간에 때로 힘들다. 표현되지 못해서 막연하고 막연하니 소통도 순환도 객관적 공유도 어렵다. 마음한글에서 살펴 본 것처럼 감성은 중계도구에 의해 음양의 조화와 오행의 순환 등으로 끊임없이 작동하는 것이 필요하다. 그래야 문제가 줄어든다. 이때 필요한 것이 그 사람 혹은 나라가 얼마나 부자인가 하는 숫자도, 생각이 어떨 것인가 하는 문자도 아닌 감성문자다. 마치 문자에 의한 이름처럼 숫자에 의한 생년월일처럼 맡겨 버려서 그것으로 세상을 운영하는 것처럼 감성문자를 통해 감성을 어느 정도 맡길 수 있다면, 그리고 서로가 그것을 인정하여 공유할 수 있다면 세상의 감성은 더 쉽게 소통되고 풍요로와 질 것이다.

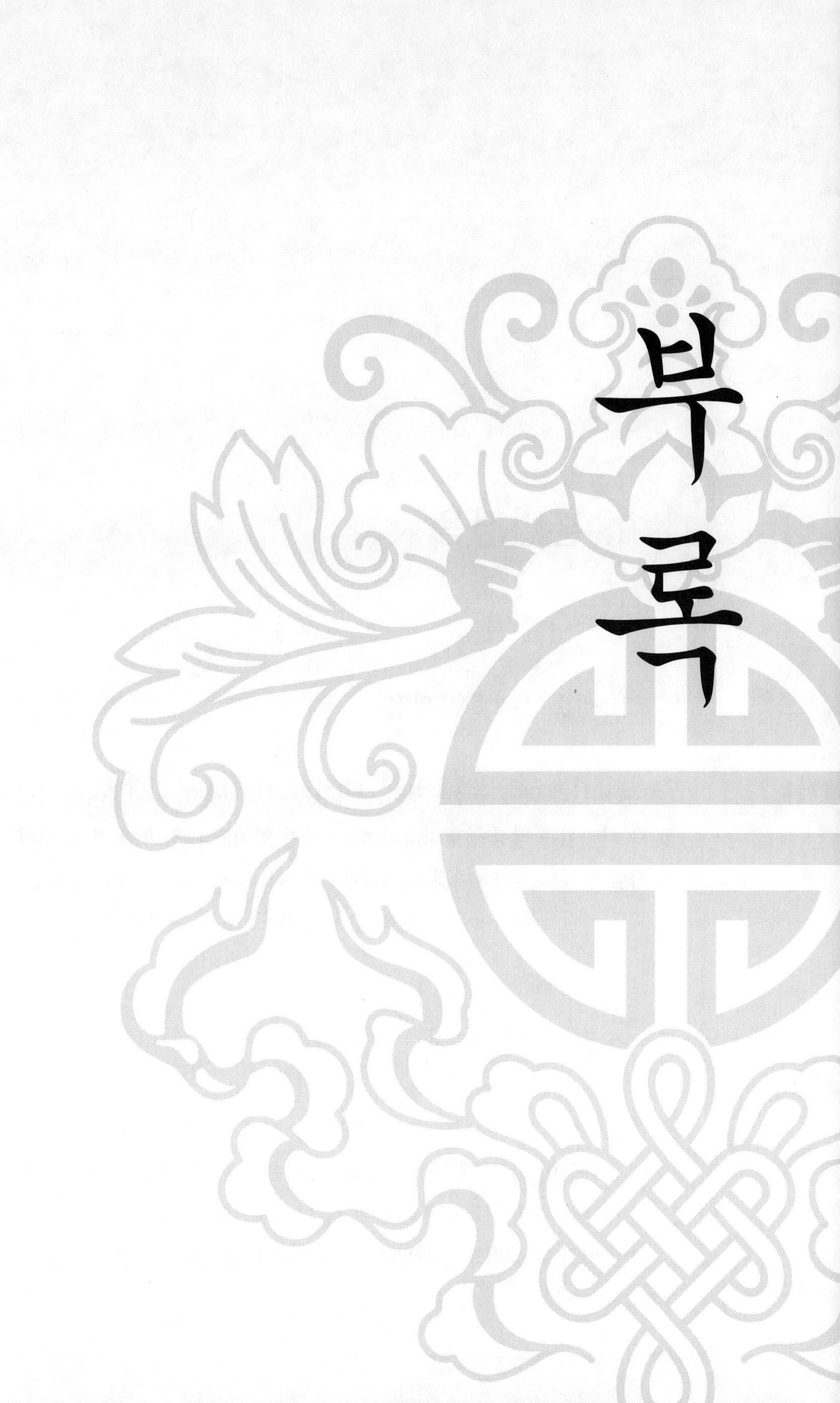
부록

1. 훈민정음

1) 세종어제훈민정음

우리나라 말이 중국과 달라 한자와는 서로 통하지 아니하여서 이런 까닭으로 어리석은 백성이 말하고자 하는 바가 있어도 마침내 제 뜻을 펴지 못하는 사람이 많다. 내가 이것을 가엾게 생각하여 새로 스물 여덟 글자를 만드니, 모든 사람들로 하여금 쉽게 읽혀서 날마다 쓰는데 편하고자 할 따름이다.

2) 훈민정음 해례

천지에는 오직 하나의 도가 있으니 오직 음양오행일 뿐이다. 곤과 복의 사이가 태극이 되고, 움직이고 멎고 한 다음에 음과 양이 생겨나는 것이다. 무릇 생명을 가진 것들로써 하늘과 땅 사이에 있는 것들은 음양을 버리고 어디로 돌아가랴. 그러므로 사람의 소리도 다 음양의 이치가 있는 것인데 사람이 살피지 못할 뿐이다. 이제 정음을 만듦도 애초부터 슬기와 노고로 찾은 것이 아니라 다만 그 소리에 의하여 이치를 다한 것이다. 이치가 이미 둘이 아니니 어찌 천지 귀신과 함께 그 쓰임을 같이 하지 않겠는가? 정음 스물 여덟자는 각각 그 모양을 본떠서 만들었다(이하 생략).

3) 훈민정음 해례의 서

천지자연의 소리가 있으면 글이 있다. 옛 사람이 소리에 의하여 글자를 만들어 만물과의 뜻을 통하고 삼재의 도를 실어서 후세인들이 바꿀 수 없다. 그런데 사방의 풍토가 서로 나누어져 있고 그래서 소리도 또한 다르다. 대개 다른 나라의 말은 소리는 있어도 글자가 없어서 중국의 글자를 빌려 씀으로 통하였다. 이것은 마치 도끼 자루가 구멍이 맞지 않아서 헐거움과 같으니 어찌 통달하여 거리낌이 없을 것이겠는가? 모두 각각의 입장에서 편안하도록 하는 것이 반드시 필요하고 억지로 같게 할 수는 없는 것이다(이하 생략).

4) 훈민정음 해례에 의한 한글의 자연원리 및 본질 상징

① 〔 · 〕: 하늘 상징, 이와 기의 동시 상징, 중심과 주변의 동시 상징, 잉태상징
② 〔 ㅡ 〕: 땅 상징, 죽음 상징, 소멸 상징
③ 〔 ㅣ 〕: 사람 상징, 삶 상징, 인생 상징
④ 자음과 모음의 오행

목 : ㄱ, ㄲ, ㅋ, ㅏ, ㅕ　　　　화 : ㄴ, ㄷ, ㄹ, ㅌ, ㅜ, ㅛ

토 : ㅁ, ㅂ, ㅍ, 〔·〕, ㅡ　　　　금 : ㅅ, ㅈ, ㅆ, ㅉ, ㅊ, ㅓ, ㅑ

수 : ㅇ, ㅎ, ㅗ, ㅠ

(訓民正音)

則並書終聲同。
ㆍㅡㅗㅜㅛㅠ附書初聲之下。ㅣㅏㅓㅑㅕ附書於右。凡字必合而成音。左加一點則去聲。二則上聲。無則平聲。入聲加點同而促急

(訓民正音解例)

訓民正音解例

制字解

天地之道。一陰陽五行而已。坤復之間爲太極。而動靜之後爲陰陽。凡有生類在天地之間者。捨陰陽而何之。故人之聲音。咸有陰陽之理。顧人不察耳。今正音之作。初非智營而力索。但因其聲音而極其

(訓民正音解例 序)

되爲螢。ㅂ如섭爲薪 굽爲蹄。ㅁ如범爲虎 심爲泉。ㅅ如잣爲海松 못爲池。ㄹ如ᄃᆞᆯ爲月 별爲星之類

有天地自然之聲則必有天地自然之文。所以古人因聲制字。以通萬物之情以載三才之道。而後世不能易也。然四方風土區別聲氣亦隨而異焉。盖外國

資憲大夫禮曹判書集賢殿大提學知春秋館事世子右賓客臣鄭麟趾拜手稽首謹書

訓民正音

2. 자신의 사상체질을 판단하는 문진법

체질을 판단하는 이유는 서로 다르기 때문으로 체질을 알면 본인의 성향에 따른 좋은 섭생과 운동을 알 뿐만 아니라, 상대방과 맞출 수 있으므로 인간 관계에 크게 도움이 된다. 또한 진단법으로는 시진과 문진 등이 있는데 아래의 문진법은 1번은 태양인, 2번은 소양인, 3번은 태음인, 4번은 소음인의 특성을 나타낸다. 따라서 1, 2, 3, 4번의 체질 중 많이 해당되는 번호가 본인의 사상체질이라 할 수 있다. 먼저 분별 내용을 명시한 것은 이 방법이 자신의 체질을 찾는데 더욱 유리할 뿐만 아니라 공부도 되기 때문이다.

1. 몸통을 4등분 했을 때 몸체의 특징이다

1. 목덜미가 굵고 머리와 얼굴이 발달되었다.
2. 등과 가슴, 갈비뼈 등의 흉곽과 어깨가 발달되어 있다.
3. 허리, 옆구리, 배가 굵고 통통하다.
4. 엉덩이와 골반이 발달되었다.

2. 몸통의 상대적 비교이다

1. 목덜미가 강하고 굵되 허리와 배는 덜하다.

2. 등과 가슴, 어깨는 발달되어 있되 엉덩이와 골반은 덜하다.

3. 허리, 옆구리 배는 퉁퉁하되 목과 얼굴은 덜하다.

4. 엉덩이와 골반은 발달되어 있되 등 가슴 어깨는 덜하다.

3. 체구의 특징이다

1. 튀고 당당한 체구이다.

2. 민첩하고 경쾌한 체구이다.

3. 비만하고 크고 무거운 체구이다.

4. 조신하고 단아한 체구이다.

4. 체구의 상대적 특징이다

1. 튀고 당당하되 무거움이 덜하다.

2. 민첩하고 경쾌하되 단아함이 덜하다.

3. 비만하고 무겁되 튀지 못하다.

4. 조신하고 단아하되 경쾌하지 못하다.

5. 피부의 특징이다

1. 표면의 밀도가 높고 건조하고 강해 보인다.

2. 표면의 밀도가 높지만 건조하고 창백해 보인다.

3. 표면의 밀도가 낮아 두텁고 땀구멍이 커 거칠어 보인다.

4. 표면의 밀도가 낮지만 부드럽고 땀구멍이 작아 고와 보인다.

6. 눈빛이다

1. 눈빛이 강렬하고 빛이 난다.

2. 눈빛이 반사적이고 예리하다.

3. 눈빛이 밝지 않고 침침하다.

4. 눈빛이 순하고 눈웃음을 잘 짓는다.

7. 성격의 특징이다

1. 거침이 없는 성격이다.

2. 옳지 않으면 참지 못하는 성격이다.

3. 느긋하게 포용하는 성격이다.

4. 정확하고 세심한 성격이다.

8. 성격의 상대적 특징이다

1. 거침이 없되 포용력이 약하다.

2. 옳지 않으면 참지 못하되 세심함이 부족하다.

3. 느긋하고 포용하되 과단성이 부족하다.

4. 정확하고 세심하되 행함이 부족한 성격이다.

9. 목소리이다

1. 강하고 성량이 풍부하다.

2. 맑고 힘이 있되 성량은 작다.

3. 다소 굵고 탁하고 무겁다.

4. 다소 조용하고 감미롭다.

10. 말투의 특징이다

1. 명령투의 말을 쓴다.

2. 반말투의 말을 쓴다.

3. 과묵하다.

4. 청유형 말투를 쓴다.

11. 말투의 상대적 특징이다

1. 명령투의 말을 하되 과묵하기가 어렵다.

2. 반말투의 말을 하되 청유형 말투를 쓰기가 어렵다.

3. 과묵하되 명령투의 말을 쓰기가 어렵다.

4. 청유형 말투를 쓰되 반말투를 쓰기가 어렵다.

12. 대화 즉 말의 방식이다

1. 직접적인 말하기 중심의 말을 한다.

2. 전체적인 상황중심의 말을 한다.

3. 간접적인 듣기 중심의 말을 한다.

4. 구체적인 설명중심의 말을 한다.

13. 대화의 상대적 비교이다

1. 직접적으로 말하기는 쉽고 간접적으로 듣는 것이 어렵다.
2. 전체적인 상황중심의 말을 하기는 쉽고 구체적인 설명중심의 말이 어렵다.
3. 간접적인 듣기 중심의 말을 하기는 쉽고 직접적인 말을 하기는 어렵다.
4. 구체적인 설명중심의 말을 하기는 쉽고 전체적인 상황중심의 말을 하기는 어렵다.

14. 걸음걸이이다

1. 꼿꼿하고 튀는 듯하다.
2. 날렵하고 경쾌하다.
3. 느리고 팔자걸음을 걷는다.
4. 자연스럽고 얌전하다.

15. 일에 대한 구분이다

1. 진취적이고 추진력이 강하다.
2. 일 벌이기를 잘한다.
3. 느리고 꾸준하다.
4. 세밀하고 꼼꼼하다.

16. 일에 대한 상대적 비교이다

1. 진취적이고 추진력이 강하되 느리고 꾸준하지 못하다.
2. 일 벌이기는 잘하되 세밀함이 없어 마무리가 부족하다.
3. 느리고 꾸준하되 진취적이지 못하다.
4. 세밀하고 꼼꼼하되 일에 대한 도전정신이 부족하다.

17. 배려의 방식이다

1. 상대방을 배려하기 어려운 특성을 가졌다.
2. 상대방에 배려를 하지도, 않지도 않는 특성을 가졌다.
3. 상대방을 표시나지 않게 배려하는 특성을 가졌다.
4. 상대방을 배려하되 표가 나기 쉽다.

18. 사회를 대하는 방식이다

1. 급진적이고 함부로 행동한다.
2. 외향적이고 과시욕이 강하다.

3. 보수적이고 욕심이 많다.

4. 온순하고 편안하고자 한다.

19. 행동양식이다

1. 공격적인 행동을 한다.

2. 새로운 것을 찾으려한다.

3. 보수적 행동을 한다.

4. 방어적 행동을 한다.

20. 성품이다

1. 누구와도 잘 사귀는 특성을 가졌다.

2. 남의 일에 희생을 아끼지 않고 보람을 느낀다.

3. 말이 적어 조용하고 포용력이 뛰어나다.

4. 내성적이고 소극적이되 외유내강형이다.

21. 성향이다

1. 1초 전 일도 옛날이어서 관심 없다.

2. 간섭하지 않고 내버려둔다.

3. 모든 것을 포용한다.

4. 세밀하고 정확하게 구분한다.

22. 일에 대한 태도 중 부정적인 것이다

1. 일이 되지 않으면 크게 분노한다.

2. 남의 일에는 희생을 아끼지 않되 자신의 일이나 가정의 일에는 소홀한 경향
   이 있다.

3. 잘못 된 줄 알면서도 일을 끝까지 밀고 나가는 면이 있다.

4. 자기가 하는 일을 남이 손대는 것을 싫어한다.

23. 같은 성(性)에 대한 사람의 선호도이다

1. 태양인이 편하다.

2. 소양인이 편하다.

3. 태음인이 편하다.

4. 소음인이 편하다.

24. 다른 성(性)에 대한 사람의 선호도이다

1. 태음인이 좋다.
2. 소음인이 좋다.
3. 태양인이 좋다.
4. 소양인이 좋다.

25. 대인관계이다

1. 처음 만나도 사람을 잘 사귄다.
2. 교제에 능숙하다.
3. 처음이 어렵지만 무난하게 두루두루 관계를 잘 유지한다.
4. 개인적 교제는 잘하지만 공적인 교류는 서투르다.

26. 상황에 대한 선택의 선호도이다

1. 상황을 무시하고 과감한 선택을 한다.
2. 상황을 지켜보며 용감한 선택을 한다.
3. 느긋한 선택을 한다.
4. 선택을 망설인다.

27. 신체적 증상이다

1. 다른 증상 없이 보행하기 힘든 경우가 있다.
2. 무안을 당하면 얼굴이 붉어진다.
3. 건망증이 심하다는 것을 느낀다.
4. 평소에 한숨을 많이 쉰다.

28. 좋은 건강 상태이다

1. 소변이 잘 나올 때
2. 대변이 잘 나올 때
3. 땀이 잘 나올 때
4. 소화가 잘 될 때

29. 내면에 잠재된 부정적 성향이다

1. 음흉한 측면이 있다.
2. 심리적으로 불안한 측면이 있다.
3. 제멋대로의 측면이 있다.
4. 경망스런 측면이 있다.

30. 음식물이다

1. 찬 음식이 편하다.
2. 생 채식이 편하다.
3. 따뜻한 음식이 편하다.
4. 마른 음식이 편하다.

31. 편한 음식이다

1. 메밀, 냉면, 새우, 조개류(굴·소라·전복), 게, 해삼, 붕어, 나물, 굴, 전복, 소라, 붕어, 문어, 뱅어, 오징어, 게, 해삼 등
2. 보리, 팥, 피, 녹두, 좁쌀, 메밀, 돼지고기, 달걀, 오리고기, 굴, 해삼, 새우, 전복, 가물치, 복어, 자라, 우렁이, 멍게, 게, 가제, 잉어, 가자미, 배추, 오이, 가지, 호박, 상추, 우엉, 감자, 미나리, 당근 등
3. 밀, 콩, 율무, 들깨, 수수, 현미, 소고기, 우유, 버터, 치즈, 간유, 명란, 우렁이, 뱀장어, 대구, 미역, 다시마, 김, 게, 해조류, 배, 무, 도라지, 연근, 마(산약), 토란, 버섯, 더덕, 당근, 고사리, 밀가루음식, 두부 등
4. 찹쌀, 조, 김, 닭고기, 양고기, 염소고기, 노루고기, 꿩고기, 개고기, 명태, 미꾸라지, 도미, 조기, 멸치, 민어, 시금치, 미나리, 양배추, 쑥갓, 파, 마늘, 생강, 고추, 들깨, 겨자, 후추, 카레 등

32. 편한 과일이다

1. 포도, 머루, 다래, 감, 앵두, 모과
2. 수박, 참외, 딸기, 바나나, 파인애플
3. 밤, 잣, 호두, 은행, 배, 매실, 살구, 자두
4. 사과, 귤, 토마토, 복숭아, 대추

33. 보충할 필요를 느끼는 체질이다

1. 태음인
2. 소음인
3. 태양인
4. 소양인

가림출판사 · 가림M&B · 가림Let's에서 나온 책들

문 학

바늘구명
켄 폴리트 지음 / 홍영의 옮김 / 신국판 / 342쪽 / 5,300원

레베카의 열쇠
켄 폴리트 지음 / 손연숙 옮김 / 신국판 / 492쪽 / 6,800원

암병선
니시무라 쥬코 지음 / 홍영의 옮김 / 신국판 / 300쪽 / 4,800원

첫키스한 얘기 말해도 될까
김정미 외 7명 지음 / 신국판 / 228쪽 / 4,000원

사미인곡 上 · 中 · 下
김충호 지음 / 신국판 / 각 권 5,000원

이내의 끝자리
박수완 스님 지음 / 국판변형 / 132쪽 / 3,000원

너는 왜 나에게 다가서야 했는지
김충호 지음 / 국판변형 / 124쪽 / 3,000원

세계의 명언
편집부 엮음 / 신국판 / 322쪽 / 5,000원

여자가 알아야 할 101가지 지혜
제인 아서 엮음 / 지창국 옮김 / 4×6판 / 132쪽 / 5,000원

현명한 사람이 읽는 지혜로운 이야기
이정민 엮음 / 신국판 / 236쪽 / 6,500원

성공적인 표정이 당신을 바꾼다
마츠오 도오루 지음 / 홍영의 옮김 / 신국판 / 240쪽/ 7,500원

태양의 법
오오카와 류우호오 지음 / 민병수 옮김 / 신국판 / 246쪽 / 8,500원

영원의 법
오오카와 류우호오 지음 / 민병수 옮김 / 신국판 / 240쪽 / 8,000원

석가의 본심
오오카와 류우호오 지음 / 민병수 옮김 / 신국판 / 246쪽 / 10,000원

옛 사람들의 재치와 웃음
강형중 · 김경익 편저 / 신국판 / 316쪽 / 8,000원

지혜의 쉼터
쇼펜하우어 지음 / 김충호 엮음 / 4×6판 양장본 / 160쪽 / 4,300원

헤세가 너에게
헤르만 헤세 지음 / 홍영의 엮음 / 4×6판 양장본 / 144쪽 / 4,500원

사랑보다 소중한 삶의 의미
크리슈나무르티 지음 / 최윤영 엮음 / 신국판 / 180쪽 / 4,000원

장자-어찌하여 알 속에 털이 있다 하는가
홍영의 엮음 / 4×6판 / 180쪽 / 4,000원

논어-배우고 때로 익히면 즐겁지 아니한가
신도회 엮음 / 4×6판 / 180쪽 / 4,000원

맹자-가까이 있는데 어찌 먼 데서 구하려 하는가
홍영의 엮음 / 4×6판 / 180쪽 / 4,000원

아름다운 세상을 만드는 사랑의 메시지 365
DuMont monte Verlag 엮음 / 정성호 옮김 /
4×6판 변형 양장본 / 240쪽 / 8,000원

황금의 법
오오카와 류우호오 지음 / 민병수 옮김 / 신국판 / 320쪽 / 12,000원

왜 여자는 바람을 피우는가?
기젤라 룬테 지음 / 김현성 · 진정미 옮김 / 국판 / 200쪽 / 7,000원

건 강

식초건강요법 건강식품연구회 엮음 / 신재용(해성한의원 원장) 감수
가장 쉽게 구할 수 있고 경제적인 식품이면서 상상할 수 없을 정도로 뛰어난 약효를 지닌 식초의 모든 것을 담은 건강지침서! 신국판 / 224쪽 / 6,000원

아름다운 피부미용법 이순희(한독피부미용학원 원장) 지음
피부조직에 대한 기초 이론과 우리 몸의 생리를 알려줌으로써 아름다운 피부, 젊은 피부를 오래 유지할 수 있는 비결 제시!
신국판 / 296쪽 / 6,000원

버섯건강요법 김병각 외 6명 지음
종양 억제율 100%에 가까운 96.7%를 나타내는 기적의 약용버섯 등 신비의 버섯을 통하여 암을 치료하고 비만, 당뇨, 고혈압, 동맥경화 등 각종 성인병 예방을 위한 생활 건강 지침서! 신국판 / 286쪽 / 8,000원

성인병과 암을 정복하는 유기게르마늄
이상현 편저 / 캬오 샤오이 감수
최근 들어 각광을 받고 있는 새로운 치료제인 유기게르마늄을 통한 성인병, 각종 암의 치료에 대해 상세히 소개.
신국판 / 312쪽 / 9,000원

난치성 피부병 생약효소연구원 지음
현대의학으로도 치유불가능했던 난치성 피부병인 건선 · 아토피(태열)의 완치요법이 수록된 건강 지침서. 신국판 / 232쪽 / 7,500원

新 방약합편 정도명 편역
자신의 병을 알고 증세에 맞춰 스스로 처방을 할 수 있고 조제할 수 있는 보약 506가지 수록. 신국판 / 416쪽 / 15,000원

자연치료의학 오홍근(신경정신과 의학박사 · 자연의학박사) 지음
대한민국 최초의 자연의학박사가 밝힌 신비의 자연치료의학으로 자연산물을 이용하여 부작용 없이 치료하는 건강 생활 비법 공개!!
신국판 / 472쪽 / 15,000원

약초의 활용과 가정한방 이인성 지음
주변의 흔한 식물과 약초를 활용하여 각종 질병을 간편하게 예방 · 치료할 수 있는 비법제시. 신국판 / 384쪽 / 8,500원

역전의학 이시하라 유미 지음 / 유태종 감수
일반상식으로 알고 있는 건강상식에 대해 전혀 새로운 관점에서 비판하고 아울러 새로운 방법들을 제시한 건강 혁명 서적!!
신국판 / 286쪽 / 8,500원

이순희식 순수피부미용법 이순희(한독피부미용학원 원장) 지음
자신의 피부에 맞는 관리법으로 스스로 피부관리를 할 수 있는 방법을 제시하고 책 속 부록으로 천연팩 재료 사전과 피부 타입별 팩 고르기.
신국판 / 304쪽 / 7,000원

21세기 당뇨병 예방과 치료법 이현철(연세대 의대 내과 교수) 지음
세계 최초 유전자 치료법을 개발한 저자가 당뇨병과 대항하여 가장 확실하게 이길 수 있는 당뇨병에 대한 올바른 이론과 발병시 대처 방법을 상세히 수록!
신국판 / 360쪽 / 9,500원

신재용의 민의학 동의보감 신재용(해성한의원 원장) 지음
주변의 흔한 먹거리를 이용해 신비의 명약이나 보약으로 활용할 수 있는 건강

해 창업전략과 성공전략을 제시한다.
신국판 / 340쪽 / 12,000원

최적의 타이밍에 내 집 마련하는 기술 이원재 지음
부동산을 통한 재테크의 첫걸음 '내 집 마련'의 결정판. 체계적이고 한눈에
쏙 들어 오는 '내 집 장만 과정'을 쉽게 풀어놓은 부동산재테크서.
신국판 / 248쪽 / 10,500원

컨설팅 세일즈 *Consulting sales* 임동학 지음
발로 뛰는 영업이 아니라 머리로 하는 영업이 절실히 요구되는 시대 상황에
맞추어 고객지향의 세일즈, 과제해결 세일즈, 구매자와 공급자 간에 서로 만
족하는 세일즈법 제시. 대국전판 / 336쪽 / 13,000원

연봉 10억 만들기 김농주 지음
연봉으로 말해지는 임금을 재테크 하여 부자가 될 수 있는 방법 제시. 고액의
연봉을 받기 위해서 개인이 갖추어야 할 실무적 능력, 태도, 마음가짐, 재테크
수단 등을 각 주제에 따라 구체적으로 제시함으로써 부자를 꿈꾸는 사람들이
그 희망을 이룰 수 있게 해준다. 국판 / 216쪽 / 10,000원

주5일제 근무에 따른 한국형 주말창업 최효진 지음
우리나라 실정에 맞는 주말창업 아이템의 제시 및 창업시 필요한 정보를 얻을
수 있는 곳, 주의해야 할 점, 실전 인터넷 쇼핑몰 창업, 표준사업계획서 등을
수록하여 지금 당장이라도 내 사업을 할 수 있게 해주는 창업 길라잡이서.
신국판 변형 양장본 / 216쪽 / 10,000원

돈 되는 땅 돈 안되는 땅 김영준 지음
부동산 틈새시장에서 성공하는 투자 노하우를 신행정수도 예정지 및 고속철
도 역세권 등 투자 유망지역을 중심으로 완벽하게 수록해 놓은 부동산 재테크
서. 신국판 / 300쪽 / 13,000원

돈 버는 회사로 만들 수 있는 109가지
다카하시 도시노리 지음 / 민병수 옮김
회사경영에서 경영자가 꼭 알아야 할 기본 사항 수록. 내용이 항목별로 정리
되어 있어 원하는 자료를 바로 찾아 볼 수 있는 것이 최대의 장점. 이 책을 통
해서 불필요한 군살을 빼고 강한 근육질을 가진 돈 버는 회사를 만들어 보자.
신국판 / 344쪽 / 13,000원

주 식

개미군단 대박맞이 주식투자
홍성걸(한양증권 투자분석팀 팀장) 지음
초보에서 인터넷을 활용한 주식투자까지 필자의 현장에서의 경험을 바탕으로
한 주식 성공전략의 모든 정보 수록.
신국판 / 310쪽 / 9,500원

알고 하자! 돈 되는 주식투자 이길영 외 2명 공저
일본과 미국의 주식시장을 철저한 분석과 데이터화를 통해 한국 주식시장의
투자의 흐름을 파악함으로써 한국 주식시장에서의 확실한 성공전략 제시!!
신국판 / 388쪽 / 12,500원

항상 당하기만 하는 개미들의 매도·매수타이밍 999% 적중 노하우
강경무 지음
승부사를 꿈꾸며 와신상담하는 모든 이들에게 희망의 등불이 될 것을 확신하
는 Jusicman이 주식시장에서 돈벌고 성공할 수 있는 비결 전격공개!!

신국판 / 336쪽 / 12,000원

부자 만들기 주식성공클리닉 이창희 지음
저자의 경험담을 섞어서 주식이란 무엇인가를 풀어서 써놓은 주식입문서. 초
보자와 자신을 성찰해볼 기회를 가지려는 기존의 투자자를 위해 태어났다.
신국판 / 372쪽 / 11,500원

선물·옵션 이론과 실전매매 이창희 지음
선물과 옵션시장에서 일반인들이 실패하는 원인을 분석하고, 반드시 지켜야
할 투자원칙에 따라 유형별로 실전 매매 테크닉을 터득함으로써 투자를 성공
적으로 할 수 있게 한 지침서!! 신국판 / 372쪽 / 12,000원

너무나 쉬워 재미있는 주가차트 홍성무 지음
주식시장에서는 차트 분석을 통해 주가를 예측하는 투자자만이 주식투자에서
성공하므로 차트에서 급소를 신속, 정확하게 뽑아내 매매타이밍을 잡는 방법

을 알려주는 주식투자 지침서.4×6배판 / 216쪽 / 15,000원

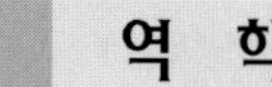 역 학

역리종합 만세력 정도명 편저 / 신국판 / 532쪽 / 10,500원

작명대전 정보국 지음 / 신국판 / 460쪽 / 12,000원

하락이수 해설 이천교 편저 / 신국판 / 620쪽 / 27,000원

현대인의 창조적 관상과 수상
백운산 지음 / 신국판 / 344쪽 / 9,000원

대운용신영부적 정재원 지음 / 신국판 양장본 / 750쪽 / 39,000원

사주비결활용법 이세진 지음 / 신국판 / 392쪽 / 12,000원

컴퓨터세대를 위한 新 성명학대전
박용찬 지음 / 신국판 / 388쪽 / 11,000원

길흉화복 꿈풀이 비법 백운산 지음 / 신국판 / 410쪽 / 12,000원

새천년 작명컨설팅 정재원 지음 / 신국판 / 470쪽 / 13,000원

백운산의 신세대 궁합 백운산 지음 / 신국판 / 304쪽 / 9,500원

동자삼 작명학 남시모 지음 / 신국판 / 496쪽 / 15,000원

구성학의 기초 문길여 지음 / 신국판 / 412쪽 / 12,000원

법률 일반

여성을 위한 성범죄 법률상식 조명원(변호사) 지음
성희롱에서 성폭력범죄까지 여성이었기 때문에 특히 말 못하고 당해야만 했
던 이 땅의 여성들을 위한 성범죄 법률상식서. 사례별 법적 대응방법 제시.
신국판 / 248쪽 / 8,000원

아파트 난방비 75% 절감방법 고영근 지음
예비역 공군소장이 잘못 부과된 아파트 난방비를 최고 75%까지 줄일 수 있
는 방법을 구체적인 법적 근거를 토대로 작성한 아파트 난방비 절감방법 제
시. 신국판 / 238쪽 / 8,000원

일반인이 꼭 알아야 할 절세전략 173선 최성호(공인회계사) 지음
세법을 제대로 알면 돈이 보인다. 현직 공인중계사가 알려주는 합법적으로 세
금을 덜 내고 돈을 버는 절세전략의 모든 것!
신국판 / 392쪽 / 12,000원

변호사와 함께하는 부동산 경매 최환주(변호사) 지음
새 상가건물임대차보호법에 따른 권리분석과 채무자나 세입자의 권리방어기
법은 제시한다. 또한 새 민사집행법에 따른 각 사례별 해설도 수록.
신국판 / 404쪽 / 13,000원

혼자서 쉽고 빠르게 할 수 있는 소액재판 김재용·김종철 공저
나홀로 소액재판을 할 수 있도록 소장작성에서 판결까지의 실제 재판과정을
상세하게 수록하여 이 책 한 권이면 모든 것을 완벽하게 해결할 수 있다.
신국판 / 312쪽 / 9,500원

"술 한 잔 사겠다"는 말에서 찾아보는 채권·채무 변환철(변호사) 지음
일반인들이 꼭 알아야 할 채권·채무에 관한 법률 사항을 빠짐없이 수록.
신국판 / 408쪽 / 13,000원

알기쉬운 부동산 세무 길라잡이 이건우(세무서 재산계장) 지음
부동산에 관련된 모든 세금을 알기 쉽게 단계별로 해설. 합리적이고 탈세가
아닌 적법한 절세법 제시. 신국판 / 400쪽 / 13,000원

알기쉬운 어음, 수표 길라잡이 변환철(변호사) 지음
어음, 수표의 발행에서부터 도난 또는 분실한 경우의 공시최고와 제권판결에
이르기까지 어음, 수표 관련 법률사항을 쉽고도 상세하게 압축해 놓은 생활법
률서. 신국판 / 328쪽 / 11,000원

제조물책임법 강동근(변호사)·윤종성(검사) 공저
제품의 설계, 제조, 표시상의 결함으로 소비자가 피해를 입었을 때 제조업자
가 배상책임을 져야 하는 제조물책임 시대를 맞아 제조업자가 갖춰야 할 법률

적 지식을 조목조목 설명해 놓은 법률서.
신국판 / 368쪽 / 13,000원

알기 쉬운 주5일근무에 따른 임금 · 연봉제 실무

문강분(공인노무사) 지음
최근의 행정해석과 판례를 중심으로 임금관련 문제를 정리하고 기업에서 관심이 많은 연봉제 및 성과배분제, 비정규직문제, 여성근로자문제 등의 이슈들과 주40시간제 법개정, 퇴직연금제 도입 등 최근의 법 · 시행령 개정사항을 모두 수록한 임금 · 연봉제실무 지침서.   4×6배판 변형 / 544쪽 / 35,000원

변호사 없이 당당히 이길 수 있는 형사소송   김대환 지음

우리 생활과 함께 숨쉬는 형사법 서식을 구체적인 사례와 함께 소개. 내 손으로 간결하고 명확한 고소장 · 항소장 · 상고장 등 형사소송서식을 작성할 수 있다. 형사소송 관련 서식 CD 수록.
신국판 / 304쪽 / 13,000원

변호사 없이 당당히 이길 수 있는 민사소송   김대환 지음

민사, 호적과 가사를 포함한 생활과 밀접한 관련이 있는 생활법률 전반을 보통 사람들이 가장 궁금해하는 내용을 위주로 하여 사례를 들어가며 아주 쉽게 풀어놓은 민사 실무서.
신국판 / 412쪽 / 14,500원

혼자서 해결할 수 있는 교통사고 Q&A   조명원(변호사) 지음

현실에서 본인이 아무리 원하지 않더라도 운명처럼 누구에게나 닥칠 수 있는 교통사고 문제를 사례, 각급 법원의 주요 판례와 함께 정리하여 일반인들도 쉽게 이해할 수 있도록 내용 구성.
신국판 / 336쪽 / 12,000원

생활법률

부동산 생활법률의 기본지식   대한법률연구회 지음 / 김원중(변호사) 감수 / 신국판 / 480쪽 / 12,000원

고소장 · 내용증명 생활법률의 기본지식

하태웅(변호사) 지음 / 신국판 / 440쪽 / 12,000원

노동 관련 생활법률의 기본지식

남동희(공인노무사) 지음 / 신국판 / 528쪽 / 14,000원

외국인 근로자 생활법률의 기본지식

남동희(공인노무사) 지음 / 신국판 / 400쪽 / 12,000원

계약작성 생활법률의 기본지식

이상도(변호사) 지음 / 신국판 / 560쪽 / 14,500원

지적재산 생활법률의 기본지식

이상도(변호사) · 조의제(변리사) 공저 / 신국판 / 496쪽 / 14,000원

부당노동행위와 부당해고 생활법률의 기본지식

박영수(공인노무사) 지음 / 신국판 / 432쪽 / 14,000원

주택 · 상가임대차 생활법률의 기본지식

김운용(변호사) 지음 / 신국판 / 480쪽 / 14,000원

하도급거래 생활법률의 기본지식

김진홍(변호사) 지음 / 신국판 / 440쪽 / 14,000원

이혼소송과 재산분할 생활법률의 기본지식

박동섭(변호사) 지음 / 신국판 / 460쪽 / 14,000원

부동산등기 생활법률의 기본지식

정상태(법무사) 지음 / 신국판 / 456쪽 / 14,000원

기업경영 생활법률의 기본지식

안동섭(단국대 교수) 지음 / 신국판 / 466쪽 / 14,000원

교통사고 생활법률의 기본지식

박정무(변호사) · 전병찬 공저 / 신국판 / 480쪽 / 14,000원

소송서식 생활법률의 기본지식

김대환 지음 / 신국판 / 480쪽 / 14,000원

호적 · 가사소송 생활법률의 기본지식

정주수(법무사) 지음 / 신국판 / 516쪽 / 14,000원

상속과 세금 생활법률의 기본지식

박동섭(변호사) 지음 / 신국판 / 480쪽 / 14,000원

담보 · 보증 생활법률의 기본지식

류창호(법학박사) 지음 / 신국판 / 436쪽 / 14,000원

소비자보호 생활법률의 기본지식

김성천(법학박사) 지음 / 신국판 / 504쪽 / 15,000원

판결 · 공정증서 생활법률의 기본지식

정상태(법무사) 지음 / 신국판 / 312쪽 / 13,000원

처 세

성공적인 삶을 추구하는 여성들에게 우먼파워

조안 커너 · 모이라 레이너 공저 / 지창영 옮김
사회의 여성을 향한 냉대와 편견의 벽을 깨뜨리고 성공적인 삶을 이루려는 여성들이 갖추어야 할 자세 및 삶의 이정표 제시!!
신국판 / 352쪽 / 8,800원

聽 이익이 되는 말 話 손해가 되는 말

우메시마 미요 지음 / 정성호 옮김
직장이나 집안에서 언제나 주고받는 일상의 화제를 모아 실음으로써 대화의 참의미를 깨닫고 비즈니스를 성공적으로 이끌기 위한 대화술을 키우는 방법 제시!!   신국판 / 304쪽 / 9,000원

성공하는 사람들의 화술테크닉   민영욱 지음

개인간의 사적인 대화에서부터 대중을 위한 공적인 강연에 이르기까지 어떻게 말하고 어떻게 스피치를 할 것인가에 관한 지침서.
신국판 / 320쪽 / 9,500원

부자들의 생활습관 가난한 사람들의 생활습관

다케우치 야스오 지음 / 홍영의 옮김
경제학의 발상을 기본으로 하여 사람들이 살아가면서 생활에서 생각해 볼 수 있는 이익을 보는 생활습관과 손해를 보는 생활습관을 수록, 독자 자신에게 맞는 생활습관의 기본 전략을 설계할 수 있도록 제시.   신국판 / 320쪽 / 9,800원

코끼리 귀를 당긴 원숭이-히딩크식 창의력을 배우자

강충인 지음
코끼리와 원숭이의 우화를 히딩크의 창조적 경영기법과 리더십에 대비하여 자기혁신, 기업혁신을 꾀하는 창의력 개발법을 제시.
신국판 / 208쪽 / 8,500원

성공하려면 유머와 위트로 무장하라   민영욱 지음

21세기에 들어 새로운 추세를 형성하고 있는 말 잘하기. 이러한 추세에 맞추어 현재 스피치 강사로 활약하고 있는 저자가 말을 잘하는 방법과 유머와 위트를 만들고 즐기는 방법을 제시한다.
신국판 / 292쪽 / 9,500원

등소평의 오뚝이전략   조창남 편저

중국 역사상 정치 · 경제 · 학문 등의 분야에서 최고 위치에 오른 리더들의 인재활용, 상황 극복법 등 처세 전략 · 전술을 통해 이 시대의 성공인으로 자리매김하는 해법 제시.
신국판 / 304쪽 / 9,500원

노무현 화술과 화법을 통한 이미지 변화   이현정 지음

현재 불교방송에서 활동하고 있는 이현정 아나운서의 화술 길라잡이서. 노무현 대통령의 독특한 화술과 화법을 통해 리더로서, 성공인으로서 갖추어야 할 화술 화법을 배우는 화술 실용서.
신국판 / 320쪽 / 10,000원

성공하는 사람들의 토론의 법칙   민영욱 지음

다양한 사람들의 다양한 욕구를 하나로 응집시키는 수단으로 등장하고 있는 토론에 관해 간단하고 쉽게 제시한 토론 길라잡이서.
신국판 / 280쪽 / 9,500원

사람은 칭찬을 먹고산다   민영욱 지음

현대에서 성공하는 사람으로 남기 위해서는 남을 칭찬할 줄도 알아야 한다. 성공하는 사람이 되기 위해서 알아야 할 칭찬 스피치의 기법, 특징 등을 실생활에 적용해 설명해놓은 성공처세 지침서.   신국판 / 268쪽 / 9,500원

사과의 기술 김농주 지음
미안하다는 말에 인색한 한국인들에게 "I' sorry."가 성공을 위한 처세 기법으로 다가온다. 직장, 가정 등 다양한 환경에서 사과 한마디의 의미, 기능을 알아보고 효율성을 가진 사과가 되기 위해 갖추어야 할 조건을 제시한다. 신국판 변형 양장본 / 200쪽 / 10,000원

취업 경쟁력을 높여라 김농주 지음
각 기업별 특성 및 취업 정보 분석과 예비 취업자의 능력 개발, 자신의 적성에 맞는 직종과 직장을 잡는 법을 상세하게 수록.
신국판 / 280쪽 / 12,000원

명 상

명상으로 얻는 깨달음 달라이 라마 지음 / 지창영 옮김
티베트의 정신적 지도자이자 실질적 지도자인 달라이 라마의 수많은 가르침 가운데 현대인에게 필요해지고 있는 안내에 대한 이야기.
국판 / 320쪽 / 9,000원

어 학

2진법 영어 이상도 지음
2진법 영어의 비결을 통해서 기존 영어학습 방법의 단점을 말끔히 해소시켜 주는 최초로 공개되는 고효율 영어학습 방법. 적은 시간을 투자하여 영어의 모든 것을 획기적으로 향상시킬 수 있는 비법을 제시한다. 4×6배판 변형 / 328쪽 / 13,000원

한 방으로 끝내는 영어 고제윤 지음
일상생활에서의 이야기를 바탕으로 하는 영어강의로 영어문법은 재미없고 지루하다고 생각하는 이 땅의 모든 사람들의 상식을 깨면서 학습 효과를 높이기 위한 공부방법을 제시하는 새로운 영어학습서. 신국판 / 316쪽 / 9,800원

한 방으로 끝내는 영단어 김승엽 지음 / 김수경 · 카렌다 감수
일상생활에서 우리가 무심코 던지는 영어 한마디가 당신의 영어수준을 드러낸다는 사실을 깨닫게 하는 영어 실용서. 풍부한 예문을 통해 참영어를 배우겠다는 사람, 무역업이나 관광 안내업에 종사하는 사람, 영어권 나라로 이민을 가려는 사람들에게 많은 도움을 줄 것이다. 4×6배판 변형 / 236쪽 / 9,800원

해도해도 안 되던 영어회화 하루에 30분씩 90일이면 끝낸다
Carrot Korea 편집부 지음
온라인과 오프라인을 넘나들면서 영어학습자들의 각광을 받고 있는 린다의 현지 생활 영어 수록. 교과서에서 배울 수 없었던 생생한 실생활 영어를 90일 학습으로 모두 끝낼 수 있다.
4×6배판 변형 / 260쪽 / 11,000원

바로 활용할 수 있는 기초생활영어 김수경 지음
다양한 상황에 대처할 수 있도록 인사나 감정 표현, 전화나 교통, 장소 및 기타 여러 사항에 관한 기초생활영어를 총망라.
신국판 / 240쪽 / 10,000원

바로 활용할 수 있는 비즈니스영어 김수경 지음
해외 출장시, 외국의 바이어 접견시 기본적으로 사용할 수 있는 상황별 센텐스를 수록하여 해외 출장 준비 및 외국 바이어 접견을 완벽하게 끝낼 수 있게 했다. 신국판 / 252쪽 / 10,000원

생존영어55 홍일록 지음
살아 있는 영어를 익힐 수 있는 기회 제공. 반드시 알아야 할 핵심 센텐스를 저자가 미국 현지에서 겪었던 황당한 사건들과 함께 수록, 재미도 느낄 수 있다. 신국판 / 224쪽 / 8,500원

필수 여행영어회화 한현숙 지음
해외로 여행을 갔을 때 원어민에게 바로 통할 수 있는 발음 수록. 자신 있고 당당한 자기 표현으로 즐거운 여행을 할 수 있도록 손안의 가이드 역할을 해 줄 것이다. 4×6판 변형 / 328쪽 / 7,000원

필수 여행일어회화 윤영자 지음
가깝고도 먼 나라라고 흔히 말해지는 일본을 제대로 알기 위해 노력하는 사람들에게 손안의 가이드 역할을 하는 실전 일어회화집. 일어 초보자들을 위한

한글 발음 표기 및 필수 단어 수록.
4×6판 변형 / 264쪽 / 6,500원

필수 여행중국어회화 이은진 지음
중국에서의 생활이나 여행에 꼭 필요한 상황별 회화, 반드시 알아야 할 1500여 개의 단어에 한자병음과 우리말 표기를 원음에 가깝게 달아 놓았으므로 든든한 도우미가 되어 줄 것이다.
4×6판 변형 / 256쪽 / 7,000원

영어로 배우는 중국어 김승엽 지음
중국으로 여행을 가거나 출장을 가는 사람들이 알아두어야 할 기초 생활 회화와 여행 회화를 영어, 중국어 동시에 익힐 수 있게 내용을 구성.
신국판 / 216쪽 / 9,000원

필수 여행스페인어회화 유연창 지음
은행, 병원, 교통 수단 이용하기 등 외국에서 직접적으로 맞닥뜨리게 되는 상황을 설정하여 바로바로 도움을 받을 수 있게 간단한 회화를 한글 발음 표기와 같이 수록하여 손안의 도우미 역할을 해줄 것이다.
4×6판 변형 / 288쪽 / 7,000원

바로 활용할 수 있는 홈스테이 영어 김형주 지음
일반 가정생활, 학교생활에서 꼭 알아야 할 상황별 회화 · 문법 · 단어를 수록, 유학생활 동안 원어민 가족과 살면서 영어를 좀더 쉽게 배울 수 있도록 알려주는 안내서. 신국판 / 184쪽 / 9,000원

레포츠

수열이의 브라질 축구 탐방 삼바 축구, 그들은 강하다 이수열 지음
축구에 대한 관심만으로 각 나라의 축구팀, 특히 브라질 축구팀에 애정을 가지고 브라질 축구팀의 전력 및 각 선수들의 장단점을 나름대로 분석하고 연구하여 자신의 의견을 피력하고 있는 축구 길라잡이서. 신국판 / 280쪽 / 8,500원

마라톤, 그 아름다운 도전을 향하여 빌 로저스 · 프리실라 웰치 · 조 헨더슨 공저 / 오인환 감수 / 지창영 옮김
마라톤에 입문하고자 하는 초보 주자들을 위한 마라톤 가이드서. 올바르게 달리는 법, 음식 조절법, 달리기 전 준비운동, 주자에게 맞는 프로그램 짜기, 부상 예방법을 상세하게 설명하고 있다.
4×6배판 / 320쪽 / 15,000원

퍼팅 메커닉 이근택 지음
감각에 의존하는 기존 방식의 퍼팅은 이제 그만!!
저자 특유의 과학적 이론을 신체근육 운동학에 접목시켜 몸의 무리를 최소한으로 덜고 최대한의 정확성과 거리감을 갖게 하는 새로운 퍼팅 메커닉 북. 4×6배판 변형 / 192쪽 / 18,000원

아마골프 가이드 정영호 지음
골프를 처음 시작하는 모든 아마추어 골퍼를 위해 보다 쉽고 빠르게 이해할 수 있도록 내용이 구성된 아마골프 레슨 프로그램서.
4×6배판 변형 / 216쪽 / 12,000원

인라인스케이팅 100%즐기기 임미숙 지음
레저 문화에 새로운 강자로 자리매김하고 있는 인라인 스케이팅을 안전하고 재미있게 즐길 수 있도록 알려주는 인라인 스케이팅 지침서. 각단계별 동작을 한눈에 알아볼 수 있도록 세부 동작별 일러스트 수록.
4×6배판 변형 / 172쪽 / 11,000원

배스낚시 테크닉 이종건 지음
현재 한국배스스쿨에서 강사로 활약하고 있는 아마추어 배스 낚시꾼이 중급 수준의 배스 낚시꾼들이 자신의 실력을 한 단계 업그레이드 시킬 수 있도록 루어의 활용, 응용법 등을 상세하게 해설.
4×6배판 / 440쪽 / 20,000원

나도 디지털 전문가 될 수 있다!!! 이승훈 지음
깜찍한 디자인과 간편하게 휴대할 수 있다는 장점 때문에 새로운 생활필수품으로 자리를 잡아가고 있는 디카 · 디캠을 짧은 시간 안에 쉽게 배울 수 있도록 해놓은 초보자를 위한 디카 · 디캠길라잡이서. 4×6배판 / 320쪽 / 19,200원

스키 100% 즐기기 김동환 지음
스키 인구의 확산 추세에 따라 스키의 기초 이론 및 기본 동작부터 상급의 기술까지 단계별 동작을 전문가의 동작사진을 곁들여 내용 구성.
4×6배판 변형 / 184쪽 / 12,000원

태권도 총론 하웅의 지음
우리의 국기 태권도에 관한 실용 이론서. 지도자가 알아야 할 사항, 태권도장
운영이론, 응급처치법 및 태권도 경기규칙 등 필수 내용만 수록.
 4×6배판 / 288쪽 / 15,000원

건강하고 아름다운 동양란 기르기 난마을 지음
동양란 재배의 첫걸음부터 전시회 출품까지 동양란의 모든 것 수록. 동양란의
구조 · 특징 · 종류 · 감상법, 꽃대 관리 · 꽃 피우기 · 발색 요령 등 건강하고
아름다운 동양란 만들기로 구성. 4×6배판 변형 / 184쪽 / 12,000원

수영 100% 즐기기 김종만 지음
물 적응하기부터 수영용품, 수영과 건강, 응용수영 및 고급 수영기술에 이르
기까지 주옥 같은 수중촬영 연속사진으로 자세히 설명해 주는 수영기법 Q&A.
4×6배판 변형 / 248쪽 / 13,000원

애완견114 황양원 엮음
애완견 길들이기, 애완견의 먹거리, 멋진 애완견 만들기, 애완견의 질병 예방
과 건강, 애완견의 임신과 출산, 애완견에 대한 기타 관리 등 애완견을 기를 때
반드시 알아야 할 내용 수록. 4×6배판 변형 / 228쪽 / 13,000원

건강을 위한 웰빙 걷기 이강옥 지음
건강 운동으로서 많은 사람들의 관심을 모으고 있는 걷기운동을 상세하게 설
명. 걷기시 필요한 장비, 올바른 걷기 자세를 설명하고 고혈압 · 당뇨병 · 비만
증 · 골다공증 등 성인병과 관련해 걷기운동을 했을 때 얻을 수 있는 효과를
수록하여 성인병을 예방하고 치료할 수 있도록 하였다.
대국전판 / 280쪽 / 10,000원

우리 땅 우리 문화가 살아 숨쉬는 옛터 이형권 지음
우리나라에서 가장 가보고 싶은 역사의 현장 19곳을 선정, 그 터에 어린 조상
의 숨결과 역사적 증언을 만날 수 있는 시간 제공. 맛있는 집, 찾아가는 길, 꼭
가봐야 할 유적지 등 핵심 내용 선별 수록. 대국전판 올컬러 / 208쪽 / 9,500원

아름다운 산사 이형권 지음
우리나라의 대표적인 산사를 찾아 계절 따라 산사가 주는 이미지, 산사가 안
고 있는 역사적 의미를 되새겨 본다. 동시에 산사를 찾음으로써 생활에 찌든
현대인들이 삶의 활력을 되찾는 시간을 갖게 한다.
대국전판 올컬러 / 208쪽 / 9,500원

골프 100타 깨기 김준모 지음
읽고 따라 하기만 해도 100타를 깰 수 있는 골프의 전략 · 전술의 비법 공개.
뛰어난 골프 실력은 올바른 그립과 어드레스에서 비롯됨을 강조한 초보자를
위한 실전 골프 지침서. 4×6배판 변형 / 136쪽 / 10,000원

쉽고 즐겁게! 신나게! 배우는 재즈댄스 최재선 지음
몸치인 사람도 쉽게 따라 하고 배우는 재즈댄스 안내서. 이 책에 실려 있는 기
본 동작을 익혀 재즈댄스를 하면 생활 속의 긴장과 스트레스를 털어버리고 활
력을 되찾을 수 있으며, 다이어트 효과도 얻을 수 있다.
4×6배판 변형 / 200쪽 / 12,000원

맛과 멋이 있는 낭만의 카페 박성찬 지음
가족끼리, 연인끼리 추억을 만들고 행복한 시간을 보낼 수 있는 서울 근교의
카페를 엄선하여 소개. 카페에 대한 인상 및 기본 정보, 인근 볼거리 등도 함께
수록하여 손안의 인터넷 정보서가 될 수 있게 했다.
대국전판 올컬러 / 168쪽 / 9,900원

마음한글, 느낌한글

2004년 9월 15일 제1판 1쇄 발행

지은이/박완식
펴낸이/강선희
펴낸곳/가림출판사

등록/1992. 10. 6. 제4-191호
주소/서울시 광진구 구의동 57-71 부원빌딩 4층
대표전화/458-6451   팩스/458-6450
홈페이지 http://www.galim.co.kr
e-mail galim@galim.co.kr

값 15,000원

ISBN 89-7895-178-3 13510

지도자 교육

1 요가
1) 한글요가 지도자 교육
   훈민정음의 원리 및 마음한글, 느낌한글의 내용을 바탕으로 한 단계별 요가 지도 과정.
   순서와 체질, 절기에 의한 요가
2) 일반요가 지도자 교육
   (사)한국요가협회 부천원미지부 지도자 교육

2 한글체조
- 한글체조 지도자 교육
- 훈민정음의 제자 및 그 원리에 따른 체조
- 자음체조
- 모음체조
- 〔 · 〕음성체조
- 반절음체조

3 한글명상
- 한글명상상담 지도자 교육
- 명상을 통한 마음의 운행
- 느낌한글 교육
- 마음한글 교육

지도교육 : 홍순화, 박완식

주소 : 경기도 부천시 원미구 상동 440-10

전화 : 032-327-3832. 019-9009-7005. 010-7271-7005.

홈페이지 : http://hangulee.com   한글 : 「마음한글」, 「느낌한글」

이메일 : pos-612@hanmail.net

hsh4769@naver.com